Tamina Berger
Frostengel

Weitere Bücher von Tamina Berger im Arena Verlag:
Wenn Küsse töten können

Tamina Berger,
geboren 1969, hat das Schreiben früh für sich entdeckt – schon immer schlug ihr Herz besonders für Krimis und Thriller.
Neben dem Schriftstellerdasein arbeitet sie in einer Wohngemeinschaft mit Kindern und Jugendlichen und lebt mit ihrer Familie in Niederösterreich.
»Frostengel« ist ihr erster Jugendthriller.

Tamina Berger

Frostengel

Arena

FSC
www.fsc.org
MIX
Papier aus verantwortungsvollen Quellen
FSC® C110508

1. Auflage 2012

Dieses Werk wurde vermittelt durch die
Literarische Agentur Thomas Schlück GmbH, 30827 Garbsen
Covergestaltung: Frauke Schneider
Gesamtherstellung: Westermann Druck Zwickau GmbH
ISBN 978-3-401-06808-4

www.arena-thriller.de
facebook.com/arenathriller
Mitreden unter forum.arena-verlag.de

Prolog

Julia blickte immer wieder über die Schulter. Wäre sie bloß eine Stunde eher nach Hause aufgebrochen, als es noch hell war. Sie wünschte, sie hätte jemanden gebeten, sie zu begleiten. Hinter ihr ließ ein Geräusch sie zusammenfahren. Panisch drehte sie sich um, aber da war nichts. Natürlich nicht. Vielleicht war es bloß ein Ast gewesen, von dem der Schnee gefallen war. Vielleicht auch ein Vogel oder der Wind, der an den Zweigen rüttelte. Ihre Beine wurden schneller. Julia unterdrückte den Drang loszurennen. Langsam wurde es Zeit, dass sie sich nicht mehr von ihrer Angst bestimmen ließ. Sie musste ihr Leben wieder in den Griff kriegen.

Da war nichts, versuchte sie sich Mut zuzusprechen. Sie musste sie bezwingen: diese Angst, die sie lähmte, die jeden ihrer Schritte leitete, die ihr vorschrieb, wann sie mit wem nach Hause ging, die sie nicht schlafen ließ, weil sie auf jeden Ton, jedes Geräusch achtete. Julia wollte nicht mehr mit ihr leben müssen. Doch die Angst blieb hartnäckig in ihrem Nacken sitzen, sie wisperte ihr zu: *Es ist dunkel und kein Mensch weit und breit.*

Aber ihre Mutter konnte sie nicht jedes Mal abholen. Sie unterdrückte das Verlangen, zurück ins Grätzel zu laufen und sie doch noch anzurufen. *Nein. Nein, nein und noch mal nein. Ich schaffe es alleine,* spornte sie sich an. Sie schaute sich ein letztes Mal um: *Siehst du, da war niemand!* Gleich würde sie die Bushaltestelle erreichen, dort gab es Laternen, es war hell, wahrscheinlich warteten Leute, es konnte nichts passieren.

Ein Auto hielt neben ihr. Julia zuckte zusammen, doch als sie den Fahrer erkannte, atmete sie auf.

»Spring rein, ich kann dich mitnehmen. Du musst doch nach Kleinhardstetten, oder?«, fragte er.

Erleichterung machte sich in ihr breit. Sie nickte dankbar. Ihre Entschlossenheit, den Heimweg ohne fremde Hilfe meistern zu wollen, schien ihr auf einmal waghalsig und dumm. Was hatte sie sich eigentlich beweisen wollen? Zeigte ihr viel zu schnell klopfendes Herz nicht genau das Gegenteil? Morgen war auch noch ein Tag, morgen würde sie ihre Angst in die Schranken weisen. Sie würde im Hellen losgehen, sich nicht aufhalten lassen wie heute. Von ihrem Vorsatz wäre sie schließlich auch jetzt nicht abgerückt, wenn sich nicht diese Mitfahrgelegenheit ergeben hätte. Das war zwar noch kein Sieg gegen ihren unsichtbaren inneren Gegner, aber dennoch ein Grund, stolz auf sich zu sein.

»Danke«, sagte sie. »Ich bin froh, wenn ich nicht auf den Bus warten muss, es ist ziemlich kalt.«

»Ja, ist es. Mich wundert, dass du überhaupt allein unterwegs bist, nach dem ... Vorfall letztens. Hast du keine Angst?«

Doch, wollte Julia antworten. Doch, sie sitzt in mir, ist mein ständiger Begleiter. Sie spricht mit mir, umklammert mich – aber das ging niemanden etwas an. Sie musste mit ihrer Angst allein fertig werden, sie ignorieren, ihr entgegentreten, dann würde sie vergehen. Deshalb sagte sie: »Nein. Schließlich geht das Leben weiter, nicht wahr? Ich kann mich nicht ewig verkriechen.«

Julia wusste, dass der Grund für ihre Angst nicht irgendwo da draußen war. Das, was ihr so Angst machte, hatte sich in ihrem Heim eingenistet, saß mit ihrer Mutter und ihr am Frühstückstisch, lächelte und keiner außer ihr durchschaute seine Fassade. Sie hatte niemandem von ihrem Verdacht erzählt, denn wer würde ihr schon glauben? Sie glaubte es ja selbst nicht: Dr. Sebastian Mechat, praktischer Arzt, ihr eigener Vater, war Melissas Mörder.

Kapitel 1

Ich bekam die Augen kaum auf, mein Hals war trocken und schmerzte. Das T-Shirt klebte auf meiner Haut und fühlte sich klamm an. Mich fröstelte. Auf dem Nachttisch stand ein Becher. Ich griff danach, doch da merkte ich, dass er leer war.

Der Weg vom Bett hin zum Fenster war eine einzige Qual, aber trotz der Kälte musste ich lüften. Wenigstens kurz. Ich hatte das Gefühl zu ersticken – und das lag nicht an dieser blöden Grippe, die mich total außer Gefecht setzte. Wenn ich länger als ein paar Stunden zu Hause verbrachte, fühlte ich mich irgendwann, als ob ich keine Luft mehr bekäme.

Der Boden klebte unter meinen Füßen und auf den Oberschenkeln hatte ich Gänsehaut. Nur schnell in der Küche etwas zu trinken holen und dann wieder ins Bett.

Auf der Couch im Wohnzimmer saß, nein, sie lag eigentlich eher, Corinna, meine kleine Schwester. Irgendein Junge, den ich noch nie zuvor gesehen hatte, lag neben ihr und hatte seine Hände scheinbar überall gleichzeitig.

Die beiden waren offensichtlich zu beschäftigt, um mich zu bemerken. Vor Wut vergaß ich, wie dreckig es mir eigentlich ging. Mit drei Schritten war ich bei den beiden ineinander verschlungenen Körpern und tippte dem Jungen hart auf den Rücken.

»Au!«, schrie er prompt und ließ von Corinna ab.

»Hast du sie nicht alle?« Er sah mich abschätzend an. »Wer ist die durchgeknallte Tussi?«, wandte er sich an Corinna, die hektisch versuchte, ihre Kleidung zu richten.

»Ich bin Theresa, Corinnas verrückte Schwester auf Klinikurlaub.«

Der Junge riss die Augen auf. Offensichtlich glaubte er mir sofort, dass ich aus der Klapse kam, in meinem Zustand sah ich vermutlich wirklich ziemlich durchgeknallt aus. Aber das war mir herzlich egal, dieser Typ sollte gefälligst meine kleine Schwester in Ruhe lassen. Sie war erst vierzehn! Zu jung, um das zu tun, wobei ich sie gerade erwischt hatte.

»Kli... Klinik?« Seine Stimme überschlug sich. Was Corinna bloß an dem Kerl fand? Er sah aus, als würde er noch Windeln brauchen.

»Leider darf ich nicht dauerhaft zu Hause bleiben. Die Ärzte meinen, ich kann erst wieder raus, wenn ich gelernt habe, Jungen, die meine kleine Schwester befummeln, nicht die Finger abzuschneiden.«

Ohne seine Antwort abzuwarten, drehte ich mich um und ging in die Küche. Die während meiner Grippe offensichtlich niemand sauber gemacht hatte. Zum Glück würde mir ein Tee fürs Erste reichen, mehr bekäme ich sowieso nicht runter. Ich füllte Wasser in den Kessel und stellte ihn auf die Herdplatte. Aus dem Wohnzimmer drangen Wortfetzen an mein Ohr, wenig später schlug die Wohnungstür zu und Corinna rauschte in die Küche. Ihre Augen blitzten vor Wut.

»Bist du von allen guten Geistern verlassen? Was *sollte* das?«, schrie Corinna.

»Ich war im Fieberwahn. Wer weiß, was noch alles passiert wäre, wenn ich euch nicht unterbrochen hätte.«

Corinna zog einen Schmollmund. »Und? Ich liebe Timo.«

Ich seufzte. »Vorige Woche hast du Daniel geliebt und davor – wie hieß er gleich?«

»Jetzt sehe ich Timo wahrscheinlich nie wieder. Musst du immer alles kaputt machen?« Ein paar Tränen kullerten über ihre Wangen. Wenn Timo wirklich der war, für den meine Schwester ihn hielt, würde er sich schon wieder blicken lassen – verrückte Schwester hin oder her. Sie begriff einfach nur nicht, was für einen Riesengefallen ich ihr soeben getan hatte, aber irgendwann würde sie mir noch dankbar sein.

Der Wasserkessel pfiff. Ich nahm ihn von der Herdplatte und suchte nach einer Abstellmöglichkeit, doch alles war mit benutztem Geschirr, Tassen und Gläsern vollgestellt.

Plötzlich war mir, als würde alle Kraft aus meinem Körper weichen. Meine Beine zitterten, dann auch die Arme. Keinen Augenblick könnte ich länger den Teekessel halten, hastig stellte ich ihn wieder auf den Herd. Heißes Wasser platschte auf die Herdplatte.

»Mir geht's echt nicht gut. Und du räumst die Küche auf. Ich habe es satt, eure Putzfrau zu spielen. Ich ... bin ... krank!« Selbst meine Stimme klang schwach. Ich musste ins Bett. Sofort. Noch bevor ich die Tür erreichte, rief Corinna mir nach: »Du hast mir gar nichts zu sagen. Du bist nicht unsere Mutter!«

Nein, war ich nicht. Nur die drei Jahre ältere Schwester, die sich Sorgen machte, dass Corinna den gleichen Weg einschlagen könnte.

Ich schreckte aus einem seichten Schlummer und wusste im ersten Moment nicht, wo ich mich befand. Da bemerkte ich Corinna, die in meinem Zimmer stand. Sie hielt einen dampfenden Becher mit Tee in der einen Hand, mit der anderen streckte sie mir eine weiße Tablette entgegen. Aspirin.

»Danke«, krächzte ich, nachdem ich mich mit einiger Anstrengung im Bett aufgesetzt hatte, um das Medikament schlucken zu können. Corinna stopfte das Kissen hinter meinen Rücken und setzte sich auf die Bettkante.

»Es tut mir leid, ich wollte dich vorhin nicht anschreien. Hier, ich hab dir Tee gemacht.« Gott sei Dank, Corinna war mir nicht mehr böse, weil ich Tim oder Tom oder wie auch immer er hieß, vergrault hatte. Ich wollte nicht immer die

Vernünftige sein und doch blieb mir oft nichts anderes übrig.

»Die Küche hab ich auch aufgeräumt. Ich wollte dir was zu essen machen, aber es ist kein Brot da.«

»Im Schrank ist Knäckebrot. Im Tiefkühlschrank findest du bestimmt auch was. Aber ich habe eh keinen Hunger. Nur Durst«, sagte ich.

»Ich bin auch nicht hungrig«, meinte Corinna.

Sie legte sich zu mir und nahm mich in den Arm. Corinna streichelte über mein verschwitztes Haar, strich es aus meinem Gesicht. Ich schloss die Augen und merkte, wie ich wieder schläfrig wurde. In diesem Moment war die Welt vollkommen in Ordnung. Genau so, wie sie sein sollte.

Als ich wieder wach wurde, fühlte sich mein Kopf immer noch heiß an, aber wenigstens hatte ich das Gefühl, wieder klar denken zu können. Die Tablette hatte geholfen. Wie spät war es eigentlich? Das Fieber würde sicher wieder steigen, aber im Moment ging es mir besser. Das Kissen roch nach Essig und Krankheit. Ich auch. Ich musste das Bett neu beziehen. So, wie es jetzt war, konnte ich unmöglich darin liegen bleiben.

Ich brauchte zwei Pausen, weil sich alles um mich drehte. Wie ich es hasste, krank zu sein! Ich kam mir so hilflos vor, wie ein kleines Kind.

Das Badezimmer musste geputzt werden, auf dem Spiegel und dem Waschbecken waren Kalk- und Zahnpastaspritzer. Aber nicht jetzt. Zumindest lag noch ein einziges sauberes Handtuch im Schrank. Das nahm ich heraus und hängte es über die Duschwand. Auch um die Wäsche konnte ich mich in meinem Zustand nicht kümmern. Vielleicht morgen. Ich zog das T-Shirt über den Kopf, stieg in die Duschkabine und drehte das Wasser auf. Schön heiß. Irgendwo hatte ich mal gehört, man solle nicht heiß duschen, wenn man Fieber hat, aber was soll's, mir tat es gut. Dampf legte sich auf den Spiegel und die Kacheln. Ich seifte mich ein und wusch auch meine Haare. Ob das so eine gute Idee war? Nasse Haare bei Grippe und Fieber? Egal. So gut es ging, rubbelte ich zuerst mein Haar trocken und wickelte das Handtuch dann um meinen Körper. Bei unserem alten Fön würde es wie immer ewig dauern, bis meine langen Haare trocken waren, aber was blieb mir anderes übrig?

Ich fönte noch, als die Wohnungstür zugeschlagen und Schuhe an die Wand gepfeffert wurden. Mein erster Gedanke galt Corinna. Sie hatte sich doch nicht, während ich schlief, aus der Wohnung geschlichen? Sie hatte mir hoch und heilig versprochen, um neun wieder zu Hause zu sein. Als ich etwas poltern hörte, wusste ich, dass es nicht meine Schwester war. Sie würde sich bemühen, leise zu sein. Also war Mutter heimgekommen.

Ich lauschte auf Stimmen oder Gekicher, aber außer einzelnen unsicheren Schritten hörte ich nichts. Wenigstens war sie allein, wenigstens das. Innerlich wappnete ich mich für das, was kommen würde. Gleichzeitig wusste ich, dass meine Erwartungen meist noch übertroffen wurden. Oder besser: *unter*troffen.

Mutter wankte ins Badezimmer, schob sich an mir vorbei und setzte sich auf die Klomuschel. Sie sah beschissen aus. Verbraucht, betrunken. Eher wie fünfzig und nicht wie Mitte dreißig.

An guten Tagen versuchte ich, Verständnis für sie aufzubringen. Mutter hatte es nicht leicht im Leben. Schwanger mit sechzehn, mit siebzehn das erste Kind – mich. Von meinem Vater bekam sie keine Unterstützung, ich kannte ihn nicht einmal. Ehrlich gesagt, wollte ich ihn auch nicht kennenlernen. Was musste das für ein Blödmann sein, wenn er seine schwangere Freundin im Stich ließ!

Trotzdem hatte Mutter es eine lange Zeit geschafft. Geld hatten wir nie viel, aber das hatte mich nie gestört. Damals hatten wir noch viel Zeit miteinander verbracht, waren gemeinsam in den Park und auf den Spielplatz gegangen, hatten Waffeln und Gugelhupf zusammen gebacken.

Jetzt fragte sie nicht einmal, wie es mir ging, dabei hatten wir einander seit fast zwei Tagen nicht gesehen.

Ich stellte den Fön aus. »Wir haben nichts zu essen da.« Ich hoffte, zu ihr durchzudringen, und wusste gleichzeitig, wie sinnlos mein Unterfangen war. In diesem Zustand war Mutter alles egal.

Und tatsächlich zog sie nur den Slip hoch, vergaß zu spülen und verließ wortlos und schwankend das Badezimmer.

Mir war übel, als ich den Taster für die Spülung drückte. Wütend wischte ich Tränen von meiner Wange. Ich hasste mich dafür, immer noch enttäuscht zu sein, immer noch zu hoffen. Sie hatte nicht einmal geantwortet.

Mit offenen Augen lag ich später im Bett. Das Fieber stieg wieder. Meine Zähne klapperten, ich fühlte mich elend. Mir war zum Heulen und ich fragte mich, ob es daran lag, dass ich krank war, oder daran, dass ich meine Mutter verabscheute. Vielleicht stimmte es ja doch, was ich gehört hatte, und duschen war keine gute Idee gewesen.

Ich drehte mich zur Seite und vergrub das Gesicht in das neu bezogene Kissen. Es roch nach Weichspüler. Sommerwiese und Frische. Der Schüttelfrost wurde schlimmer, meine Zähne machten jedem Trommelwirbel Konkurrenz. So fest ich konnte, wickelte ich mich in die Decke. Aspirin hatte schon vorhin geholfen. Aber jetzt aufzustehen, um mir noch eine Tablette zu holen, schien mir unmöglich. Doch es nützte nichts. In dem Zustand würde ich bestimmt nicht einschlafen, also quälte ich mich hoch. Wie schön war es gewesen, als meine Mutter mir nächtelang die Hand gehalten und Essigwickel gegen das Fieber gemacht hatte. Ich habe diese Wickel gehasst. Meine Füße waren danach verschrumpelt und das ganze Zimmer hatte nach Essig gerochen, aber nun wünschte ich mir diese Zeit herbei. Ich hätte alles ohne Widerspruch erduldet, selbst die hutzeligen Füße, wenn sie nur nach mir gesehen hätte.

Der Weg ins Bad kam mir unendlich lang vor. Ich musste mich an der Wand abstützen, weil die Beine so stark zitterten. In der Verpackung waren noch zwei Tabletten. Eine davon drückte ich aus der Hülle und steckte sie in den Mund. Mit der hohlen Hand schöpfte ich Wasser aus der Leitung, schluckte das Aspirin hinunter und hatte das Gefühl, es würde quer im Hals stecken. Ich füllte Wasser in den Zahnputzbecher, trank, um das unangenehme Kratzen im Hals loszuwerden, und nahm einen vollen Becher und das letzte Aspirin mit ins Zimmer.

Es kam mir wie eine kleine Ewigkeit vor, bis die Tablette wirkte und der Schüttelfrost nachließ. Vor Erschöpfung fielen meine Augen zu.

Kapitel 2

Als ich am nächsten Morgen aus dem Bett stieg, drehte sich alles. Mir ging es noch nicht wirklich gut, aber deutlich besser als den Abend zuvor. Vor allem war mir schlecht. Ich biss die Zähne zusammen. Bloß nicht umkippen, dachte ich, beweg dich, dann wird es besser.

Das Schwindelgefühl ließ nach. Mein Magen schmerzte vor Hunger. Klar, dass mir übel war. Seit fast zwei Tagen hatte ich nichts gegessen. Knäckebrot. Das würde reichen müssen. Vor meinem inneren Auge sah ich frische Brötchen mit Butter und Marmelade. Fast konnte ich das Gebäck riechen und das Wasser lief mir im Mund zusammen.

Ich ging in die Küche, um Teewasser aufzusetzen. In der Tür blieb ich verdattert stehen. Hatte ich mir das Chaos gestern bloß eingebildet? Corinna saß am Tisch und grinste, als sie mich sah. Die Küche war aufgeräumt und sauber. Vor meiner Schwester stand der Brotkorb, fünf Brötchen lagen darin. Sie hatte für drei Personen gedeckt. Auf der Herdplatte kochten in einem Topf drei Eier, aus dem Wasserkessel dampfte es.

»Ich glaub, ich muss noch mal ins Bett. Ich träume.« Erleichtert stellte ich fest, dass meine Stimme fast normal klang.

Corinnas Grinsen wurde breiter. »Setz dich. Ich dachte, ich muss dich ein wenig aufpäppeln.«

Ich ging zu meiner Schwester, umarmte sie von hinten und drückte ihr einen Kuss aufs Haar. »Danke! Du bist die beste kleine Schwester, die ich mir wünschen kann.«

Corinna lehnte sich an mich und so blieben wir für eine Weile, bis sie ausrief: »Shit! Die Eier, sie werden hart!« Sie sprang auf und nahm den Topf vom Herd.

Ich setzte mich und schaute ihr zu. Zuneigung und Stolz durchfluteten mich. Meine Schwester konnte ein Biest sein. Sie war frühreif, dickköpfig und oft unzuverlässig. Aber in Momenten wie diesem liebte ich sie.

Die Eier waren tatsächlich schon hart, aber das machte nichts. Wir frühstückten ausgiebig. Danach räumte Corinna den ungebrauchten dritten Teller wortlos in den Schrank. Sie bemühte sich, ihre Enttäuschung nicht zu zeigen, aber ich wusste, dass es ihr genauso ging wie mir.

Nun fühlte ich mich kräftig genug, um mich um die Wäsche zu kümmern. Corinna ging in ihr Zimmer Musik hören. Bald darauf wummerte der Bass durch die geschlossene Tür. Falls Mutter davon wach werden sollte, pfft, sollte sie doch! Es war schon Ewigkeiten her, dass sie mit uns gefrühstückt hatte. Selbst am Muttertag war sie mit Kopfschmerzen bis spät am Nachmittag im Bett geblieben. Ich wusste genau, woher ihre Kopfschmerzen stammten.

Der Wäschekorb quoll über. Erst die Jeans, beim zweiten Waschgang die Kochwäsche. Ich nahm die Hosen, durchsuchte sie, bevor ich sie in die Trommel stopfte. Mutter vergaß häufig Geld in ihren Taschen. Auf diese Weise hatte ich schon einiges zusammengekratzt. Zum Glück, sonst hätte ich manchmal nicht gewusst, wovon ich einkaufen gehen sollte.

In einer Hosentasche von Corinna fand ich zwei Minitampons und einen zerfledderten Zettel mit einer Telefonnummer drauf. In zwei Jeans meiner Mutter war etwas Kleingeld und immerhin ein Zehneuroschein. Aus meiner eigenen Hose holte ich mein Handy hervor. Der Akku war leer und es war aus. Schon vorgestern Abend war es mir so dreckig gegangen, dass ich die Hose einfach auf den Boden geworfen hatte.

In meinem Zimmer steckte ich das Handy zum Aufladen an. Es dauerte ein paar Minuten, bis es sich überhaupt einschalten ließ. Der Signalton ertönte. Ich hatte mehrere Nachrichten erhalten: vier SMS und zwölf verpasste Anrufe. Einen Moment lang wusste ich nicht, zu wem die Nummer gehörte, von der ich zehnmal angerufen worden war, das letzte Mal heute Morgen, als ich mit Corinna gemütlich beim Frühstück gesessen hatte. Aber dann erkannte ich die Nummer doch. Warum hatte Julia von ihrem Festnetzanschluss angerufen, wo sie doch sonst immer von ihrem Handy aus telefonierte?

Ich wählte Julias Handynummer. Es läutete und läutete, aber sie hob nicht ab. Schließlich hinterließ ich eine Nachricht, sie solle mich zurückrufen. Danach versuchte ich es am Festnetzanschluss. Dort war besetzt.

Komisch. Julia war sonst immer erreichbar, man könnte schon fast sagen, sie war mit ihrem Handy verwachsen. Bestimmt hatte sie sich bei mir angesteckt und lag ebenfalls im Bett, wäre ja kein Wunder. Ich wählte erneut und endlich hob Frau Mechat ab.

»Theresa, Gott sei Dank! Bitte sag mir, dass Julia bei dir ist«, sagte sie atemlos.

Mein Magen zog sich zusammen, als ich die Panik in ihrer Stimme hörte.

»Nein. Hier ist sie nicht. Was ist passiert?«

»Sie ist gestern Abend nicht nach Hause gekommen. Ich habe solche Angst, dass ihr etwas passiert ist... hätte sie doch angerufen! Das hat sie immer getan, dann hätte ich sie abholen können! Warum hat sie nicht einfach angerufen?«

»Vielleicht war der Handyakku leer. Oder sie hat wen kennengelernt«, sagte ich, um Frau Mechat zu beruhigen. Gleichzeitig wurde mir bewusst, wie bescheuert das klang. Julia war nicht so, sie übernachtete nicht einfach bei irgendwem und sagte niemandem Bescheid.

Unwillkürlich drängten sich mir die Schlagzeilen und Nachrichtenbeiträge der letzten Wochen auf: *Tote am Feld gefunden!* Das Mädchen war kaum älter als ich gewesen. *Me-*

lissa S. erfroren! Nein, Melissa Schikol war nicht einfach erfroren, sie hatte sich umgebracht. Und außerdem gab es keine Gemeinsamkeiten zwischen ihr und Julia. Ich verdrängte die Bilder von Melissa, die sich hartnäckig in meinem Kopf einnisten wollten. Wir lebten in einem Dorf. Wie wahrscheinlich war es, dass gleich zwei Mädchen innerhalb weniger Wochen etwas zustieß? Eins zu einer Million? So gut wie unmöglich. Alles war gut.

Ich räusperte mich. »Vielleicht ist sie bei Jennifer oder Sandra?« Jennifer war Julias zweitbeste Freundin. Möglicherweise wollte Julia einfach mal in Ruhe gelassen werden. Die Überfürsorglichkeit ihrer Eltern war ihr in letzter Zeit auf den Nerv gegangen. Kein Wunder, dass sie das nicht mehr ertragen hatte. Seit dem Tag, an dem Julia im Wald auf Melissas Leiche gestoßen war, fragten alle in der Schule danach, ihre Eltern saßen ihr förmlich auf der Pelle mit ihrer Besorgnis. Und Julia zog sich mehr und mehr zurück, auch vor mir. Ich musste hart schlucken. Vielleicht wollte sie ja nur einfach mal ausbrechen?

Dennoch wusste ich tief in mir, dass Julia trotz allem Bescheid gegeben hätte, dass sie die Nacht nicht zu Hause verbringt. Bei den Mechats war das anders als bei uns. Dort sagte man, wo man hinging und wann man voraussichtlich wieder zurückkam. Dort meldete man sich, wenn es später wurde als geplant. Dort machte man sich Sorgen, wenn einer sich verspätete, ohne anzurufen.

»Ich habe schon mit beiden telefoniert. Sie haben keine Ahnung, wo sie sein könnte. Gestern Abend war sie im Grätzel. Sie hat mich angerufen, dass sie etwas später kommen würde – und dass ich sie nicht abzuholen brauche, sie würde den Bus nehmen.«

»Den Bus?« Ausgerechnet, wenn sie alleine unterwegs war? Warum um alles in der Welt hatte sie das allein durchziehen wollen, warum hat sie nicht damit gewartet, bis es mir wieder besser ging und ich sie hätte begleiten können? Ich wusste nicht, was ich tun, was ich sagen sollte. Ich wusste gar nichts mehr. Bloß, dass Julia, meine beste Freundin, seit gestern Nacht spurlos verschwunden war.

»Ja, sie meinte, der Bus fährt ja direkt vom Grätzel zu unserer Haustür. Sie hat geradezu darauf bestanden und ich ...« Frau Mechat seufzte. »Fällt dir denn gar niemand ein, den ich noch fragen könnte?«

Ich gab mir einen Ruck. »Haben Sie es bei Leon Thalmayer schon probiert?«

»Leon geht in eure Stufe, oder? Ich rufe gleich einmal bei Thalmayers an. Danke, Theresa. Und wenn du was von Julia hörst, dann ...«

»... dann melde ich mich sofort, na klar.«

»Danke, Theresa«, sagte Frau Mechat noch einmal und legte auf.

Leon. Wer, wenn nicht er, könnte wissen, wo Julia war? Leon war ein komischer Kauz, ein Einzelgänger. Er hatte, soweit ich wusste, keine Freunde. Zumindest in unserem Jahrgang nicht. Zwar wurde er anfangs, nachdem er vor einem Jahr zu uns gekommen war, von den meisten Mitschülern um seine eigene Wohnung beneidet, doch die Begeisterung legte sich schnell, weil Leon keinen von uns einlud und schon zu Beginn des Schuljahres unmissverständlich klargemacht hatte, dass seine Wohnung nicht für Feten zur Verfügung stand.

Leon hing nicht mit den anderen Jungs zusammen, baggerte keine Mädchen an. In den Pausen stand er immer alleine rum und betrachtete das Treiben um sich. Und beobachtete Julia.

Für Julia war das typisch, dass sie davon nichts mitbekam, schließlich war sie immer damit beschäftigt, beschäftigt zu sein. Julia merkte nicht, dass er uns auf Schritt und Tritt verfolgte. Ich schon. Als ich sie einmal darauf ansprach, lachte sie und meinte, ich solle mit der Spinnerei aufhören, er sei doch total harmlos. Und abgesehen davon habe er sie noch nie angesprochen.

»Hey, er geht in unsere Stufe. Klar, dass wir uns am Flur oder am Schulhof ständig über den Weg laufen«, hörte ich immer noch ihre Worte.

»Und wie kommt es, dass er immer dann im Grätzel auftaucht, wenn wir dort sind? Oder letztens im Einkaufszentrum, was wollte er denn da?«, fragte ich. Mir war Leon echt unheimlich. Aber Julia hatte recht. Er sprach weder sie noch mich an, im Grätzel saß er allein an seinem Tisch, nippte an einer Cola und tat so, als würde er lesen. Und natürlich begegnete man sich in einem so kleinen Kaff wie unserem überall. Schrecklich viele Möglichkeiten der Freizeitgestaltung gab es hier nicht. Trotzdem. Leon folgte uns, davon war ich überzeugt. Und vielleicht wusste er tatsächlich etwas, was Julias Mutter weiterhelfen könnte. Ich würde so einiges verwetten, dass er am Samstagabend im Grätzel war. Genau wie Julia.

Aber konnte es wirklich wahr sein? Julia war verschwunden? Die Fragen hämmerten in meinem Kopf. Was hatte sie überhaupt im Grätzel gewollt, ohne mich? Wieso hatte sie sich nicht, wie immer seit der Sache mit Melissa, abholen lassen?

Ich trat vor Wut gegen den Schrank. Verdammt, Julia! Der Schmerz in meinem Fuß tat gut. Wie konnte sie einfach ohne ein Wort verschwinden! Wenigstens mir hätte sie etwas sagen können, wenn sie wirklich hatte abhauen wollen. Ich setzte mich aufs Bett. Ich musste nachdenken. Aber die Gedanken in meinem Kopf waren wirr, als hätte jemand ein Puzzlespiel mit tausend Teilen durcheinandergeschüttelt, und ich hatte keine Ahnung, wie ich nun Ordnung in das Chaos bringen sollte.

Ich hörte, dass Corinna die Musik abdrehte. Sie sprach mit unserer Mutter, die es offensichtlich geschafft hatte aufzustehen. Die Wohnungstür schloss sich mit einem dumpfen Knall. Wer war gegangen? Egal.

Das Zuschlagen der Tür löste mich aus der Starre. Innerhalb von Minuten zog ich mich an. Wahrscheinlich, nein sicher sogar war ich im Begriff, eine Riesendummheit zu begehen. Möglicherweise würde sich aus der Grippe eine ausgewachsene Lungenentzündung entwickeln, wenn nicht sogar Schlimmeres. Aber alles war besser, als nur herumzusitzen, abzuwarten und nichts zu tun.

Kapitel 3

Es ist dumm, sich die Haare zu waschen, wenn man Fieber hat. Noch dümmer ist es, in meinem Zustand rauszugehen.

Ich kämpfte mich mit gesenktem Kopf durch die Stadt, bis ich die Straße gefunden hatte, in der Leon wohnte. Die Hausnummer wusste ich nicht, also ging ich von Haus zu Haus, studierte die Klingelschilder und hoffte, dass ich irgendwo seinen Namen entdecken würde.

Es war bitterkalt und mittlerweile hatte es auch zu schneien begonnen. Normalerweise mochte ich Schnee. Ich fand es faszinierend, dass jede Schneeflocke sich von der anderen unterschied. Jede war ein kleines Kunstwerk, etwas Einzigartiges, fast so wie die menschliche DNS oder ein Fingerabdruck. Auf meinen fieberheißen Wangen schienen die einzelnen Flocken schneller als sonst zu schmelzen.

Selbst mit meiner dicken Jacke und dem Schal, den ich mir um den Kopf gewickelt hatte, fror ich. Wie sinnlos mein Unterfangen doch war. Vielleicht stand Leons Name ja gar nicht dran. Ich hatte mir auch nicht zurechtgelegt, was ich tun wollte, wenn ich vor seiner Wohnungstür stand. Sollte ich einfach klingeln und sagen: »Hallo, hast du meine Freundin gestern gesehen, ihr vielleicht etwas getan?«, oder vielleicht: »Ich weiß, dass du Julia ständig beobachtet hast. Warum weißt du dann nicht, wo sie steckt?«, oder noch besser: »Stalken hat dir wohl nicht mehr gereicht – wo hältst du Julia versteckt?«

Die eine Straßenseite hatte ich bereits abgegrast und ich wollte schon aufgeben, als ich an einer Jugendstilvilla, die zu Wohnungen umgebaut worden war, endlich das ersehnte Messingschild entdeckte. *Thalmayer* stand da in geschwungener Schrift. Ich zögerte. Doch dann dachte ich an Julia und drückte auf die Klingel. Wenn er vor mir stehen würde, ich ihm ins Gesicht sehen könnte, würde mir schon einfallen, was ich sagen sollte.

Ich klingelte noch einmal, wartete und versuchte es ein drittes Mal. Dass er gar nicht zu Hause sein würde, hatte ich in meinem grandiosen Plan nicht bedacht. Ich konnte nicht verhindern, dass eine Träne meine Wange hinunterlief. Was war los mit mir? Ich war doch sonst nicht so nah am Wasser gebaut. Ich schniefte und hob den Kopf. Der Schnee fühlte sich wunderbar kühl auf meinem erhitzten Gesicht an. Ich spürte, wie er schmolz. Ich blinzelte und ließ die Tränen ungehindert fließen.

Ich blickte mich um. Von hier aus war es nicht weit zum Grätzel. Auch wenn ich mir nicht viel davon versprach, dort nachzufragen, wollte ich es wenigstens versuchen. Vielleicht hatte dort gestern jemand Julia gesehen oder mit ihr gesprochen. Außerdem musste ich mich irgendwohin setzen, mich aufwärmen. Meine Füße fühlten sich mittlerweile an wie Eisklumpen.

Beim Aufwärmen würde ich mir meine weiteren Schritte überlegen. Es kam selten genug vor, dass ich handelte, ohne nachzudenken. Leon zu besuchen, war ein spontaner Entschluss gewesen und ich hatte ja gesehen, wohin mich das führte – nirgendwohin. Ab jetzt würde ich mein Hirn einschalten und planen. Darin war ich gut. Nicht umsonst gehörte Mathe zu meinen Lieblingsfächern. Selbst Wahrscheinlichkeiten, unbekannte Größen, Variablen konnte man berechnen. Aber das hier war kein simples Matheproblem. Meine beste Freundin war verschwunden.

Das Grätzel war ein Café, das fast ausschließlich von Schülern besucht wurde. Es gab da eigentlich nichts Besonderes.

Eine Musikbox, einen Billardtisch, der so gut wie immer besetzt war, eine tolerante Besitzerin, die nicht fragte, warum manche Schüler den Vormittag bei ihr anstatt in der Schule verbrachten. Sie hatte sich noch nie darüber aufgeregt, dass die Jugendlichen knutschend den ganzen Nachmittag bei einer einzigen Cola herumsaßen. Für einige war das Grätzel praktisch ihr Zuhause. Sie machten dort sogar ihre Hausaufgaben. Das Einzige, was fehlte, war eine WLAN-Verbindung, um im Internet zu surfen.

Das Grätzel war trotz des miesen Wetters gut besucht. Überall standen Jugendliche herum, quatschten miteinander und lachten. Mir kam es wie Hohn vor. Wie konnten sie so tun, als sei alles wie immer?

Die Wärme, die drinnen herrschte, traf mich wie ein Keulenschlag. Hatte ich mich vorhin noch danach gesehnt, endlich im Trockenen zu sein und vor der Kälte zu fliehen, wünschte ich mich jetzt wieder hinaus auf die Straße. Der Rummel und die Hitze hier drinnen war mir zu viel. Draußen war es wenigstens ruhig gewesen.

Ich stapfte mir den Schnee von den Schuhen, wickelte mir meinen Schal vom Kopf und schüttelte ihn aus. Kleine Tropfen flogen durch den Raum.

Einige Bekannte nickten mir zu. Ich steuerte die Bar an, wo ich einen freien Hocker entdeckt hatte. Mir wäre es lieber gewesen, wenn ich irgendwo weiter hinten einen Tisch ergattert hätte, aber alle waren besetzt.

Du bist eh nicht zum Vergnügen hier, du willst etwas über Julia erfahren!, rief ich mir ins Gedächtnis.

Bei dem schlaksigen Kellner bestellte ich einen grünen Tee mit Zitrone und blickte mich im Café um. Ein paar Leute aus meiner Stufe waren auch da. Ich rutschte von meinem Sitz und ging zu ihnen hinüber.

»Hi, Theresa. Geht's dir wieder besser?«, fragte mich die immer allzu neugierige Claudia, als ich vor ihr stand. Claudia ging mit Julia und mir in eine Stufe, und wenn jemand die Bezeichnung Obertussi verdiente, dann sie. Aber jetzt könnte mir ihr Wissensdrang, was die Angelegenheiten anderer Leute anging, vielleicht sogar nützen. Lena und Fiona, die nie von Claudias Seite wichen, drehten sich ebenfalls zu mir um. Die drei waren ja so was von gleichgeschaltet.

»Geht so. Sag mal, warst du gestern auch hier?«

Claudia schüttelte den Kopf. »Nee, gestern war ich mit Jenny und Marco im Kino. Warum?«

»Habt ihr Julia vielleicht gesehen?«, wandte ich mich an ihre ewigen Begleiterinnen.

Fiona und Lena schüttelten den Kopf.

»Warum fragst du, Theresa?« Claudia hob die Brauen und grinste. »Hängt etwa der Freundinnen-Haussegen schief?« Lena und Fiona kicherten. Am liebsten hätte ich sie für diese Bemerkung einfach stehen lassen. Doch ich riss mich zusammen. Ich wusste ja, warum ich Claudia und ihre zwei Freundinnen nicht leiden konnte, und das musste ich jetzt verdrängen – für Julia.

»Nein, ich suche Julia. Sie ist… weg.«

»Was soll das heißen, sie ist weg?«

Die Hellste war Claudia auch noch nie gewesen. Ganz zu schweigen von den anderen beiden. Also atmete ich tief durch und versuchte ihr zu erklären, wofür es keine vernünftige Erklärung gab: »›Weg‹ heißt, sie ist seit gestern Abend verschwunden. Ihre Mutter hat mich angerufen. Sie ist nicht nach Hause gekommen. Keiner weiß, wo sie steckt.«

»Oh! Sorry. Wie gesagt, ich war nicht hier. Glaubst du… ich mein, vielleicht ist sie ja einfach durchgebrannt. Seit sie diese Tote gefunden hat, war sie irgendwie eigenartig drauf. Ganz anders als sonst. Sie hat ja kaum mehr mit wem gesprochen.«

Lena und Fiona nickten zustimmend. »Ja, sie hat sich ja auch richtig gehen lassen, oder?« Lena versuchte, nachdenklich die Stirn in Falten zu legen, was mich unter anderen Umständen vielleicht amüsiert hätte.

»Es hat sie halt ziemlich beschäftigt. Würde dir wahrscheinlich auch nicht anders gehen. Also, wenn ihr zufällig noch was hört… wäre nett, wenn ihr mich anruft.«

»Okay«, sagte Claudia leichthin, als ob ich sie um ihren Radiergummi gebeten hätte. Na ja, richtig viel geschnallt hat Claudia noch nie – schon gar nicht, wenn es nicht um Mode und neueste Accessoires ging.

Von denen würde ich wohl nichts Neues erfahren. Mein Blick wanderte zur Bar. Mein Tee stand mittlerweile an meinem Platz. Ich bahnte mir den Weg dorthin. Vielleicht hatte der Typ hinterm Tresen Julia gesehen. Ich fischte ein Foto aus meiner Geldbörse, das Julia und ich kurz nach Weihnachten in einem dieser alten Passbildautomaten aufgenommen hatten. Ich versuchte vergeblich, keinen Blick darauf zu werfen – es war ein spontaner Einfall von Julia gewesen, diese Bilder zu machen, dabei hasse ich Fotos von mir. »Auf Schwarz-Weiß-Fotos sieht man immer super aus, komm schon!«, hatte sie mich schließlich überredet.

Das war vor Melissas Leiche gewesen.

Ich räusperte mich und hielt es dem Kellner unter die Nase. »Entschuldige, aber hast du meine Freundin gestern hier gesehen?«

Er schüttelte den Kopf, dass seine Rastazöpfe nur so flogen. »Nee, ich hatte gestern keinen Dienst. Sorry.«

»Trotzdem danke.«

Die Musik aus den Lautsprechern dröhnte in meinem Kopf und der Tee hatte mich ordentlich durchgeheizt. Ich fühlte mich schon besser, wenn auch meine Erkundigungen bisher mehr als dürftig gewesen waren. Ich steuerte den nächstbesten Tisch an, wo vier Leute saßen, die ich vom Sehen, nicht aber mit Namen kannte. »Hallo. Ich suche meine Freundin. Julia Mechat. Hat einer von euch sie gestern gesehen oder mit ihr gesprochen?« Die vier machten sich nicht einmal die Mühe, das Foto genauer zu betrachten, sondern schüttelten bloß wortlos den Kopf.

Auf zum nächsten Tisch. Stephanie Irgendwer mit ihrer Clique. Sie hatte letztes Jahr die Schule abgebrochen. Wir hatten nie viel miteinander zu tun gehabt, ihre Freunde kannte ich gar nicht.

»Hi Stephanie. Ich suche meine Freundin. Sie war gestern hier, ist aber nicht heimgekommen. Hast du oder deine Freunde sie vielleicht ...?«

Stephanie nahm das Foto von Julia in die Hand und betrachtete es näher. Dann schüttelte sie den Kopf und gab es weiter. »Nee, sorry, ich war gestern aber auch die ganze Zeit hinten. Ich hatte so einen guten Lauf beim Billard, Carla musste mir einen Drink nach dem anderen spendieren ...« Sie grinste das Mädchen neben sich an, die ihr einen freundschaftlichen Schubs gab. Sie schaute mich an und sagte lächelnd: »Ich hab deine Freundin leider auch nicht gesehen, habe ja die meiste Zeit an der Bar rumhängen müssen ...«

Ich lächelte zurück, auch wenn mir ganz und gar nicht danach war, und biss mir auf die Lippen, während ich wartete, dass das Bild die Runde gemacht hatte. Kopfschütteln von allen. Aus dem hinteren Raum drang Gelächter und ich hörte Billardkugeln aneinanderstoßen.

»Danke«, brachte ich heraus und wandte mich Richtung Billardzimmer. Meine Beine fühlten sich gummiartig an und in meinem Kopf pochte es. Vernünftiger wäre es gewesen, nach Hause zu gehen und mich ins Bett zu legen. Doch Vernunft half mir nicht, etwas über Julia zu erfahren, also trat ich in das dunkle Hinterzimmer zum Billardtisch.

»Hallo, sorry, dass ich störe, aber meine Freundin ist seit gestern Abend verschwunden. Habt ihr sie gesehen?«, fragte ich die beiden Jungs und deren Freundinnen, die gerade dort spielten.

»Das ist doch Julia Mechat«, meinte einer, nachdem er sich flüchtig das Foto angesehen hatte.

»Die war gestern hier. Ich habe sie vorne im Café gesehen«, fügte eines der Mädchen hinzu.

»Weißt du noch, wann das war?«

Sie zuckte mit den Schultern. »Keine Ahnung. Ich glaub so gegen acht. Aber danach ist sie mir nicht mehr aufgefallen.«

»Danke. Und ihr?«, wandte ich mich an die beiden anderen.

»Ich war gestern gar nicht da und Basti...«, das Mädchen deutete mit dem Kopf auf den Jungen, der gerade versuchte, eine Kugel zu versenken, »... auch nicht.«

»Danke trotzdem.« Ich hatte mittlerweile das Gefühl, dass meine Fragerei sinnlos war. Die einen waren nicht hier gewesen, die anderen hatten Julia zwar bemerkt oder sogar mit ihr gesprochen, doch keiner hatte sie, nachdem sie zur Tür hinausgegangen war, noch gesehen.

Mutlos schleppte ich mich zu meinem Platz zurück. Meine Kopfschmerzen wurden von Minute zu Minute heftiger. Julia war in den letzten Wochen tatsächlich komisch gewesen, da musste ich Claudia widerwillig recht geben. Kein Wunder, bei all dem, was sie durchgemacht hatte. Aber das hieß noch lange nicht, dass sie einfach so, ohne ein Wort, abhauen würde. War ihr also doch etwas zugestoßen? Wieder kamen die Bilder von Melissa in mir hoch. Auch damals war ihr doch Leon auf den Fersen gewesen, sie war ihm schließlich kurz nach ihrem grausigen Fund in die Arme gelaufen! Bevor ich wieder zu seiner Wohnung ging, würde ich mir aber die richtigen Worte zurechtlegen, keine Ahnung, wie man mit so einem Psycho redet. Aber was, wenn sie einfach nur ausgerissen war, weggelaufen von all den Fragen und besorgten Blicken? Wohin würde sie gehen?

Ich setzte mich auf den Hocker, gab zwei Löffel Zucker in den Tee. Gedankenverloren rührte ich um und kostete mit dem Löffel. Hätte sie es mir tatsächlich gesagt? Immer wenn Julia mich brauchte, war ich nicht bei ihr gewesen, fiel mir ein. Als ihr letzter Freund mit ihr Schluss gemacht hatte, musste ich auf meine kleine Schwester aufpassen, anstatt zu ihr zu gehen und sie zu trösten. Und nach einem heftigen Streit mit Sandra, als Julia meinen Zuspruch gebraucht hätte, saß ich in irgendeinem noch kleineren Kaff als Kleinhardstetten fest, weil meine Mutter sich eingebildet hatte, wir müssten Urlaub auf dem Bauernhof machen. Und was für ein Reinfall das gewesen war! Julia hatte mich zwar angerufen, aber das war halt nicht dasselbe, als wäre ich bei ihr gewesen. Und zuletzt war sie auch, als sie Melissa tot auf diesem Feldweg gefunden hatte, alleine unterwegs, weil ich mit Corinna Mathe lernen wollte. Julia meinte, sie würde die Zeit dazu nutzen, ihr Videoprojekt für Kunst fertigzumachen. Sie brauchte noch ein paar Aufnahmen von verschiedenen Sträuchern und Bäumen. Und während ich versuchte, Corinna Gleichungen zu erklären, stolperte Julia über Melissas Leiche. Claudia hatte gemeint, dass Julia seither nicht sie selbst gewesen war, aber Julia war nun mal nicht der Typ Mensch, der solch ein Erlebnis abschüttelte wie ein Hund das Wasser aus seinem Fell. Sooft ich mit ihr darüber sprechen wollte, blockte sie ab und wechselte das Thema. Ich hätte hartnäckiger sein sollen, hätte sie dazu zwingen müssen, sich mir anzuvertrauen. Schließlich war ich ihre Freundin. Ja und genau deswegen wolltest du sie nicht auch noch unter Druck setzen, rief ich mir ins Gedächtnis. Es war ja nicht nur, dass sie Melissa entdeckt hatte. Ihre Eltern fragten sie ständig, wie es ihr ging. Und einige Mitschüler hatten Julia pausenlos gelöchert. »Wie hat die Leiche ausgesehen? Hast du dich gegruselt?« Julia hatte diese blöde Fragerei sattgehabt, das war mehr als deutlich gewesen. Und da wollte ich mich nicht auch noch einklinken in diese Mitleidsmasche. Sie wollte nur eines: dieses schockierende Erlebnis vergessen. Doch das konnte sie nicht. Sie wirkte fahrig und zittrig. Sie hatte Angst. Wovor genau, wusste sie auch nicht. Es ist ja nicht so, als würde eine Tote jemand verfolgen können. Dennoch hatte sich Julia ständig umgedreht, als würde irgendjemand plötzlich hinter ihr auftauchen.

Ich trank bereits die zweite Tasse Tee und überlegte meine nächsten Schritte. Immer noch schwelte die Wut auf Julia in mir, weil sie so dumm gewesen war, sich nicht abholen zu lassen.

Ausgerechnet gestern wollte sie allein mit dem Bus fahren – und auch wenn ich nichts dafür konnte, das Ergebnis blieb gleich: *Ich* hatte sie allein gelassen. Diese Worte kreisten ständig durch meinen Kopf. Und immer wieder: Warum? Warum hatte sie sich nicht abholen lassen? Warum wollte sie alleine mit dem Bus fahren?

Der Bus! Man müsste herausfinden, welcher Fahrer gestern Dienst hatte. Er würde sich an Julia erinnern können. Jeder, der sie einmal gesehen hatte, konnte sich an sie erinnern. Sie war hübsch und selbstbewusst. Sie hatte eine Ausstrahlung, um die ich sie beneidete. Ob ich am Sonntag jemand vom Busunternehmen auftreiben konnte? Wohl kaum.

Trotz der Hitze bekam ich Gänsehaut. Ich legte beide Hände um meine Tasse. Sie war so heiß, dass ich sie sofort wieder losließ und meine Finger rieb. Doch auch als ich einen Schluck von dem heißen Tee trank, konnte ich das klamme Gefühl in mir nicht vertreiben.

Meine Blase machte sich unangenehm bemerkbar. Ich rutschte vom Barhocker und drängte mich durch das Lokal nach hinten, wo die Toiletten waren. Kaum zu glauben, aber es war innerhalb der letzten Stunde noch voller geworden.

Die Klos im Grätzel wirkten total verlottert. Als ich es das erste Mal gesehen hatte, hätte ich am liebsten im Stand umgedreht. Aber der erste Eindruck täuschte. Innen in der Kabine war nämlich alles Hightech. Man drückte auf einen Knopf, der Sitz drehte sich einmal herum und wurde dabei desinfiziert.

Im Klovorraum standen zwei Mädchen vor dem Spiegel. Sie schminkten ihre Lippen und trugen Kajal auf. Beide gingen auf meine Schule und wohnten in Kleinhardstetten, so wie Julia und ich. Ihre Namen fielen mir gerade nicht ein, aber sie kannten mich, denn eine von ihnen sprach mich an: »Theresa, ich habe gehört, du suchst deine Freundin. Ist das die Blonde mit der du immer zusammenhängst?«

Ich nickte. Plötzlich schnürte mir die aufkeimende Hoffnung den Hals zu und ich hatte das Gefühl, kein Wort rauszubringen.

»Schlimm. Ich habe ja mit meinen Eltern auch oft Zoff, aber abhauen käme für mich nicht infrage. Noch dazu im Winter.«

Ich ballte beide Hände zu Fäusten. »Hör zu«, zischte ich. »Sie ist nicht abgehauen. Das würde sie nicht tun. Sie hatte keinen Grund dazu.«

Das Mädchen schaute irritiert zu ihrer Freundin. »Ist ja gut! Ich mein ja nur.« Die andere stupste sie an und sagte: »Komm, wir gehen.«

Ich stieß die Luft aus, die ich unbewusst angehalten hatte. Vielleicht wussten die beiden etwas. Und an meinem Tonfall musste ich dringend arbeiten. »Wartet!« rief ich hinter ihnen her.

Sie drehten sich um. »Wart ihr gestern auch hier? Habt ihr Julia gesehen?«

»Ja, aber wir haben nicht mit ihr gesprochen.«

»Wie seid ihr denn heimgekommen?«

Die Kleinere der beiden antwortete: »Wir sind mit der 453 gefahren. Um Viertel vor neun. Aber deine Freundin ist nicht drin gewesen.«

Julia hatte keine strikten Vorgaben, wann sie zu Hause sein musste. 23 Uhr hatte sich eingependelt, aber wenn es triftige Gründe gab, durfte sie auch länger ausbleiben. Es war also nicht weiter verwunderlich, wenn sie erst später gefahren war.

»Wisst ihr noch, wer gefahren ist?« Ich biss mir vor Anspannung auf die Lippen.

»Der Schwarzhaarige. Mit dem Schnauzer. Ich weiß nicht, wie er heißt«, sagte nun die andere.

»Es gibt zwei. Ich glaub, das sind Brüder. Der Willi und der Harald. Ich habe keine Ahnung, wer von den beiden wer ist, aber einer hat eine Brille – und der gestern hatte keine.«

»Danke«, sagte ich und trat ans Waschbecken. Die beiden verließen Arm in Arm das Klo, während ich in einer der Kabinen verschwand, mir danach die Hände wusch und mich im Spiegel betrachtete. Meine Augen glänzten fiebrig, meine Wangen waren rot, mein Gesicht war ansonsten käsebleich. Ich hielt meine Hände unter den kalten Wasserstrahl, genoss einen Moment die Abkühlung. Draußen würde ich am Tresen fragen, ob sie ein Aspirin hatten.

Es gab noch viel für mich zu tun. Diese Mädchen hatten mir tatsächlich weitergeholfen. Der Fahrer war Harald gewesen. Ich kannte ihn und Willi. Sie waren Brüder und ähnelten sich. Nicht nur äußerlich. Obwohl beide verheiratet waren, flirteten sie mit uns Mädchen auf Teufel komm raus. Mir war das immer peinlich, ja sogar unangenehm gewesen.

Doch es gab genug andere, die sich bereitwillig auf dieses Spiel eingelassen hatten. Julia hatte nicht zu ihnen gehört, soweit ich wusste. Doch im Moment zweifelte ich an allem. Was wusste ich schon wirklich?

Ich tupfte meine Hände mit einem Papierhandtuch ab und verließ die Toilette.

Der klägliche Rest Tee in meiner Tasse war mittlerweile kalt geworden, doch das störte mich nicht. Ich fragte den Kellner nach einer Aspirin. Er nickte. Wenig später brachte er mir eine Tablette.

»Danke. Und kann ich dann gleich zahlen? Zwei Tassen Tee und das Aspirin.«

Er zwinkerte mir zu. »Drei zwanzig für den Tee, der Rest geht aufs Haus.«

Ich gab ihm drei fünfzig. Mehr Trinkgeld konnte ich mir nicht leisten. Ich nahm die Tablette und spülte sie stehend mit dem kalten Tee hinunter. Es musste Mittagszeit sein, denn die meisten Gäste waren gegangen. Mittagessen. Ich dachte an Corinna und daran, dass heute Mittag nicht einmal ich ihr beim Essen Gesellschaft leisten würde. Ein schlechtes Gewissen machte sich in mir breit, doch dann überlegte ich, dass meine Schwester wahrscheinlich ohnehin nicht daheim war. Sonntage zu Hause waren noch trostloser als andere Tage. Corinna hatte eine Menge Freunde, bei denen sie sich einladen konnte. Tat sie auch regelmäßig. Ich war nicht gerade begeistert von den Kreisen, in denen sie sich bewegte, aber sie hatte sich schon so lange durchgeschlagen, da kam es auf heute auch nicht mehr an. Corinna würde am Abend da sein – und morgen und auch noch übermorgen. Julia hingegen war verschwunden und ich wusste nicht, wann und ob ich sie wiedersehen würde.

Als ich die Tür nach draußen aufstieß, atmete ich auf. Die Luft war nach der Wärme im Lokal angenehm. Mehr als zuvor spürte ich die Hitze meiner Wangen. Es würde noch eine Weile dauern, bis die Tablette wirkte, die mir der Kellner gegeben hatte.

Eine große Gestalt kam auf mich zu und sofort erkannte ich sie an ihrem leicht hinkenden Gang. Leon! Was wollte *der* hier?

Ich straffte meine Schultern und wartete. Im Grunde war es egal, ob ich ihn gleich hier, auf der Straße, nach Julia fragte. Die Gelegenheit war da, also würde ich sie nützen.

Ich studierte Leons Gesichtsausdruck, als er mich entdeckte: angespannt, unsicher. Aus Sorge oder aus Angst? Angst wovor?

»Hi Leon, du hast Julia doch gestern im Grätzel getroffen, stimmt's?« Ich versuchte, meine Stimme neutral klingen zu lassen.

»Hallo Theresa. Ja, ich war da. Aber ich bin um zehn gegangen. Sie ist noch geblieben.«

»Ach ja?«

Leon presste die Lippen aneinander. »Ich …«, begann er, beendete seinen Satz aber nicht.

»Du beobachtest sie doch ständig«, brach es aus mir heraus. »Du bist immer dort, wo sie auch ist. Ein verdammter Stalker bist du!«

Er senkte seinen Blick, konnte mich nicht ansehen. Es stimmte also. Ich hatte mitten ins Schwarze getroffen.

»Du verfolgst sie. Dauernd. Warum dann gestern nicht? Hat sie es endlich bemerkt? Hat sie dich abblitzen lassen?« Ich war laut geworden und Tränen liefen über meine Wangen. Mit einer fahrigen Bewegung wischte ich sie weg.

Nun sah er mich an. »Du kapierst auch gar nichts.« Er schüttelte den Kopf.

»Ach, was kapier ich denn nicht? Man muss ja kein Genie sein, um zu merken, dass du dich bei ihr einschleimen wolltest. Mir wird übel, wenn ich daran denke, dass du damit sogar Erfolg gehabt hast.«

»Was für ein Blödsinn! Ich schleime mich bei niemandem

ein. Bei Julia schon gar nicht. Habe ich gar nicht notwendig. Und überhaupt. Vielleicht kannst du mich mal darüber aufklären, was das ganze Theater soll?«

Er sah wirklich so aus, als ob er keine Ahnung hätte, worüber ich sprach. Vielleicht tat er auch bloß so.

Ich seufzte. Meine Überrumpelungstaktik hatte nichts genützt. »Julia ist gestern Abend nicht nach Hause gekommen. Nach dem Grätzel hat sie keiner mehr gesehen. Sie kann doch nicht einfach vom Erdboden verschluckt worden sein.«

Leon sah mich an und öffnete den Mund. Dann schüttelte er den Kopf, bevor er sagte: »Du glaubst wirklich, *ich* hätte mit ihrem Verschwinden etwas zu tun? Dir ist echt nicht zu helfen.«

Dann ging er. Ließ mich stehen, einfach so. Ich lief hinter ihm her. »Leon!«

Er drehte sich nach mir um. »Was? Hast du noch mehr Unterstellungen für mich auf Lager?«

Die plötzliche Hitze in meinen Wangen kam bestimmt vom Fieber. »Es ist nur... ich bin... also...« Verflixt, warum brachte ich keinen ganzen Satz mehr heraus?

Ein paar Sekunden stand er noch da, wartete darauf, dass ich was sagte. Doch als nichts kam, öffnete er die Eingangstür zum Grätzel und verschwand gleich darauf in dem Lokal.

Leon war mir auf den Geist gegangen mit seiner ständigen Anwesenheit, mit diesem schmachtenden Blick aus seinen braunen Dackelaugen, der zugegeben sogar ein wenig niedlich war. Und wenn er log und nur so tat, als wüsste er nichts von Julias Verschwinden? Wenn er sie in Wirklichkeit abgepasst, ihr aufgelauert hatte, als sie auf dem Heimweg war? Sie hätte sich vor ihm nicht gefürchtet, wahrscheinlich wäre sie sogar froh gewesen, nicht allein unterwegs sein zu müssen.

Doch wo steckte sie? War sie in Leons Wohnung? Womöglich hatte er ihr K.-o.-Tropfen in ihr Getränk gemischt um... um was mit ihr zu tun? Schreckliche Bilder schossen mir durch den Kopf. Ja, schon klar, ich hatte immer noch Fieber – da kann einem die Fantasie schon mal durchgehen! Leon sah nun echt nicht wie ein Vergewaltiger aus, aber – Leons Innenwelt war undurchdringlich und dunkel. Geheimnisvoll. So einfach würde ich nicht aufgeben.

Ich schlug den Weg zur Bushaltestelle ein, den Julia gegangen sein musste, als sie gestern das Grätzel verließ.

Ich hatte sie dafür belächelt, aber Julia war immer der Überzeugung gewesen, dass zwischen Menschen, die sich nahestanden, eine spürbare Bindung war. Eine Verbundenheit, die auch dann nicht abriss, wenn man räumlich getrennt war. Immer wenn sie davon anfing, grinste ich in mich hinein und fragte mich, wie ein vernünftiger, fast erwachsener Mensch an solche Märchen glauben konnte. Meine Argumente wischte Julia einfach beiseite. »Wie erklärst du dir, dass meine Mutter gefühlt hat, als ich mir im Kindergarten das Bein gebrochen habe? Oder Zwillinge: Man hört doch oft, dass sie sich ganz ähnlich entwickeln, auch wenn sie von Geburt an getrennt aufwachsen.« Auf sämtliche meiner Argumente hatte sie ein Gegenargument parat, sodass ich sie einfach weiterreden ließ. Schließlich konnte jeder glauben, was er wollte.

Ich ging die Gasse entlang, bis ich zu dem Pfad zur Haltestelle kam, und stellte mir vor, wie Julia genau hier entlanggekommen war. Was mochte sie gesehen haben? Soweit ich wusste, war bald Neumond. Hatten die Laternen am Wegrand geleuchtet? Oder war es stockfinster gewesen? Ich versuchte zu fühlen, was Julia empfunden haben musste. Doch alles, was ich spürte, war meine Angst um sie.

Kapitel 4

Ohne es zu merken, stand ich plötzlich vor der Bushaltestelle. Ich sah mir den Fahrplan an und beschloss, die acht Minuten zu warten, bis der Bus kam. Der Fußmarsch dauerte etwa eine halbe Stunde. Julia und ich gingen meistens zu Fuß. Wir nannten das unsere Fitnessübung. Ganz selten nahmen wir den Bus, meist nur, wenn es aus Kübeln schüttete oder wenn es eiskalt war, wie jetzt.

Dass auch heute Harald fahren würde, bezweifelte ich. Nicht, wenn er gestern Abend Dienst gehabt hatte.

Der Bus bog um die Kurve, hielt vor mir und die Tür ging zischend auf. Ich hatte recht behalten. Der Fahrer, ein älterer Mann, war ebenfalls unserer Linie zugeteilt. Niemand außer mir stieg zu, im Fahrzeug selbst saßen bloß ein Typ, den ich nicht kannte, und Frau Steurer, die wahrscheinlich am Friedhof gewesen war. Sie wohnte in meinem Wohnhaus im Erdgeschoss.

»Einmal bitte«, sagte ich zu dem Fahrer, während ich in meiner Hosentasche nach Kleingeld kramte.

»Passt schon! Lass gut sein, sind ja bloß zwei Stationen«, winkte der Fahrer ab.

Ich bedankte mich und nahm gleich hinter ihm Platz. Während er ruckelnd losfuhr, schaute ich aus dem Fenster. Kleinhardstetten war ein Kaff. Es gab hier nichts außer Siedlungshäusern, einem Friseursalon, wo ich mir nicht einmal unter Todesandrohung die Haare schneiden lassen würde, einem Kiosk, einem Gasthaus, in dem meine Mutter meist rumhing, einer Kirche und einem praktischen Arzt. Vor einigen Jahren hatte es auch eine Postfiliale gegeben, doch die hatte die

Schließungswelle nicht überlebt. Praktischerweise lag die Bushaltestelle in der Ortsmitte vor der Kirche. Ich wohnte in den neu gebauten Mehrfamilienhäusern am Ende des Dorfes, Julia lebte in der besseren Wohngegend. Anstatt nach Hause zu gehen, schlug ich die entgegengesetzte Richtung ein. Wenn ich schon in der Stadt nichts hatte ausrichten können, konnte ich wenigstens Julias Eltern einen Besuch abstatten.

Vor dem Haus stand ein Polizeifahrzeug. Ich spürte, wie meine Beine nachgaben. Mein Finger drückte auf den Klingelknopf. Auch als ich den Türöffner summen hörte, konnte ich ihn nicht von der Taste lösen, es war, als wäre er dort festgewachsen. Die Tür schwang auf und Herr Mechat, Julias Vater, guckte verärgert heraus. Als er mich erkannte, lief er den Gartenweg entlang, um mir zu öffnen.

»Theresa! Gut, dass du da bist.«

»Die Polizei…«, brachte ich stotternd hervor. In meinem Kopf wirbelten die Worte durcheinander. Das Einsatzfahrzeug konnte vieles bedeuten: Julia hatte einen Unfall gehabt. Oder die Beamten hatten sie gefunden und nach Hause gebracht, oder…

»Sie nehmen die Vermisstenanzeige auf.«

Ich erkannte Herrn Mechats Stimme kaum wieder, sie war brüchig und er stockte beim Reden. Während er voranging und mir die Eingangstür aufhielt, klang es im Takt meines Herzens ver-misst, ver-misst, ver-misst.

Er führte mich ins Wohnzimmer. Julias Mutter saß auf der riesigen weißen Ledercouch, um die ich Julia immer glühend beneidet hatte. Eines Tages würde ich mir auch so eine zulegen, hatte ich zu ihr immer gesagt. Eine Beamtin in Uniform saß ihr gegenüber auf dem Hocker, ein zweiter Polizist im Ledersessel zu ihrer Rechten. Vor ihr auf dem Tisch lagen zerknüllte, aufgeweichte Taschentücher. Frau Mechat blickte auf, als wir eintraten. Ein winziges Lächeln begrüßte mich.

»Theresa«, flüsterte sie und stand auf. Ich ging auf sie zu, ein wenig unsicher, was ich tun sollte, um sie zu trösten. Sie nahm mir die Entscheidung ab, zog mich an sich und umarmte mich, hielt mich fest.

Nach einer Weile löste sie ihre Arme von mir und zog mich an der Hand neben sich auf die Couch. Ich sah die beiden Polizisten einen fragenden Blick wechseln.

»Das ist Theresa, Julias beste Freundin. Sie gehört schon fast zur Familie. Niemand kennt Julia besser als sie«, erklärte Frau Mechat.

»Sehr schön, das wird uns helfen. Junge Mädchen erzählen ihren Eltern ja nicht mehr alles, vertrauen sich eher Freundinnen an. Verrätst du uns deinen vollen Namen?«

Automatisch antwortete ich: »Theresa Kleistner.« Die weiteren Fragen, die mir die Beamtin stellte, hörte ich nicht mehr, denn das Einzige, woran ich denken musste, waren Frau Mechats Worte: Sie gehört schon fast zur Familie. Das und die Umarmung brachten mich zum Weinen. Still flossen meine Tränen. Frau Mechat reichte mir ein Taschentuch, doch ich hielt es bloß in der Hand und benutzte es nicht. Ich hatte das Gefühl, mich hier meiner Tränen nicht schämen zu müssen.

Julias Vater sah mit einem Blick, dass es mir nicht gut ging. »Du hast Fieber, nicht wahr?«

»Ich habe was dagegen genommen«, sagte ich und fühlte mich ertappt. Doch die erwartete Standpauke blieb aus. Stattdessen sagte er: »Ich mache dir Tee.« Dann ging er in die Küche.

Die Polizistin fragte mich tausend Sachen. Auf vieles wusste ich keine Antwort. Wo könnte sie sein? Hattet ihr einen geheimen Treffpunkt, hatte sie Freunde, Verwandte, bei denen sie sich aufhalten könnte? Nahm sie Drogen? War sie in letzter Zeit anders als sonst?

Ich schüttelte auf jede der Fragen bloß den Kopf. Herr Mechat kam aus der Küche und stellte ein Tablett mit dampfenden Tassen und einem Teller belegter Brötchen auf den Couchtisch. »Hier«, sagte er und reichte mir eine der Tassen und eine Tablette. Fragend sah ich ihn an. »Hilft gegen Grippe. Und iss etwas.«

Gehorsam nahm ich die Pille in die Hand, schluckte sie aber noch nicht, weil der Tee zu heiß war, um sie damit hinunterzuspülen. Unschlüssig drehte ich sie zwischen den Fingern und legte sie schließlich auf die Untertasse.

»Wann hast du Julia zuletzt gesehen?«, fragte die Beamtin. Ich sagte ihr, das sei am Freitag in der Schule gewesen. Die Fragen gingen weiter. Ich bemühte mich, ihnen zu folgen, sie wahrheitsgemäß zu beantworten, doch ich merkte auch, dass es mir zunehmend schwerer fiel, mich zu konzentrieren.

Ich nahm ein Brötchen, weniger aus Hunger, sondern mehr aus dem Bedürfnis, Zeit zwischen all den Fragen zu gewinnen. Wenn ich kaute, konnte ich nicht sprechen.

Ich trank einen kleinen Schluck von meinem Tee, der nach Kräutern schmeckte. Er war so weit abgekühlt, dass ich nun auch die Pille in meinen Mund schob.

»Dürfen wir uns in Julias Zimmer umsehen?«, fragte der Polizist. Frau Mechat blickte ihren Mann fragend an, der nickte.

»Würdest du uns begleiten?«, fragte die Beamtin.

Ich stand auf. Auf der Treppe hielt ich mich am Handlauf fest, schleppte mich mehr, als ich ging. Vor Julias Zimmertür blieb ich stehen. Es kam mir falsch vor, in ihr Reich einzudringen, wenn sie nicht da war. Fast hätte ich angeklopft in der Hoffnung, ihre Stimme zu hören, die mich hereinbat. Doch Frau Mechat öffnete die Tür, ging einen Schritt ins Zimmer und ließ die Beamten eintreten. Natürlich war da keine Julia, die bäuchlings auf dem Bett lag und las oder Musik hörte.

Das Zimmer war ein wenig unordentlich, wie immer. Das Bett war gemacht, aber es lagen zwei Hosen und mehrere

Oberteile auf der Decke. Auf ihrem Schreibtisch stapelten sich Hefte und Ordner für die Schule, ihr Rucksack lag offen neben dem Tisch am Boden, die Federmappe und der Taschenrechner ebenfalls, als hätte sie am Freitag nach der Schule noch Hausaufgaben gemacht.

»Können Sie uns sagen, ob etwas fehlt?«, wandte sich die Polizistin an niemand Bestimmten im Raum.

Frau Mechat trat an Julias Schrank und bat mich mit leiser Stimme, zu ihr zu kommen. »Vier Augen sehen mehr als zwei.«

Ich durchstöberte zögerlich Julias Kleidung. Dabei hatte ich das schon unzählige Male getan. Ich hatte mir häufiger Klamotten von Julia ausgeborgt. Wir waren etwa gleich groß und hatten die gleiche Figur. Während ich mir nur selten etwas Neues zum Anziehen leisten konnte, bekam Julia von ihren Eltern ein großzügiges Taschengeld.

»Was hatte sie gestern an?«, fragte die Beamtin.

Julias Mutter zuckte hilflos die Schultern. »Ich weiß nicht, ich habe sie nicht gesehen, als sie fortging. Da war ich noch geschäftlich unterwegs.« Julias Mutter war Immobilienmaklerin und musste oft auch an den Wochenenden arbeiten.

»Ihre Lieblingsjeans ist nicht da. Und der grüne Pullover«, sagte ich.

»In der Wäsche sind die Sachen auch nicht. Dann wird Julia sie wohl tragen.«

Die Polizistin kritzelte etwas in ihren Notizblock. »Und sonst? Fehlt noch mehr Kleidung? Sieht es so aus, als hätte sie etwas eingepackt?«

Ich schüttelte langsam den Kopf. Nein. Mehr denn je war ich mir sicher, dass Julia nicht einfach abgetaucht war. Ihr war etwas zugestoßen.

»Ich habe, wie Sie mir am Telefon schon geraten hatten, nachgesehen«, sagte Herr Mechat, »sowohl ihre Sparbücher als auch der Reisepass liegen im Safe.«

»Wäre Ihre Tochter da rangekommen?«

»Ja, natürlich. Sie kannte die Kombination.«

Die beiden Beamten wechselten einen sorgenvollen Blick, der mir nicht entging. Auch sie schienen überzeugt, dass Julia nicht weggelaufen war. Ihre Reaktion machte mir noch mehr Angst, als ich ohnehin hatte.

»Wir tun, was wir können. Und wenn Ihnen noch etwas auffällt, dann rufen Sie uns bitte an«, meinte die Polizistin.

»Und was tun Sie, um Julia zu finden?«, wollte Frau Mechat wissen. »Sie haben ihre Daten, Sie haben ein Foto. Geben Sie das an die Presse weiter? Schicken Sie Streifenwagen aus, um sie zu suchen? Wird es eine Suchmannschaft geben? Hunde? Hubschrauber?« Sie begann zu schluchzen. Sofort war Herr Mechat bei ihr und legte seinen Arm um ihre Schultern.

Der Beamte kam seiner Kollegin zu Hilfe. »Noch wissen wir ja gar nicht, was passiert ist. Natürlich werden wir die Dienststellen der umliegenden Polizeistationen verständigen. Alle werden die Augen offen halten. Wir geben die Vermisstenmeldung an die Krankenhäuser. Für die Presse ist es noch zu früh. Außerdem übergeben wir den Fall an die Kriminalpolizei.«

Er überreichte Herrn Mechat eine Visitenkarte. »Bitte rufen Sie an, wenn Ihnen noch etwas einfällt. Oder wenn Julia wieder auftauchen sollte.« Auch ich bekam eine Karte. Ich steckte sie, ohne sie weiter zu beachten, in meine Hosentasche.

»Kriminalpolizei?« Meine Stimme klang unnatürlich hoch in meinen Ohren. Bisher dachte ich immer, die Kriminalpolizei würde nur zugeschaltet, wenn jemand ermordet worden war. Sahen die Polizisten denn schon so wenig Hoffnung, dass Julia wieder heil auftauchen würde?

Die Polizistin lächelte mir aufmunternd zu. »Die kümmern sich üblicherweise um vermisste Personen. Sie haben damit

Erfahrung. Du wirst sehen, wenn jemand deine Freundin findet, dann ist das die Kripo.«

Ihre Worte beruhigten mich nicht im Geringsten.

Wir verließen Julias Zimmer. Die beiden Polizisten verabschiedeten sich, während ich noch unschlüssig im Flur stand. Hier bei Mechats zu Hause hatte ich das Gefühl, Julia ein wenig nahe zu sein.

»Theresa, du kannst ruhig noch bleiben«, sagte Frau Mechat, als hätte sie meine Gedanken erraten.

Wie gern wäre ich ihrer Einladung gefolgt, doch ich schüttelte den Kopf. »Nein, ich kann nicht. Ich muss nach Hause, ins Bett. Aber danke. Sie rufen mich doch an, wenn Sie etwas Neues erfahren?«

»Natürlich. Du bist die Erste.«

---

25. Januar 2012

Heute war der furchtbarste Tag meines Lebens. Die Meinhard, unsere Kunstlehrerin, hat mich in der Mittagspause abgepasst und mich gefragt, wann mein Videoprojekt endlich fertig wird. Bis zum Ende des Halbjahrs dauert es nicht mehr lange und wenn ich es nicht abschließe, kann sie mir bedauerlicherweise keine bessere Note als ein Befriedigend geben. Pah! Ich und Befriedigend. In Kunst!

Also beschloss ich, nach der Schule diese blöden Aufnahmen zu machen. Schnee, Natur, Bäume. Wenn ich geahnt hätte, was mich erwartet, hätte ich liebend gern die Drei genommen. Ich gehe also mit dem Camcorder aufs Feld und filme. Auf den Weg achte ich gar nicht, sehe nur durchs Objektiv die schneebedeckten Äste und denke mir noch, dass die Meinhard begeistert sein wird und mir die Zwei nun sicher ist. Da stolpere ich über etwas. Die Kamera fliegt mir aus der Hand und wird sofort vom Schnee verschluckt. Ich taste nach ihr. Meine Finger spüren etwas Hartes, also greife ich danach. Doch es ist nicht der Camcorder, den ich aus dem Schnee ziehe. Es ist eine Hand. Fast so bleich wie der Schnee, von dem sie bedeckt war.

Ich weiß nicht, ob ich geschrien habe. Selbst jetzt noch, Stunden später, kann ich mich nur daran erinnern, dass ich anfing zu buddeln. Mein einziger Gedanke war, da liegt jemand, der Hilfe braucht. Ich habe auch keine Ahnung, wie lange es gedauert hat, den Körper zu befreien. Ich weiß nur, dass mir der Schweiß über den Rücken lief, obwohl es Minusgrade hatte.

Es war Melissa, ein Mädchen, kaum älter als ich. Ihr Gesicht sah aus wie das einer Porzellanpuppe. So eine, wie meine Oma sie sammelt. Ich erkannte auf einen Blick, dass hier jede Hilfe zu spät kam. Dennoch lief ich. Ich lief, so schnell ich konnte. Nur weg! Plötzlich donnerte ich in Leon rein und schmiss ihn fast um. Ich habe, glaube ich, keinen gescheiten Satz herausgebracht, als er mich fragte, was los sei. Doch irgendwann kapierte er. Ich bin so froh, dass ich ausgerechnet ihn getroffen habe. Er rief die Polizei, wartete mit mir in der Schweinekälte, beruhigte mich, und als die Beamten da waren, führte er sie mit mir zum Fundort. Er war es auch, der meine Mutter verständigte. Es kam mir wie eine halbe Ewigkeit vor, bis sie endlich da war.

Mama brachte mich nach Hause und rief Papa an. »Er kümmert sich um alles Weitere«, sagte sie zu mir, während mir die Zähne klapperten. »Du nimmst jetzt erst mal ein Bad.« Ihr Patentrezept für alle Probleme: eine Badewanne voll heißes Wasser und Tee.

Eben saß ich in der Wanne, meine Haut ist noch ganz gerötet, doch in meinem Inneren fühle ich mich immer noch kalt.

Ständig sehe ich Melissa vor mir. Etwas stört mich an dem Bild, doch ich bekomme es nicht zu fassen. Kein Wunder, man findet schließlich nicht jeden Tag eine Leiche. Und ehrlich gesagt reicht es mir für den Rest meines Lebens. Jedenfalls habe ich beschlossen, alles aufzuschreiben, denn ich habe das Gefühl, ich übersehe etwas Wichtiges. Etwas, das mir keine Ruhe lässt, und bis ich herausgefunden habe, was es ist, werde ich ständig an die tote Melissa denken.

Kapitel 5

Ich hätte mich nicht beeilen müssen, denn daheim wartete niemand auf mich. Leise öffnete ich die Tür zu Mutters Schlafzimmer. Ihr Bett war zerwühlt und selbst durch meine Schnupfennase nahm ich den abgestandenen Geruch wahr. Ich konnte nicht anders, als hineinzugehen und das Fenster zu kippen.

Corinna hatte mir einen Zettel an meine Tür geklebt: »Bin bei Lena.« Wenigstens hatte sie Bescheid gegeben. Wahrscheinlich wirkte noch unser gemeinsames Frühstück nach – oder ihr schlechtes Gewissen wegen des Milchgesichts, mit dem sie auf dem Sofa herumgemacht hatte.

Keine Ahnung, welches Zeug mir Dr. Mechat vorhin gegeben hatte, aber mir ging es deutlich besser. Trotzdem legte ich mich auf die Couch, deckte mich zu und schaltete den Fernseher ein. Ich zappte durch die Programme, blieb bei einem Beitrag über Chile hängen. Dort würde es mir gefallen. Da wäre es wenigstens schön warm. Irgendwann wurden meine Lider schwer und ich gab auf, sie offen halten zu wollen. Mit dem Bild vom Salto Del Laja in meinem Kopf schlief ich ein und wurde erst vom Zuschlagen der Wohnungstür wieder geweckt.

Meine Armbanduhr zeigte zehn Uhr. Corinna, dachte ich. Gnade ihr Gott, wenn sie erst jetzt heimgekommen war. Doch wenig später hörte ich meine Mutter rufen: »Scheiße, mein Zimmer ist eine Tiefkühltruhe. Wer hat das Fenster aufgemacht?«

Mit einem kleinen Lächeln auf meinen Lippen stand ich so leise wie möglich auf und schlich in mein Zimmer. Geschah ihr ganz recht. Bekanntlich hält Kälte ja frisch. Ein wenig Frische konnte ihr bestimmt nicht schaden.

Die paar Stunden Schlaf auf dem Sofa hatten mir gutgetan. Ich fühlte mich fast wieder gesund. Aber wahrscheinlich wäre es trotzdem besser, noch einen Tag länger zu Hause zu bleiben. Ich hätte Zeit, mich zu erholen – oder mich weiter auf die Suche nach Julia zu machen. Corinna hatte morgen bis fünf Schule und von meiner Mutter konnte man halten, was man wollte, aber sosehr sie sich in ihrer Freizeit auch gehen ließ, was ihre Arbeit anging, war sie gewissenhaft. Sie würde also morgen in der Früh um sieben die Wohnung verlassen. Sie arbeitete als Verkäuferin in einer Blumenhandlung. Früher hatte sie mir einmal erzählt, sie liebe es, von Blumen umgeben zu sein. »Irgendwann«, hatte sie gesagt, »irgendwann, mein Spätzchen, werden wir uns ein Haus mit Garten kaufen. Und da werden die schönsten und prächtigsten Blumen in ganz Kleinhardstetten wachsen.«

Spätzchen nannte sie mich schon lange nicht mehr. Und von einem Haus mit Garten träumte sie vergeblich, wenn überhaupt.

Corinna fiel mir ein. Sie hätte schon vor einer Stunde zu Hause sein müssen. Ich lauschte durch die dünne Wand. Normalerweise lief bei ihr die ganze Zeit Musik. Ohne konnte sie nicht mal einschlafen, doch nicht der kleinste Ton drang jetzt an mein Ohr. Sie war noch gar nicht heimgekommen. Verärgert suchte ich in meiner Hosentasche nach meinem Handy. Verdammt – die konnte sich was anhören! Wo war das blöde Ding? Da erinnerte ich mich, dass ich es auf den Wohnzimmertisch gelegt hatte, bevor ich eingeschlafen war.

Nebenan saß meine Mutter vor dem Fernseher.

»Ich hole nur mein Handy«, sagte ich.

Sie deutete mit dem Kopf auf den Tisch. »Willst du dich nicht zu mir setzen? Es läuft grad CSI«, fragte sie und klopfte neben sich auf das Polster, ohne den Blick vom Fernseher zu lösen.

Ihre Sprache war klar. Gut. Sie hatte nicht getrunken. Einen Augenblick lang war ich versucht, mich neben sie zu setzen. Wie gern hätte ich ihr von der Angst um meine beste Freundin erzählt. Meine Mutter kannte Julia. Früher war sie häufig bei uns gewesen. Mutter hatte uns ins Schwimmbad mitgenommen oder war mit uns ins Kino oder in den Zoo gefahren. Es kam mir vor, als wäre seither eine Ewigkeit vergangen.

»Corinna ist nicht da«, sagte ich.

»Ja, ich weiß. Sie hat mir eine SMS geschrieben. Sie schläft bei einer Freundin.«

Immer noch starrte sie auf den Bildschirm, gebannt von dem Krimi, der dort lief. Ich schnappte mein Handy und ging wieder in mein Zimmer. Mir hatte Corinna keine Nachricht geschickt. Auch sonst hatte ich keine weiteren Mitteilungen bekommen – aber vermutlich waren im Fall von Julias Verschwinden keine Neuigkeiten vielleicht die bessere Nachricht.

Punkt sieben in der Früh wurde ich munter, als meine Mutter die Wohnung verließ. Sollte ich aufstehen? Ich lauschte auf die Stille und beschloss, noch ein wenig länger im Bett zu bleiben. Es kam selten vor, dass ich an einem Wochentag um diese Uhrzeit alleine zu Hause war. Nur eine halbe Stunde wollte ich mir gönnen. Ich schloss die Augen und irgendwie musste ich wieder eingeschlafen sein, denn das Klingeln meines Handys drang erst nach und nach in mein Bewusstsein.

Hör doch auf, du blödes Ding!, dachte ich und drehte mich auf die andere Seite. Tatsächlich. Der Klingelton erstarb und ich seufzte auf. Da läutete es erneut. Herrgott, warum konnte ich nicht mal ausschlafen, wenn ich krank war? Ich setzte mich auf. In dem Moment fiel mir Julia ein und ich war schlagartig wach.

Ich griff so hastig nach dem Telefon, dass ich die Lampe neben meinem Bett runterrakte. Gerade noch so konnte ich sie auffangen. Mit der zweiten Hand griff ich nach meinem Handy.

»Theresa?« Herrn Mechats Stimme drang an mein Ohr.

Sein Tonfall ließ alle Härchen auf meinen Armen aufstellen. »Ja?«

Es folgte Stille. Am liebsten hätte ich ihn angeschrien, doch endlich was zu sagen. Dann schaltete ich und ich konnte vor Aufregung kaum schlucken. »Ist Julia … hat man sie gefunden?«, brachte ich hervor.

Wieder sagte er nichts.

Irgendetwas muss passiert sein. Diese Erkenntnis traf mich wie ein Schlag in die Magengrube, noch bevor mich seine Worte erreichten.

»Man hat Julia gefunden, Theresa, sie ist tot.« Ich wollte mir die Ohren zuhalten, doch als gehörten sie nicht zu mir, hielten meine Finger das Handy weiterhin fest umklammert. Julias Vater sprach weiter, erklärte mir etwas von Unfall und Kopfverletzung, doch nichts davon drang richtig zu mir durch. Mein Gehirn weigerte sich, den Sinn zu erfassen. Vielleicht wäre dann alles nicht wahr. Die Stimme von Julias Vater drang wie durch Watte an meine Ohren oder als wäre Wasser hineingekommen, wie im Schwimmbad nach dem Tauchen.

Ich saß immer noch mit dem Hörer in der Hand auf meinem Bett, als mich die Türklingel aus meiner Erstarrung holte. Langsam stand ich auf. Meine Muskeln schmerzten schlimmer als bei jedem Muskelkater. Ich schleppte mich zur Tür. Ohne durch den Spion zu gucken, machte ich auf.

»Herr Mechat, was machen Sie denn hier?« Ich wunderte mich, weil mir meine eigene Stimme so fremd vorkam. »Sie waren doch eben noch am Telefon.«

Er nahm mich bei der Schulter und führte mich ins Wohnzimmer. Dort drückte er mich sanft auf die Couch und hockte sich vor mir auf den Boden.

»Theresa, es ist schon eine halbe Stunde her, dass ich dich angerufen habe.«

Ich sah ihn verwirrt an.

Da bemerkte ich die Arzttasche am Boden. Er öffnete sie und holte eine Stablampe heraus. Mit der leuchtete er mir in die Augen. Danach hörte er mich ab, maß meinen Blutdruck.

Ich ließ alles über mich ergehen, ohne eine einzige Frage zu stellen. Auf Fragen folgen Antworten – und ich wollte keine Antworten hören. Nichtwissen ist gnädig.

Als ich das nächste Mal bewusst die Umgebung um mich herum wahrnahm, saß ich bei den Mechats in der Küche, einen Teller dampfender Suppe vor mir.

Ich wollte eben ansetzen, um mich bei Julias Mutter zu bedanken und sie zu fragen, warum ich hier bei ihr in der Küche saß, als ich ihren Gesichtsausdruck bemerkte. Und da fiel mir alles wieder ein: der Anruf von Herrn Mechat, die Nachricht, dass Julia tot war. Julia, tot? Tot?

Ich spürte, wie Tränen über meine Wangen rollten. Ich sah sie in die Suppe tropfen. Fühlte, wie Frau Mechat ihre Hand auf meine legte, hörte Herrn Mechats verhaltenen Schluchzer. Es kam mir vor, als würde ich alles wie in einem Film sehen, der irgendwo gedämpft im Hintergrund spielte.

Ich wusste nicht, was ich sagen sollte. Julias Vater war trotz der Trauer um seine Tochter zu mir gekommen, hatte sich um mich gekümmert, hatte mich hergebracht.

Frau Mechat streichelte meine Hand und ich fragte mich, ob sie das bei Julia auch immer gemacht hatte. Sie wirkte gefasst. Nur ihre Augen zeigten die Qual, die sie durchlitt.

»Ich …«, begann ich und stockte.

»Du warst durcheinander. Ich konnte dich nicht alleine lassen«, sagte Herr Mechat bestimmt. Ich brachte gerade noch ein Danke heraus, dann wurde ich von einem Weinkrampf geschüttelt und ich glaubte, ich würde nie wieder mit dem Weinen aufhören können.

Irgendwann flossen keine Tränen mehr. Ich fühlte mich innerlich wund. Verletzt, als hätte man mir bei lebendigem Leib etwas rausgeschnitten. »Es tut so weh«, murmelte ich.

»Ja, ich weiß«, sagte Frau Mechat zu mir. »Ich weiß.«

Eine Weile saßen wir stumm um den Küchentisch. Die Suppe war längst kalt geworden. Fettaugen schwammen auf der Brühe. Von ihrem Anblick wurde mir übel. Ich schob den Teller weg.

Herr Mechat begann leise zu erzählen: »Die Sahlers gingen mit dem Hund spazieren und fanden Julia am Ortsende unter der Brücke. Es heißt, sie sei gestürzt und habe sich dabei eine tödliche Kopfverletzung zugezogen.« Er verbarg das Gesicht in seinen Händen.

Ich wollte das alles nicht wissen. Doch ich hörte weiter zu. War das nicht das Mindeste, was ich tun konnte?

Einzelne Worte hinterließen einen Widerhaken in meinem Bewusstsein, setzten sich fest. Unter der Brücke. Gestürzt. Und wenn sie gesprungen war?

Hatte ich meine Befürchtungen laut ausgesprochen oder hatte Julias Mutter meine Gedanken erraten? Denn Frau Mechat schüttelte den Kopf. »Nein. Niemals. Nicht Julia!«, sagte sie.

»Aber was hatte sie denn sonst dort gesucht?«, warf ich ein.

Ratlos sahen mich Julias Eltern an. Ich merkte, dass ihnen dieser Gedanke nicht gekommen war. An ihren Gesichtern konnte ich die Zweifel erkennen, die ich heraufbeschworen hatte. Nun war es zu spät. Ich wünschte, ich hätte meine Worte zurücknehmen können.

Julias Vater legte seinen Arm über die Schultern seiner Frau. »Was Theresa gesagt hat, stimmt. Die Brücke liegt nicht auf dem Heimweg – weder wenn sie mit dem Bus gefahren ist noch wenn sie zu Fuß gegangen wäre. Doch wenn ich eines weiß, dann das: Unsere Tochter hätte niemals auch nur mit dem Gedanken gespielt, Selbstmord zu begehen. Hörst du? Julia hat sich nicht umgebracht. Sie ist nicht gesprungen!«

Seine Worte taten mir gut. Nicht Julias Eltern zweifelten, sondern ich. Ich wünschte, ich hätte mir genauso sicher sein können wie sie. So wie Julia durch den Wind war, seit sie Melissas Leiche gefunden hatte – wäre es möglich gewesen, dass sie eine Kurzschlusshandlung begangen hatte? Vielleicht während so einer Angstattacke, die sie in letzter Zeit häufiger hatte. Sie hatte es heruntergespielt, aber mir konnte sie nichts vormachen. Ich hatte sehr wohl gemerkt, wie panisch sie gewesen war. Bei jedem fremden Geräusch war sie zusammengezuckt. Doch wovor hatte sie sich so gefürchtet?

Gleichzeitig weigerte sich alles in mir zu glauben, dass Julia ihrem Leben ein Ende setzen wollte. Und dass ich nichts davon geahnt hatte.

Ich werde es herausfinden, schwor ich mir. Auch wenn ich es nicht aussprach, gab ich mir und Julias Eltern ein Versprechen: Ich würde alles daransetzen, die Umstände um Julias Tod aufzuklären. Um zu verstehen, was in Julia in diesen letzten Stunden vorgegangen war, als ich nicht habe bei ihr sein können. Als ich sie wieder einmal allein gelassen hatte, als sie mich am nötigsten brauchte. Ich musste einfach herausfinden, was passiert war.

Julias Vater hatte mir angeboten, mich nach Hause zu bringen, doch ich hatte abgelehnt. Ich sagte, ich bräuchte ein wenig frische Luft und Bewegung, um einen klaren Kopf zu bekommen. Die Wahrheit konnte ich ihm nicht sagen. Ich wollte mir ansehen, wo Julia gefunden worden war. Was genau ich zu finden hoffte, wusste ich nicht, aber irgendwo musste ich anfangen.

Wenig später stand ich auf der alten Füßgängerbrücke, beugte mich über das Geländer und blickte hinunter. Wo Julia gelegen hatte, konnte man gar nicht übersehen. Rundherum war der Schnee zertrampelt, schwarz blitzte die Erde durch und dort, wo Julia aufgeschlagen war, hatte ihr Blut alles rot gefärbt. Unweigerlich kam mir Schneewittchen in den Sinn. Nur gab es hier kein Happy End. Julia würde nie mehr erwachen. Kein Prinz würde sie wachküssen.

Tränen brannten in meinen Augen. Julia war für immer aus meinem Leben verschwunden. Dabei hatte sie mich seit dem Kindergarten begleitet. Fast täglich waren wir zusammen gewesen, wurden von allen Zwillinge genannt, weil wir überall gemeinsam auftauchten, wir waren unzertrennlich gewesen.

Wir hatten uns alles anvertraut, unsere Geheimnisse und Sorgen. Wem, wenn nicht mir, hätte sie erzählt, wenn sie an Selbstmord gedacht hätte? Ich hätte es gemerkt. Ja, bestimmt. Ich war mir sicher, dass Julia sich nicht selbst umgebracht hat.

Mein Verstand schaltete sich ein. Wie hätte sie das hier auch tun sollen? Die Brücke war nicht hoch genug. Sie lag bloß drei Meter über dem Bachbett. Man konnte höchstens mit ein paar Knochenbrüchen rechnen. Würde sich also jemand mit Selbstmordabsichten ausgerechnet diesen Ort aussuchen? Kaum.

Und doch war Julia tot.

Schnee lag auf den Holzplanken, sie waren rutschig. Das Geländer reichte mir bis zur Hüfte. Sie konnte ausgerutscht sein. Ja, so musste es passiert sein. Sie war ausgerutscht, hinuntergefallen und hatte sich an einem der großen Steine den Kopf aufgeschlagen. Es war ein Unfall, ein blöder, blöder Unfall. Doch was hatte Julia mitten in der Nacht hier gewollt?

26. Januar 2012

Der Albtraum geht weiter. Ich habe die ganze Nacht kaum geschlafen. Mama macht sich Sorgen, das seh ich an der steilen Falte auf ihrer Stirn und daran, dass sie mir angeboten hat, heute von der Schule daheim zu bleiben. Am meisten macht ihr zu schaffen, dass ich nicht darüber reden will. Ich weiß, dass es mir helfen würde, wenn ich Worte für den Schrecken fände. Wenn ich diese Worte nicht nur finden, sondern auch aussprechen würde, nicht nur aufschreiben. Aber ich kann nicht. Zu viel Entsetzliches ist in meinen Gedanken, denn jetzt weiß ich, was mir an der Toten aufgefallen ist.

Sie trug Papas Handschuhe.

Es gibt keinen Zweifel, dass es seine waren, weil er die erst zu Weihnachten von mir bekommen hat. Ich habe sie ihm selbst gestrickt. Seit dem Sommer habe ich daran gesessen – und Melissa trug sie, als sie starb.

In der Nacht, als ich mich schlaflos herumgewälzt und immer wieder das Bild der toten Melissa vor mir gesehen habe, ist mir noch etwas eingefallen: Melissa mit Papa in seinem Auto. Ungefähr zwei Wochen muss das her sein. Sie saß neben ihm auf dem Beifahrersitz. Damals habe ich mir nicht viel dabei gedacht. Er könnte jede Menge Gründe dafür haben, jemanden in seinem Auto mitzunehmen. Doch jetzt erscheint alles in einem anderen Licht – denn warum trug Melissa am Tag ihres Todes ausgerechnet seine Handschuhe???

Ich bin vollkommen durcheinander. Und wenn ich mich irre? Vielleicht war es gar nicht Melissa, die ich mit Papa gesehen habe.

Von einem Tag auf den nächsten hat sich alles geändert. Ich weiß nicht mehr, was ich glauben soll. Ich kann doch nicht mit Verdächtigungen um mich werfen. Es würde alles schlim-

mer machen und die Wahrheit würde ich nie herausfinden, denn natürlich würde mir Papa all das ausreden, Mama wäre tief verletzt. Das, was ich brauche, sind Fakten. Beweise. Sosehr ich mir immer herbeigesehnt habe, endlich erwachsen zu sein, so sehr wünsche ich mir jetzt, ich wäre wieder fünf, als ich mir nur darum Gedanken machen musste, ob Theresa im Kindergarten lieber mit mir oder Sabine spielt.

Melissa spukt mir die ganze Zeit über im Kopf herum. Komisch, dass sie mir im letzten Jahr nie aufgefallen ist. Sie hat letzten Sommer ihren Schulabschluss gemacht. Seither habe ich sie nicht mehr gesehen – auch nicht im Grätzel. Nun, doch. Vor zwei Wochen, in Papas Auto.

Auf jeden Fall weiß ich, was ich am Nachmittag tun werde. Ich besuche Papa in der Praxis. Irgendein Vorwand fällt mir schon ein. Wenn Melissa eine Patientin war, muss es schließlich eine Krankenakte geben. Ich gebe zu, es ist kein ausgereifter Plan, aber irgendwo muss ich ja anfangen.

Kapitel 6

Ich hatte mich in mein Zimmer verzogen und saß an meinem Schreibtisch. Vor mir lag ein aufgeschlagener Block. Darauf hatte ich alles notiert, was ich über Julias Verschwinden und ihren Tod wusste. Auch Dinge, die ich nicht wichtig fand. Man konnte nie wissen, ob unbedeutende Kleinigkeiten sich später nicht als bedeutsam erwiesen.

Der Zettel war erst zur Hälfte vollgeschrieben. Nicht besonders viel. Ich notierte meine Eindrücke von der Brücke und betrachtete meine bisherigen Erkenntnisse.

Ich war mir mittlerweile sicher, dass Julia einen anderen Weg gewählt hätte, wenn sie sich hätte umbringen wollen. Immerhin war ihr Vater Arzt und es wäre wahrscheinlich ziemlich leicht für sie gewesen, an seinen Medikamentenschrank zu kommen. Sie hätte sich die Pulsadern aufgeschnitten – mit Erfolg, weil sie wusste, wie man das richtig anstellen musste. Aber niemals wäre sie von einer Brücke gesprungen, die gerade mal hoch genug war, um sich ein paar Knochenbrüche zu holen. Warum war sie überhaupt zu dieser Brücke gegangen, mitten in der Nacht? Wie war sie nach Kleinhardstetten gekommen, wenn nicht mit dem Bus? Zu Fuß? Unvorstellbar für mich. Sie hatte sich ja kaum alleine aus dem Haus getraut. Und da sollte sie im Finsteren, bei der Kälte, ohne Begleitung den ganzen Weg gegangen sein, in eine völlig falsche Richtung? Warum war Julia überhaupt im Grätzel? Sie wusste, dass ich nicht dabei sein konnte. Weil ihr die Decke auf den Kopf zu fallen drohte oder sie einfach nur Lust hatte, wieder auszugehen? Vielleicht wollte sie endlich wieder etwas ganz Normales tun und nicht über Melissa nachdenken.

Ich wusste, dass Julia sich verändert hatte, nachdem sie über diese Leiche gestolpert war. Im wahrsten Sinne des Wortes. Sie klagte über Schlaflosigkeit. Sie war ängstlich, zuckte grundlos zusammen, wenn jemand sie ansprach und sie aus ihren Gedanken riss.

Sie war immer schon eine Träumerin gewesen, doch in den letzten Wochen schien es, als wäre sie ständig mit den Gedanken woanders, abwesend. So als würde sie vor der Realität flüchten.

Ich hatte versucht, sie ins Hier und Jetzt zurückzuholen, hatte ihr gut zugeredet, sich mal wieder zu verabreden. Offenbar hatte sie meine guten Ratschläge beherzigt – und hatte es mit ihrem Leben bezahlt. Ich schluckte. Mein Magen krampfte sich schmerzhaft zusammen, sodass ich plötzlich keine Luft mehr bekam. Wütend, weil ich nicht schon wieder weinen wollte und weil Schuldgefühle mir bestimmt nicht weiterhelfen würden, mehr über Julias Tod zu erfahren, suchte ich in meinen Hosentaschen nach einem Taschentuch. Meine Fingerspitzen berührten Papier. Doch es war kein Taschentuch, das ich hervorzog, sondern die Visitenkarte, die ich von dem Polizisten bekommen hatte, als ich bei Julias Eltern gewesen war.

Ich starrte auf die Ziffern. Zwei Telefonnummern standen da. Die des Mannes und die der Beamtin. Wie von selbst griff ich zu meinem Handy und wählte die zweite Nummer, die auf der Karte stand. Sie war mir sympathischer gewesen. Hirn ausschalten, befahl ich mir, während ich darauf wartete, dass sich jemand meldete. Nur nicht nachdenken, sonst hätte ich gleich wieder aufgelegt.

»Zauner«, ertönte die Stimme der Polizistin. Ich räusperte mich, um Zeit zu gewinnen.

»Wer ist dran?«

»Theresa«, antwortete ich zaghaft.

»Theresa Kleistner? Die Freundin von Julia Mechat?«

»Ja«, antwortete ich. Mehr brachte ich nicht heraus.

»Ich wollte dir sagen, dass es mir sehr leid um deine Freundin tut.«

»Danke.«

»Kann ich irgendetwas für dich tun?«

Nein. Auch sie konnte mir Julia nicht wieder zurückbringen. Aber das sagte ich ihr nicht. Stattdessen fragte ich, was mit Julias Körper geschehen war.

»Nachdem sie abtransportiert wurde, meinst du?«

»Genau. Ich will wissen, wo sie jetzt ist.«

»Also, jetzt ist sie noch im Gerichtsmedizinischen Institut, wo sie obduziert wurde, um herauszubekommen, woran sie genau gestorben ist. Der Gerichtsmediziner ist fertig und ihre Leiche wurde freigegeben, damit sie beerdigt werden kann.«

»Und was hat der Gerichtsmediziner gefunden?«, wollte ich wissen. Irgendwie stellte sich bei mir das Gefühl ein, in einem komplett falschen Film zu sein. Ein Gefühl der Unwirklichkeit, als würden wir nicht über Julia, sondern über eine wildfremde Person sprechen. Anders hätte ich keinen Satz herausbekommen.

»Nun, wie es aussieht, war es definitiv ein Unfall. Sie hatte Abschürfungen an den Handflächen, die davon zeugen, dass sie sich festhalten wollte. Es war kein Selbstmord.«

Das wusste ich. Ich hatte es die ganze Zeit gewusst. Trotzdem tat es mir gut, es bestätigt zu bekommen.

»Und wenn es auch kein Unfall war?« Die Worte kamen aus meinem Mund, zu spät sie zurückzunehmen.

Die Beamtin seufzte. »Was meinst du damit?«

Ich atmete tief durch, denn mir war klar, dass ich möglicherweise einen Stein ins Rollen brachte. Wollte ich das überhaupt? Ja, dachte ich. Ja.

»Ich finde es seltsam, dass Julia bei dieser Brücke war. Sie liegt nicht auf ihrem Weg nach Hause, warum sollte sie also dorthin gegangen sein. Und das so spätabends? Vielleicht hat sie sich dort mit jemand getroffen, vielleicht hat sie wer dorthin gebracht. Vielleicht …«

Frau Zauner unterbrach mich. »Theresa, ich versteh ja, dass du durcheinander bist. Und ich verstehe, dass du Antworten suchst. Aber es *war* ein Unfall«, sagte sie mit Nachdruck. Ihre Stimme klang beschwörend, so als wolle sie mir nahelegen, die Sache auf sich beruhen zu lassen.

Während ich mich meist auf meinen Verstand verließ, war Julia ein Gefühlsmensch gewesen. Sie sah wen an und wusste sofort, ob sie den mochte oder nicht. Ich hingegen wog positive gegen negative Eigenschaften ab. Sie handelte spontan nach ihrem Bauchgefühl, ich überlegte zuerst, bevor ich mich für oder gegen etwas entschloss. Doch jetzt meldete sich auch in mir ein Bauchdrücken. Und es sagte mir, nein, es schrie mir zu, dass das hier kein simpler Unfall gewesen war. Und wenn, dann musste es einen Zeugen dafür geben. Oder einen Täter.

»Heißt das, Sie tun gar nichts mehr? Es interessiert außer mir niemanden, ob Julia vielleicht gestoßen wurde?«

Die Beamtin stieß hörbar die Luft aus. Merklich distanzierter als vorhin sagte sie: »Du sprichst gerade eine unglaubliche Beschuldigung aus. Ist dir das bewusst? Weißt du mehr, als du uns gesagt hast? Wenn dem so ist, dann solltest du schnurstracks zu mir aufs Revier kommen und mir alles erzählen.«

»Möglicherweise gibt es tatsächlich etwas, das Sie wissen sollten. Und weil ich nicht einschätzen kann, ob es wichtig ist, könnten Sie es sich nicht erst mal inoffiziell anhören und dann entscheiden, was Sie mit den Informationen anfangen?« Ich biss mir gespannt auf die Lippen.

Ich hörte sie durchs Telefon atmen. Ein Weile schwieg sie.

»Heute nach Dienstschluss, halb acht. Wo?«, sagte sie schließlich.

»Wir könnten uns im Grätzel treffen. Dort bin ich mit Julia immer hingegangen.«

»Soll mir recht sein. Dorthin wollte ich eh schon oft, aber in meinem Alter ist man da ja eher fehl am Platz. Mit dir als Begleitung hab ich eine tolle Ausrede. Also, dann bis später?«

»Ja, bis später.« Ich legte auf und fühlte mich gleich ein wenig besser.

Ich sah auf die Uhr. Halb fünf. Ein wenig Zeit blieb mir noch. Ich wollte nicht unvorbereitet zu meinem Gespräch mit Frau Zauner gehen.

Dass Corinna zu Hause war, merkte ich erst, als sie in meiner Tür stand. Sie wusste, dass ich es hasste, wenn sie einfach so in mein Zimmer platzte. »Kann ich reinkommen? Ich habe geklopft, aber du hast mich nicht gehört«, sagte sie. »Ich hab das von Julia erfahren.«

Mir war klar, dass die Nachricht von Julias Tod schnell die Runde machen würde. Wahrscheinlich gab es in ganz Kleinhardstetten keinen anderen Gesprächsstoff.

Meine Schwester legte ihre Arme um mich und lehnte ihren Kopf auf mein Haar. »Es tut mir so leid. Ich mochte sie echt gern.«

Ja, Julia hatte Corinna ebenfalls gern gehabt. Manchmal war ich fast eifersüchtig gewesen, weil sie zu Corinna einen besseren Draht gehabt hatte als ich. Weil meine Schwester mehr auf Julia gehört hatte als auf mich.

»Vom wem hast du es erfahren?«, fragte ich. »Und was genau?«, setzte ich nach. Ich wollte keinesfalls, dass Corinna irgendwelche blöden Gerüchte glaubte.

»In der Schule reden sie von nichts anderem. Unser Stufenleiter hat es uns schon in der Früh gesagt. Er meinte, ihre Leiche wurde bei der Brücke gefunden. Manche in meiner Stufe denken, sie sei gesprungen, aber ich hab denen gleich gesagt, dass sie das nicht getan hätte. Das stimmt doch, oder?«

Meinen Kopf an ihren Bauch gedrückt, murmelte ich: »Ja, das stimmt. Julia hatte einen Unfall, heißt es.«

»Kann ich heute bei dir schlafen?«, fragte Corinna. Ich blickte sie verwundert an. Ich sah die Bitte in ihren Augen – und noch etwas anderes. Sie hatte Angst.

»Okay. Aber ich muss noch mal weg. Spätestens um zehn bin ich wieder da.«

»Wohin gehst du? Kann ich nicht mit?«

Woher kam plötzlich dieses Klammern? »Nein, kannst du nicht. Erstens wird es zu spät für dich und zweitens treffe ich mich mit einer Polizistin, die mir hoffentlich ein paar Fragen zu Julias Tod beantworten kann.«

Corinna löste ihre Arme von mir und trat einen Schritt zurück. »Erzählst du mir nachher davon?«

»Klar. Und jetzt solltest du noch deine Hausaufgaben machen.«

Ohne zu murren, verließ Corinna mein Zimmer. Ich konnte mir vorstellen, was in ihr vorging. Ich fühlte mich mindestens genauso miserabel. Vermutlich sah ich aus wie ein enormer Riesenhaufen Elend. Corinna war eigentlich jemand, der Dinge schnell verdrängte, weil es einfacher war, als sich ernsthaft mit etwas auseinanderzusetzen. Aber nun war ihr bewusst geworden, dass der Tod nicht nur Greise und Kranke traf. Schlimme Dinge passierten eben nicht immer nur den anderen. Wie oft hatten wir darüber gestritten? Wie oft hatte ich versucht, sie vor zu viel Leichtsinn zu warnen – und wie oft hatte sie meine Warnungen in den Wind geschlagen und mich ausgelacht? Doch jetzt hatte sie gemerkt, dass unsere Jugend uns nicht automatisch vor dem Tod, vor Verletzungen schützte. Klar, dass ihr das Angst einjagte. Ich hoffte, ihre Nachdenklichkeit würde noch eine Weile anhalten.

Um halb sieben überlegte ich, was ich anziehen sollte. Ich war fast aufgeregter als bei meinem ersten Date. Hoffentlich würde dieses Treffen nicht in einem ähnlichen Desaster enden wie damals. Mike wurde er von allen genannt, weil das cooler klang als Michael. Er fragte mich in der Mittagspause, ob wir uns abends im Kino treffen wollten. Ich war dreizehn und ziemlich unbedarft, was Jungs anging. Julia redete mir zu. Sie meinte, mit Mike auszugehen, wäre wie ein Lottosechser. Alle Mädchen hätten einiges dafür gegeben, mit ihm ins Kino zu gehen. Mir gefiel er nicht mal besonders, aber ich wollte vor den anderen nicht blöd dastehen. Also sagte ich zu. Der Film hatte noch nicht mal angefangen, da grapschte er mir schon unters T-Shirt. Ich fragte ihn, was das soll. So hatte ich es mir echt nicht vorgestellt. Da sagte er, er dachte, ich sei leicht zu haben, wo doch meine Mutter ein Flittchen wäre. Ich scheuerte ihm eine. Gebührt hätten ihm eigentlich zwei Ohrfeigen. Eine fürs Anfassen und die andere für seinen Spruch. Erst später schnallte ich, dass er nicht mal gelogen hatte. Meine Mutter hatte tatsächlich einen schlechten Ruf. Seit damals hielt ich mich mehr oder weniger von Jungs fern. Ich wollte ihnen keinen Gesprächsstoff liefern. Dafür sorgte schon meine Mutter mit ihren ständig wechselnden Männerbekanntschaften. Und deshalb reagierte ich auch so allergisch auf Corinnas Freizügigkeiten.

Gerade als ich loswollte, schloss meine Mutter die Wohnungstür auf und wuchtete zwei übervolle Einkaufstüten in die Diele.

»Hilf mir mal«, stöhnte sie.

Ich sah auf die Uhr. Es war bereits nach sieben. Ich würde zu spät kommen. Dennoch nahm ich ihr eine der Papiertüten ab, trug sie in die Küche und begann, sie auszuräumen.

»Ich müsste eigentlich schon weg sein«, sagte ich, während ich die Margarine in den Kühlschrank stellte.

»Du gehst aus?« Meine Mutter hob fragend die Brauen. Sie war es nicht gewohnt, dass ich abends, noch dazu an einem Wochentag, wegging.

Mehrere Antworten lagen mir auf der Zunge. »Ich bin fast volljährig, das geht dich nichts an«, oder »Seit wann interessierst du dich dafür, was ich mache?«, oder auch »Kümmere dich lieber um dich selbst oder wenigstens um Corinna. Damit hast du genug zu tun.« Doch keine sprach ich aus. Stattdessen sagte ich: »Julia ist tot, Mama. Sie haben sie unter der Brücke gefunden. Ich treffe mich gleich mit einer Polizistin.«

Meine Stimme klang belegt, aber ich konnte mir einreden, dass es an der Erkältung lag. Mit großen Augen starrte mich meine Mutter an, als könne sie nicht begreifen, was ich ihr gerade erzählt hatte. »Oh mein Gott! Ich hatte ja keine Ahnung!«

Sie machte Anstalten, mich in den Arm zu nehmen. Mit einer Drehung wandte ich mich zum Tisch und holte Äpfel aus der Tasche.

»Geh nur«, murmelte sie. Ich legte die Früchte in den Obstkorb, entsorgte die Plastikverpackung und wandte mich zur Tür. Mein Blick streifte meine Mutter, die soeben eine Stange Salami in den Kühlschrank räumte und mir nun den Rücken zugedreht hatte. Ich war mir sicher, dass sie sich verstohlen über ihre Augen wischte. Und in diesem Moment liebte ich sie, fast so sehr wie früher.

Natürlich kam ich zu spät. Frau Zauner saß schon an einem Tisch, eine Cola vor sich. Das Glas war bereits zur Hälfte leer. Ihr Blick war auf die Tür geheftet, sodass sie jeden Neuankömmling sofort sah. Wahrscheinlich gewöhnte man sich als Polizist an, sich einen Platz auszusuchen, bei dem man den ganzen Raum überschauen konnte. Selbst wenn man dienstfrei hatte.

Ich wollte schon zu einer Entschuldigung ansetzen, doch sie winkte ab. »Ist okay. Ich habe mich in der Zwischenzeit ein wenig umgeschaut. Hier ist also der Jugendtreff schlechthin.«

»Ja. Hier, im Einkaufszentrum oder im Jour Fix, aber dort waren wir so gut wie nie.« Julia und ich hatten das Jour Fix gemieden, weil sich dort die kaputten Typen trafen. Es hieß, man bekäme dort alles: Heroin, Hasch, Tabletten. Mit der Szene dort hatten wir nichts am Hut.

Frau Zauner nickte. »Das beruhigt mich. Vom Jour Fix hört man nichts Gutes.«

»Warum unternehmen Sie dann nichts dagegen?« Augenblicklich tat es mir leid, dass ich sie so unvermittelt anfuhr. Aber ich vermutete schon länger, dass Corinna sich im Jour Fix herumtrieb, auch wenn sie es mir gegenüber geleugnet hatte, als ich sie letztens darauf ansprach. Es wäre die Sache der Polizei gewesen, dafür zu sorgen, dass Teenies wie meine Schwester ungefährdet in ein Lokal gehen konnten, ohne dass man Angst um sie haben musste.

Frau Zauner blinzelte. »Wer sagt denn, dass wir nichts tun?«

Ich war froh, als der Kellner auftauchte. Er erkannte mich, lächelte und meinte: »Einen grünen Tee und ein Aspirin?«

Wider Willen erwiderte ich sein Lächeln. »Nein, diesmal nicht.« Ich hatte in den letzten Tagen so viel Tee getrunken, dass ich das Gefühl hatte, er käme mir bei den Ohren wieder raus, wenn ich noch mehr davon trinken würde. »Ich nehme ebenfalls eine Cola, bitte.«

Die Polizistin wartete, bis der Kellner mein Getränk gebracht und sich wieder entfernt hatte. Dann fragte sie: »Also, Theresa. Warum sind wir hier?«

Um ein wenig Zeit zu schinden, nippte ich an meiner Cola. Außerdem hatte ich das Gefühl, mein Hals wäre so trocken, dass ich kein einziges Wort herausbringen würde. Ich stellte das Glas ab und sah sie an. »Ich weiß nicht, wo ich beginnen soll«, sagte ich.

»Am Anfang. Ich habe Zeit.«

---

27. Januar 2012

Ich habe das Gefühl, die Welt, wie ich sie kenne, stürzt um mich herum ein. Der Fund von Melissas Leiche war nur ein Vorbeben im Vergleich zu dem, was ich gestern erfahren habe. Es war nicht schwierig, unbemerkt an die Patientenakten zu gelangen. Alice, die Sprechstundenhilfe, hatte ein Date mit irgendeinem Schnösel. Ich habe Papa schon früher ein paar Mal ausgeholfen und kenne mich mit dem Ablauf aus. Alice sprach von nichts anderem als von ihrer Verabredung. Also sagte ich zu ihr, sie könne ruhig gehen, ich würde die Stellung halten. Natürlich fragte sie meinen Vater, ob das in Ordnung sei, aber weil nur mehr zwei Patienten im Wartezimmer saßen, hatte er nichts dagegen.

Ich gab Melissas Namen in den Computer ein. Sie war tatsächlich eine Patientin. Eigentlich keine große Sache. Was mich stutzig machte, waren die Daten. Als Kind war Melissa häufiger bei Papa gewesen. Sie hatte Ohrenentzündungen, Windpocken und einmal einen gebrochenen Arm gehabt. Am 18. November 2002 war sie wegen eines hartnäckigen Hustens in Behandlung gewesen, danach klaffte eine Lücke. Erst vor drei Wochen war sie erneut in die Praxis gekommen. In ihrer Akte fand ich eine Adressänderung. Ihre Eltern hatten sich wohl in ihrem neuen Wohnort einen anderen Arzt gesucht.

Und jetzt beginnt es, schräg zu werden. Obwohl Melissa bei ihrem Besuch ihre Adresse bestätigt hatte, entschloss sie sich, meinen Vater zu konsultieren, anstatt zu dem Arzt an ihrem Wohnort zu gehen. Warum? Noch überraschender fand ich die Diagnose: Gravidität. Melissa war in der zehnten Woche schwanger gewesen.

Danach kam sie noch zweimal in die Praxis. Einmal vor etwa zwei Wochen und das zweite Mal am Tag ihres Todes. Beide Male hatte mein Vater bloß »Beratungsgespräch« in seinen Aufzeichnungen vermerkt.

Wenn ich mit irgendjemand darüber reden könnte! Ich weiß nicht mehr, was ich denken soll. Mit aller Macht versuche ich, meine Gedanken in andere Bahnen zu lenken, doch sie kreisen ständig um Melissa und ihr Baby. Warum waren sie und Papa zusammen unterwegs? Wäre es nicht logischer, zu dem Arzt im Heimatort zu gehen? Waren ihre Besuche in der Praxis meines Vater etwa bloß ein Vorwand, um ihn zu sehen? Hatte er eine Affäre? Das wäre schließlich nicht das erste Mal. Aber mit einer Patientin, die bloß zwei Jahre älter war als ich? Weiß Mama davon? War etwa Papa auch der Vater von Melissas Baby?

Ich möchte meinen Vater hassen, doch nicht einmal dafür reichen die Antworten, die ich bisher gefunden habe. Eigentlich habe ich nämlich jetzt noch mehr Fragen als vorher.

Kapitel 7

Sie müssen verstehen, wie Julia war. Wie sie sich verändert hat.« Die Beamtin nickte mir zu, ermunterte mich zum Weitersprechen. Ich dachte daran, dass ich Corinna versprochen hatte, um zehn zu Hause zu sein. Entweder musste ich den Schnellmodus einschalten und einiges auslassen oder ich würde Corinna gegenüber mein Wort brechen. Ich entschied mich für die erste Variante.

»Vorher hat sie mich immer überallhin mitgeschleift. Sie war die Aktive, die mir in den Hintern trat. Nachdem sie Melissas Leiche gefunden hatte, war sie nicht mehr dieselbe.«

»Ja, das kann ich mir vorstellen. So ein Erlebnis kann einen ziemlich aus der Bahn werfen. Das ist nichts Ungewöhnliches.«

»Das war es nicht. Dafür hatte ich Verständnis. Aber sie sprach kaum mit mir. Verstehen Sie, ich war ihre beste Freundin. Es war so untypisch für Julia. Sie war eine Quatschtante. Sie musste alles belabern, auch wenn es schon längst nichts mehr zu bereden gab. Irgendetwas machte ihr zu schaffen, da bin ich mir ganz sicher. Irgendetwas nagte an ihr und nicht mal mir wollte sie davon erzählen.«

Frau Zauner beugte sich vor, um einen Schluck zu trinken. »Was meinst du, was das gewesen sein konnte?«

»Julia hatte Angstzustände«, fuhr ich unbeirrt fort, ohne auf ihre Frage einzugehen. »Sie traute sich kaum mehr außer Haus, als würde sie überall Gespenster sehen. Ich habe lange darüber nachgedacht, ob ich Ihnen davon erzählen soll. Aber ich komme alleine nicht weiter. Warum sollte Julia, wo sie in letzter Zeit Panik davor hatte, alleine das Haus zu verlassen, ausgerechnet um diese Uhrzeit zu dieser Brücke gehen, die nicht einmal auf ihrem Heimweg liegt?«

Frau Zauner legte den Kopf schief. »Du hast recht, das klingt, angesichts dessen, was du mir über Julia erzählt hast, tatsächlich unlogisch.«

Ich nickte. »Eben. Deshalb glaube ich, dass jemand bei ihr war. Dieser Jemand hat sie begleitet. Ich will niemand beschuldigen, sie gestoßen zu haben. Doch ich bin davon überzeugt, dass es einen Zeugen gibt, der genau weiß, was dort passiert ist, und der vielleicht Licht ins Dunkel bringen könnte. Werden denn Unfälle nicht auch untersucht?«

Frau Zauner nickte. »Ja, aber nur, wenn es Ungereimtheiten gibt. Hier scheint die Sachlage klar. Also raus mit der Sprache: Wer ist dieser Jemand? Du kannst mir nicht erzählen, dass du keinen Namen hast.«

Ich schluckte. Wenn ich es aussprach, konnte ich es nicht mehr zurücknehmen. Auch wenn Frau Zauner nicht offiziell als Polizistin vor mir saß, war sie nicht meine Freundin. Sie suchte meinen Blick und hielt ihn fest, als könne sie die Antwort auf ihre Frage in meinen Augen lesen.

Leise antwortete ich: »Leon Thalmayer.«

Die Polizistin lehnte sich zurück und verschränkte die Arme vor der Brust. »So? Und wie kommst du ausgerechnet auf ihn? War er Julias Freund?«

Ich schüttelte den Kopf und plötzlich sprudelten die Worte aus mir heraus. »Leon hat uns verfolgt. Nein, Julia hat er verfolgt. Immer tauchte er dort auf, wo Julia war. Im Grätzel sowieso, aber auch im Einkaufszentrum. Gingen wir ins Kino, saß er schon drin. Es war kein Zufall, dass Julia ausgerechnet auf ihn stieß, nachdem sie panisch vor der toten Melissa geflüchtet war. Sie hat mir davon erzählt, wie fürsorglich er ihr gegenüber gewesen war. Ich weiß, dass er auf sie steht... stand. Er glaubt, ich hätte es nicht bemerkt, dass er Julia auf Schritt und Tritt beobachtet, aber das habe ich. Sogar drauf angesprochen hab ich ihn, aber er hat natürlich alles geleugnet.«

Ich dachte schon, Frau Zauner würde mich auslachen, doch sie blieb ernst und fragte: »Dieser Leon ist also ein Stalker?«

War er einer? Ich hatte ihn so genannt, aber ich hatte keine Ahnung, ob man das so offiziell sagen konnte.

»Wenn das, was ich Ihnen gerade erzählt habe, ausreicht, um ihn so zu bezeichnen, dann ja. Er hat uns nie bedrängt. Julia ist sich nicht mal verfolgt vorgekommen. Sie meinte, es sei klar, dass man sich in unserem Kaff ständig über den Weg läuft.«

»Aber du bist dir sicher, dass das keine Zufälle waren? Stalking ist ein Verbrechen, kein Kavaliersdelikt«, betonte die Polizistin.

»Ja, es war wirklich auffällig. Auch wenn er uns nie direkt angesprochen hat, klebte er wie ein Schatten an Julias Fersen. Es war echt unheimlich. Nur Julia kam sich nicht gestalkt vor. Es war ihr gar nicht bewusst, ich verstehe echt nicht, dass sie das nicht gemerkt hat! Und dann war sie auch noch so nett zu ihm, einmal hat sie ihn sogar hier im Grätzel an unseren Tisch eingeladen!« Ich schnaubte vor Wut. »Über diesen Typen kann ich mich jetzt noch aufregen. Ich meine ... was, wenn Leon Julia an dem Abend verfolgt und sie ihm eine Abfuhr erteilt hat? Wenn sie gestritten haben und sie ist deshalb auf dieser Brücke ausgerutscht und gestürzt?« Und ganz leise setzte ich hinzu: »Ich behaupte ja nicht, dass er sie gestoßen hat.«

Eine ganze Weile sagte Frau Zauner nichts. Dann meinte sie: »Gut. Ich werde mit diesem Leon reden. Inoffiziell, so wie mit dir. Vielleicht war er ja tatsächlich in ihrer Nähe und er hat an diesem Abend etwas oder jemanden gesehen.«

»Danke, Frau Zauner«, brachte ich hervor. »Sie werden doch keine Schwierigkeiten bekommen, oder?«

Sie seufzte und zuckte mit den Achseln. »Sei's drum. Man wird mir schon nicht den Kopf abreißen.«

Ich mochte Karin Zauner. Sie war bereit, sich für mich ins Zeug zu legen, nur weil ich dieses Bauchgefühl hatte. »Warum tun Sie das für mich?«, fragte ich. Noch nie hatte jemand für mich etwas so Uneigennütziges gemacht – mit Ausnahme von Julia.

»Tja, wahrscheinlich, weil mir deine Freundschaft zu Julia imponiert. Ich weiß, dass du nicht lockerlassen würdest.«

Frau Zauner hatte mich nach Hause gebracht, sodass ich pünktlich war. Corinna lag in meinem Bett und hörte Musik, als ich ins Zimmer kam.

Sofort drehte sie den MP3-Player ab. »Und?«

»Diese Polizistin ist total nett. Sie meinte, auch wenn es keine offiziellen Ermittlungen gibt, sie würde sich trotzdem mit ein paar Leuten unterhalten.«

»Ich dachte nicht, dass eine Polizistin so ...«, sie suchte nach dem richtigen Wort, »... cool reagieren würde.«

Ja, ich auch nicht. Aber ich war froh, dass ich mit ihr gesprochen hatte. Es war ein Schritt in die richtige Richtung, ich fühlte es.

Zwei Tage lang wartete ich. Nicht mal im Unterricht schaltete ich mein Handy ab, aus Sorge, ich könne Karin Zauners Anruf verpassen. Ich beobachtete Leon, der sich nicht anders verhielt als sonst. Hin und wieder schaute er zu mir rüber. Oder auf den leeren Platz neben mir. Aber das taten auch die anderen aus meinem Jahrgang. Sie gafften und tuschelten, doch die wenigsten trauten sich, mich auf Julia anzusprechen. Ich konnte sie verstehen. Immerhin war Julia nun das zweite Mädchen, das tot aufgefunden wurde. Bei manchen bemerkte ich gerötete Augen. Wenigstens war ich nicht die Einzige, die um sie trauerte. Die Reaktionen der meisten hingegen kränkten mich einerseits. Ein Zeichen, einen Satz, egal was, das gezeigt hätte, dass Julias Tod ihnen nicht gleichgültig war, hätte ich schon erwartet. Andererseits war ich auch froh darüber, dass ich in Ruhe gelassen wurde. Ich hätte ohnehin nicht gewusst, wie ich auf ihr Mitleid reagieren sollte.

Ein paar Tage später hatte ich ernsthafte Zweifel, ob Frau Zauner Wort halten würde. Wahrscheinlich hatte sie bloß gesagt, dass sie mit Leon reden würde, um mich zu beruhigen. Doch da hatte sie sich geschnitten. Ich wollte mich nicht beruhigen. Meine Freundin war tot. Und irgendetwas stimmte nicht mit der Geschichte.

Mittwochabend klingelte endlich mein Handy. Karin Zauner. Mein Herz klopfte mir bis zum Hals.

»Haben Sie mit Leon gesprochen?«, war meine erste Frage.

»Ja und ich muss dich enttäuschen, Theresa. Er sagt, er sei an dem besagten Abend schon vor Julia gegangen, dafür gibt es übrigens Zeugen. Danach war er alleine zu Hause und sah fern.«

»Behauptet er.«

»Nichts deutet darauf hin, dass er lügt. Im Gegenteil, er wirkte auf mich ehrlich erschüttert. Wusstest du, dass er einen Motorradunfall hatte? Sein Bein ist immer noch nicht ganz in Ordnung. Ehrlich gesagt, glaub ich nicht, dass er den ganzen Weg zu Fuß bis zur Brücke und von dort wieder zurückgegangen ist. Nicht mit seiner Verletzung.«

»Dann ist er mit dem Auto gefahren«, beharrte ich. Gut, zugegeben, ich hatte Leon noch nie in einem Auto gesehen, ich wusste noch nicht mal, ob er einen Führerschein hatte, aber das hieß nicht, dass er kein Fahrzeug besaß.

»Theresa, es ist kein Auto auf ihn zugelassen«, sagte Karin. Ich hörte ihrer Stimme an, dass sie die Sache mit Leon abgehakt hatte.

»Dann hat er sich vielleicht eins ausgeliehen. Von seinen Eltern, von Freunden, was weiß ich.«

Unwillig wischte ich Tränen von den Wangen. Ich fühlte mich hilflos. Hilflos, wütend und vor allem enttäuscht. Ich hatte auf Karin gezählt! Und was hatte ich nun davon? Sie hatte mich im Stich gelassen. Es war ja nicht so, dass dieses Gefühl neu für mich gewesen wäre – aber weh tat es dennoch.

Später im Bett wälzte ich mich lange hin und her. Meine Vernunftstimme sagte mir, ich solle es auf sich beruhen lassen. Ich hatte bereits getan, was ich konnte, und nichts, was ich noch unternahm, würde mir Julia wiederbringen.

Doch dann war da das kleine boshafte Stimmchen, das mich anstachelte und meinte, ich könne nicht aufgeben, weil es ein wenig schwierig wurde. Ich sei es Julia schuldig, die Wahrheit herauszufinden. Auf die Polizei, auf Karin Zauner konnte ich nicht zählen. Also war es an der Zeit, selbst richtig aktiv zu werden. Gleich morgen.

---

28. Januar 2012

Ich könnte kotzen. Samstagsfrühstück im Kreise der Familie. So tun, als ob alles normal wäre, obwohl ich genau weiß, dass nichts normal ist. Ich hasse die aufgesetzte Freundlichkeit, die meine Eltern zur Schau tragen.

Gestern Abend waren Theresa und ich im Grätzel. Sie meinte, ich müsse mal raus, auf andere Gedanken kommen. Ich kam mir vor wie auf dem Präsentierteller. Alle wollten Details wissen, als ob ich ihnen von einem Gruselschocker erzählen würde, den ich im Kino gesehen habe. Doch es war kein Film, sondern Realität! Leon war auch da. Seit er mir bei der Sache mit Melissa beigestanden ist, grüßt er mich, lächelt und ein paar Worte hat er mit mir am Schulhof auch gewechselt.

Tessa hat es gut gemeint, aber die erhoffte Ablenkung blieb aus. Ich konnte die ganze Zeit nur daran denken, was ich über Melissa herausgefunden hatte. Tessa hat sich Sorgen gemacht, weil ich mit meinen Gedanken mal wieder den ganzen Abend woanders war. Und dann, aus heiterem Himmel, ohne Vorwarnung, hatte ich das Gefühl, ich bekäme keine Luft mehr. Alles um mich wurde verschwommen und undeutlich, mir wurde schwarz vor Augen

Das Nächste, woran ich mich erinnere, ist, dass ich draußen auf der Straße stand. Tessa hielt meine Jacke in einer Hand, mit der anderen rüttelte sie an meinem Arm. Sie wollte wissen, was mit mir los war. Ich blinzelte, um die Benommenheit abzuschütteln. Sie dachte, ich würde gleich umkippen. War wahrscheinlich doch ein wenig zu früh, um auszugehen, sagte ich zu ihr. In Wirklichkeit war ich mir sicher: Das war eine ausgereifte Panikattacke.

Sie rief Mama an. Gott sei Dank erzählte sie ihr nichts von meinem Zusammenbruch. Mama hätte sich nur wieder unnötig Sorgen gemacht und die Ursache ganz woanders gesucht. Dabei kenne ich den Grund für meinen plötzlichen Angstzustand. Und genau das ist mein Problem.

Kapitel 8

Über Nacht entwickelte ich einen Plan. Stundenlang lag ich wach, ich war mir nicht sicher, ob ich überhaupt ein Auge zubekommen hatte. Morgens überlegte ich, ob ich die dunklen Ringe unter den Augen überschminken sollte, doch mit den Schatten unter den Augen würde ich die richtige Wirkung aus Mitleid und Sorge erzielen – genau die Mischung, die ich für mein Vorhaben benötigte.

Das Frühstück schlang ich hinunter und war noch vor meiner Mutter außer Haus. Corinna hatte erst zur zweiten Stunde und schlief noch, als ich ging. Das konnte mir nur recht sein. Sie hätte nur Fragen gestellt, die ich nicht beantworten wollte.

Bevor ich die Tür hinter mir zuwarf, rief mir meine Mutter nach: »Ich komme heute Abend erst spät nach Hause.«

Aha! Und? Wollte sie sich jetzt schon unter der Woche zulaufen lassen? Die alte, vernünftige Theresa hätte umgedreht und nachgefragt. Sie hätte sich Sorgen gemacht, was am nächsten Tag wäre, wenn Mutter nicht zur Arbeit erscheinen würde. Sie hätte versucht, Mutter davon abzubringen. Es reichten schon die Eskapaden am Wochenende, doch die alte Theresa war irgendwo gut versteckt in mir. Deshalb zog ich einfach die Wohnungstür hinter mir zu. Ich hatte andere Sorgen, als mich auch noch um meine Mutter zu kümmern.

Auch wenn ich eine halbe Stunde zu früh dran war, standen bereits einige Jugendliche vor dem Gymnasium. Ich erkannte zwei aus der Stufe unter uns und einige viel jüngere Schüler, die hinter den Sträuchern kichernd Zigaretten rauchten. So was von unauffällig!

Unschlüssig stand ich vor dem Aufgang des Gebäudes, steckte meine Hände tief in die Jackentasche und wartete. Hoffentlich ließ er sich nicht zu lange Zeit.

Immer mehr Schüler kamen an, in Gruppen oder alleine, zu Fuß oder in Scharen mit dem Schulbus. Ich starrte stur in die Richtung, aus der Leon kommen würde. Und wenn er nicht auftauchte? Er musste einfach kommen. Mir wurde klar, dass ich so gut wie nichts über ihn wusste – aber das würde ich ändern.

Als ich schon das Gefühl hatte, mir würden Eiszapfen aus meinen Nasenlöchern wachsen, sah ich Leons hochgewachsene, schlaksige Gestalt. Diesmal war das Humpeln kaum zu sehen und ich überlegte, ob es daran lag, dass Leon ausgeruht war. Er hatte eine angenehme Nacht verbracht, im Gegensatz zu mir. Schon deshalb hasste ich ihn.

Komm schon, motivierte ich mich. Tu es!

Ich machte einen Schritt auf ihn zu und bemerkte seinen überraschten Gesichtsausdruck.

»Theresa, was willst du? Mich wieder beschimpfen?« Seine Stimme klang halb so abweisend wie die Worte, die er sagte. Ich fühlte, wie ich rot wurde, und ärgerte mich über mich selbst. Schließlich hatte ich ihm nichts getan, nur die Wahrheit gesagt. Ich setzte ein zaghaftes Lächeln auf und hoffte, dass es nicht zu gespielt wirkte. Zuerst musste ich sein Vertrauen gewinnen, sah mein Plan vor.

»Nun, also – eigentlich wollte ich mich bei dir entschuldigen«, stieß ich hervor.

Leon hob die Brauen und ich hatte das Gefühl, seine Augen würden mich auslachen, während er sonst keine Miene verzog. »Schon gut«, sagte er und schickte sich an weiterzugehen. Ich lief ihm nach und gesellte mich an seine Seite, was mir erneut einen überraschten Blick von ihm einbrachte.

»Nein, ehrlich, es tut mir leid. Es ist nur so, dass Julia und ich …«

»Ja, die Zwillinge. Ich kann mir vorstellen, dass du durch den Wind bist. Noch einmal: Ist schon okay – und wenn du wieder das Bedürfnis hast, jemanden zu beschimpfen oder anzuschreien, dann wende dich vertrauensvoll an mich. Ich halte das aus.«

Ich versuchte, mit ihm Schritt zu halten. Trotz seiner Beinverletzung war er schneller als ich.

Wenn mir nicht bald etwas einfiel, wäre die Gelegenheit vorbei. »Warte«, rief ich, weil er mir schon wieder einen halben Meter voraus war.

Er blieb stehen und drehte sich zu mir um. »Ehrlich, ich habe dir alles gesagt, was ich weiß. Ich würde dir wirklich gerne helfen. Also, wenn du wen zum Reden brauchst …«

»Nein, also … vielleicht ein anderes Mal …« In dem Moment hörte ich die Glocke schrillen, die den Unterricht einläutete. »Mist! Sorry, hab den Müller in der ersten Stunde, muss los. Bis später, ja?« Ich sprintete los und drehte mich noch mal zu Leon um, der nur stumm die Hand hob.

Super! Ich musste noch zum Spind, meine Jacke einschließen und Bücher holen, und bis ich mit den Schulsachen im Klassenraum war, wäre der Müller schon da.

Ich hatte Glück. Ich flitzte gerade mit meinen Büchern durch die Klassentür, als mein Englischlehrer schnaufend die letzte Stufe zum ersten Stock, wo unser Klassenzimmer lag, erklomm.

»Good morning!«, dröhnte er gleich darauf mit sonorer Stimme. Viel mehr bekam ich von seiner Stunde nicht mit, weil ich mir darüber den Kopf zerbrach, wie ich Leon möglichst unauffällig dazu bekam, mit mir heute Nachmittag nach der Schule ins Grätzel zu gehen.

Ich überstand nach Müllers Englisch noch Geschichte, zwei Stunden Sport, bei denen ich auf der Bank saß und Menstruationsbeschwerden vortäuschte, und Biologie. Wenigstens war die letzte Stunde interessant und lenkte mich ein wenig ab, weil Steinmengers Unterricht immer total lässig ist.

Danach hatten wir Mittagspause. Schon mit Julia hatte ich die Mittagspausen nicht im Schulgebäude verbracht, die Cafeteria war grauenhaft – wenig Auswahl, ungesund und viel zu teuer. Stattdessen gingen wir meist in den nächsten Supermarkt und kauften uns was. Manchmal, wenn wir zwei Stunden freihatten, gingen wir zu Julia nach Hause. Ihre Mutter hatte dann immer etwas vorbereitet, was man aufwärmen konnte. Hin und wieder kochte ich für uns – wenigstens da hatte ich Julia gegenüber einen Vorteil. Sie konnte nämlich nicht mal die einfachsten Sachen zubereiten, ich schon. Tja, das hatte ich meiner völlig instabilen Mutter zu verdanken, die häufig zu besoffen war, um meine Schwester und mich zu versorgen, und daher musste ich was Essbares zaubern, wenn wir nicht verhungern wollten. Keine Medaille ohne zwei Seiten.

Ich würde nie wieder mit Julia zum Supermarkt gehen. Ich würde auch nie mehr bei den Mechats kochen. Hilflos lehnte ich mich an die Mauer des Schulgebäudes und versuchte, die Tränen runterzuschlucken. Nicht hier auf dem Schulhof heulen, vor allen anderen! Schon jetzt hatte ich den Eindruck, dass Claudia, die Obertusse und ihre Freundinnen, immer wieder zu mir rübersahen und über mich tuschelten. Doch ich hatte keine Kraft mehr, sollten sie doch denken, was sie wollten.

Da spürte ich, wie jemand mich leicht am Arm berührte. Ich wischte mir mit meinem Jackenärmel mein Gesicht ab und sah aus verquollenen Augen, dass Leon neben mir stand. Wortlos hielt er mir eine Packung Taschentücher hin.

»Danke«, sagte ich und meinte es ehrlich. Ich nahm ein Taschentuch aus der Verpackung und wollte ihm den Rest zurückgeben, doch er wehrte ab. »Behalt sie ruhig! Mein Angebot steht noch.« Ich sah ihn fragend an. Welches Angebot?

»Falls du wen zum Reden brauchst…«, beantwortete er mir meine unausgesprochene Frage.

Ich putzte mir meine Nase. »Schon okay. Ich komme klar.« Leon zuckte mit den Schultern. Dann ließ er mich stehen, während ich ihm nachsah, bis er aus meinem Blickfeld verschwand.

Ich ärgerte mich. Erreicht hatte ich gar nichts, außer dass alle mich beim Heulen gesehen hatten und ich Leon dankbar für die Taschentücher sein musste. Ausgerechnet ihm. Eigentlich ist er ganz nett, wagte ein ganz kleiner Teil meines Gehirns zuzugeben. Diesen Gedanken schob ich sofort ganz weit von mir. Das ist *Leon*. Der vielleicht sogar etwas mit Julias Tod zu tun hat! Grimmig warf ich die Taschentücher in den nächsten Mülleimer und ging ins Schulgebäude zurück. Um mich von meinem Vorhaben abzuhalten, bedurfte es mehr als ein paar Taschentücher. Leon, mach dich schon mal auf was gefasst!

Ausgerechnet die Taschentücher waren mein Vorwand, Leon nach der Schule im Grätzel anzusprechen. Ungefragt setzte ich mich an seinen Tisch und legte eine neue Packung vor ihn hin. Erst da sah er von seinem Buch auf. »Das wäre nicht notwendig gewesen.«

»Doch. Für mich schon. Ich mache nicht gern Schulden, auch wenn es bloß Taschentücher sind.« Ich deutete auf das Buch. »Was liest du da?« Leon seufzte. Er sah so aus, als wolle er sich lieber wieder in seine Lektüre vertiefen, anstatt mit mir zu reden. Tja, Pech gehabt, so schnell würde er mich jetzt nicht mehr loswerden. Nach meinen missratenen Versuchen am Vormittag musste ich mich jetzt ranhalten.

»Du liest viel, nicht wahr?«, fragte ich weiter, ohne seine Antwort auf meine erste Frage abzuwarten. Innerlich schüttelte ich mich. Wenn ich mir selbst zuhörte, klang ich wie eine nervige, aufdringliche… wie Claudia halt klingt, wenn sie sich an einen Jungen ranmacht. Aber wenn's sein musste, dann würde ich diese Rolle spielen. Hauptsache, ich drang irgendwie zu Leon durch.

»Ja, am liebsten Krimis und Thriller. Dan Brown, Mo Hayder, Stieg Larsson, Simon Beckett…«, sagte er und drehte das Buch in meine Richtung, damit ich das Cover sehen konnte.

»Ich seh mir Krimis lieber an. CSI ist meine Lieblingssendung.«

Irgendein gescheiter Mensch hatte mal gesagt, wenn man seine Feinde nicht besiegen kann, solle man sich mit ihnen verbünden. Genau das würde ich tun. Ich würde mich mit Leon anfreunden. Irgendwann würde er mir vertrauen und dann würde ich erfahren, was ich von ihm wissen wollte. Den schalen Geschmack, der sich in meinem Mund auszubreiten drohte, spülte ich mit der Cola weg, die ich für mich und für Leon als Dankeschön für die Taschentücher bestellt hatte.

Ich gab mir einen Ruck, mit der Smalltalkmasche würde ich nicht weit kommen. Leon hatte mir ja angeboten, dass wir reden könnten. Gut, dann würden wir eben reden.

»Dir ist Julias Tod auch nicht egal, oder? Ich hatte den Eindruck, du magst sie«, fing ich an. Leon stellte sein Glas auf den Tisch und sah mich an. Mir fiel auf, dass er bernsteinfarbene Sprenkel in den ansonsten fast haselnussbraunen Augen hatte.

»Natürlich lässt mich ihr Tod nicht kalt und ja, sie war eine Freundin. Nicht so, wie du vielleicht denkst. Es ist… ich glaube, der Tod Melissas hat uns irgendwie miteinander verbunden.«

»Wie kam es überhaupt dazu, dass du gerade am Fundort warst? Ist doch ein riesengroßer Zufall gewesen.«

Leon seufzte. »Wahrscheinlich glaubst du mir eh nicht. Aber es war wirklich Zufall. Mein Bein tat weh. Da hilft Bewegung am besten, also ging ich raus, die Felder entlang. Es schneite wie verrückt, sodass man kaum was sehen konnte. Plötzlich rennt mich Julia fast um.« Leons Blick war nach innen gerichtet, als würde er alles noch einmal erleben.

»Sie war total aufgelöst. Ich musste sie erst mal beruhigen, damit ich überhaupt verstand, was los war. Ich habe dann die Polizei und später ihre Mutter angerufen. Weil sie sich nicht traute, noch einmal zu der Leiche zurückzugehen, um den Beamten den genauen Fundort zu zeigen, hab ich sie begleitet und danach hab ich auf Frau Mechat gewartet, weil ich Julia doch nicht mit zwei Fremden allein lassen konnte.«

Leon, der Ritter auf dem weißen Ross, dass ich nicht lachte! Ich nahm ihm die Geschichte nicht ab. Zumindest nicht, dass er *zufällig* dort gewesen war.

»Und seitdem wart ihr so was wie Freunde«, beendete ich seine Erzählung.

»Ja. So ein Erlebnis schweißt einen zusammen.«

»Dann hat sie dir vielleicht auch von ihren Ängsten erzählt? Davon, dass sie sich beobachtet fühlte?«

Beobachtet von dir, fügte ich in Gedanken hinzu.

Leon nickte. »Dass sie Angst hatte, das hat man ihr ja angemerkt. Nur wovor, wollte sie nicht sagen.« Leon nahm einen Schluck von seiner Cola und sah mich an. »Du hast mir vorgeworfen, dass ich Julia verfolgt hätte. Das stimmt nicht. Nicht so. Ich habe nur auf sie aufgepasst. Man weiß ja nie. Und ich fühlte mich irgendwie verantwortlich für sie, seit… na ja, du weißt schon.«

Ich hatte also recht gehabt! Auch wenn er mir weismachen wollte, dass er gute Gründe dafür hatte. Pah! Als ob das was ändern würde!

»Aber es hat nichts geholfen, nicht wahr? Sie ist trotzdem tot«, sagte ich.

Leons Stimme klang belegt, als er sagte. »Ja. Sie ist tot. Und das werde ich mir nie verzeihen.«

1. Februar 2012

In den letzten Tagen habe ich mich mit einigen Leuten unterhalten, die Melissa kannten. Ich fand, das sei der beste Weg, etwas über sie herauszufinden. Dafür bin ich extra mit der Bahn nach Tiezen zu Melissa nach Hause gefahren, obwohl es eine große Überwindung für mich war. Es fällt mir seit dem Tag schwer, Dinge allein zu tun. Was wäre, wenn ich wieder eine Angstattacke hätte? Wenn dann niemand da ist, der mich beruhigt, so wie Tessa?

Bei Melissas Eltern gab ich mich als ehemalige Schulkameradin aus, was ja nicht mal gelogen war. Ich sah mir alte Fotoalben an, trank Kaffee und schwindelte den beiden vor, ich hätte Melissa in Kleinhardstetten zufällig beim Arzt getroffen. Nun hätte ich von ihrem Tod erfahren und wollte persönlich mein Beileid aussprechen. Die beiden sahen sich überrascht an. Frau Schikol fragte: »Aber warum sollte Melissa nach Kleinhardstetten zum Arzt fahren? Wir haben doch hier in Tiezen einen. Zu dem ist sie ja sonst auch immer gegangen.« Sie hatten also keine Ahnung davon, dass Melissa bei meinem Vater gewesen war. Das bestätigte mein schlechtes Gefühl, was Melissa und meinen Vater anging, noch mehr. Genau die gleiche Frage habe ich mir auch schon gestellt. Aber weil ich darauf keine Antwort weiß, murmelte ich was von »persönlicher Sympathie« und dass Melissa wohl ihre Gründe dafür gehabt hatte.

Ich bin mir sicher, dass es ihnen guttat, über Melissa zu sprechen, und trotzdem kam ich mir so schäbig vor wie noch nie in meinem Leben. Die Schikols erzählten mir, Melissa sei eine Musterschülerin gewesen, es hätte keine großen Probleme mit ihr gegeben. Sie beschrieben ihre Tochter als sehr ernst. Auf meine Frage, ob sie denn einen Freund gehabt hätte, guckten sich die beiden an und zuckten nur ratlos die Schultern.

Dann meinte Frau Schikol, Melissa sei in der Hinsicht eher zurückhaltend gewesen, hätte nie jemanden erwähnt. Wenn sie nicht mal von einem Freund wussten, hatte Melissa ihnen auch bestimmt nicht von ihrer Schwangerschaft erzählt. Ich fand es furchtbar traurig, dass die beiden erst von der Polizei davon erfahren mussten. Andererseits wunderte es mich nicht. Sie machten auf mich einen echt spießigen Eindruck. Bestimmt hatten sie von ihrer Tochter verlangt, als Jungfrau in die Ehe zu gehen. Sogar auf den Fotos sah Melissa wie eine Nonne in Zivil aus.

Immerhin konnten sie mir mit den Namen von Melissas wenigen Freundinnen weiterhelfen, die ich nach den Schikols besuchte.

Auch in der Schule fragte ich herum, weil ich mir nicht vorstellen konnte, dass keiner sie näher gekannt hat. Doch überall hieß es, Melissa sei eine kleine graue Maus gewesen, die sich nur für die Schule und für die Kirche interessierte, bei der sie ehrenamtlich gearbeitet hatte. Melissa, eine Heilige? Wohl eher ein gefallener Engel!

Gestern Nachmittag erzählte mir Mama, dass die Ermittlungen eingestellt werden, nachdem der Gerichtsmediziner als Todesursache »Erfrieren« festgestellt hat. Melissa hatte ihr Handy dabei. Sie hätte jederzeit Hilfe rufen können, doch das hatte sie nicht getan. Es gab auch sonst keine Anzeichen für eine Verletzung, die sie daran gehindert hätte, vom eiskalten Boden aufzustehen, keine Krankheit, die der Arzt feststellen konnte. Jetzt, wenn ich mir ihr Bild heraufbeschwöre, fällt mir auf, dass sie dagelegen war, als schliefe sie. Als hätte sie sich einfach in den Schnee gelegt wie in ein Bett – nur dass sie aus ihrem Schlaf nie wieder erwacht war.

Ein Unfall war es nicht, so viel steht fest. Im Grunde hat sie sich und ihr ungeborenes Kind getötet – so viel zu ihrer religiösen Haltung.

Gestern Abend sprach ich Papa auf Melissa an. Vorsichtig, versteht sich. Ehrlich, er zeigte nicht mal den Anflug eines schlechten Gewissens, als er meinte, er könne mit mir grundsätzlich nicht über seine Patienten sprechen. Also hab ich was Neues über meinen Vater erfahren: Er ist ein richtig guter Schauspieler! Später hörte ich, wie er zu meiner Mutter sagte, er sei erleichtert, dass ich nun anfing, über Melissa zu reden, das sei der erste Schritt, mein Trauma zu verarbeiten. Er klang etwas besorgt, aber auch ehrlich erleichtert. Wann hat er gelernt, sich so zu verstellen? Oder ist sein ganzes Leben mit Mama und mir eine einzige Lüge gewesen?

Ja, ich habe ein Trauma. Nicht, weil ich über eine Leiche gestolpert bin. Auch nicht, weil die Tote ein Mädchen war, das ich kannte – sondern, weil ich jemand viel Wichtigeren verloren habe: meinen Vater, dem ich vertraut hatte, bis er meine Mutter betrog. Eine Zeit lang, nach dem großen Streit zwischen ihm und meiner Mutter, sah es so aus, als wäre alles wie früher. Hatte er es wieder getan? War er ein Ehebrecher? Hatte sich Melissa seinetwegen das Leben genommen?

Wie gut ich plötzlich Tessa verstehe, die nicht mal den Namen ihres Vaters weiß. Und ich frage mich, ob sie es nicht sogar besser erwischt hat. Wenn man etwas nicht kennt, hat man auch keine Ahnung, was man versäumt. Ich fühle eine große Leere in mir. Egal wie die Sache ausgeht, es wird nie mehr wie früher sein, bevor ich Melissa mit Papa gesehen, ehe ich seine Handschuhe entdeckt habe.

Kapitel 9

Nie hätte ich es für möglich gehalten, aber man konnte sich mit Leon richtig unterhalten. Nicht dass er mir deshalb gleich sympathisch wurde, aber das machte es für mich einfacher. Es ging mir ja darum, ihm näherzukommen, und das würde ich nur schaffen, wenn wir gemeinsame Gesprächsthemen fanden. Eines dieser Themen war Julia. Auch wenn ich ihm nicht jedes Wort glaubte, in einem log er nicht: Er hatte Julia wirklich gern gehabt und er hatte Schuldgefühle, weil er ihren Tod nicht verhindern konnte.

Schuldgefühle waren noch eine Gemeinsamkeit.

»Ich mache mir auch Vorwürfe, dass ich an dem Abend nicht bei Julia war. Sie würde sonst noch leben.«

Leon legte zaghaft seine Hand auf meine. Ich zog sie nicht weg. »Du kannst nichts dafür. Schließlich warst du krank.«

Ich sah zur Decke hinauf und blinzelte ein paar Mal, um die aufsteigenden Tränen zu unterdrücken. Ich konnte doch nicht schon wieder vor ihm heulen. »Ich weiß. Aber das macht die Sache trotzdem nicht wieder gut.«

Leon schob die Packung mit den Taschentüchern, die ich ihm vorhin gegeben hatte, zu mir rüber. »Hier. Ich glaub, du brauchst sie eher als ich.«

Ich öffnete die Packung und schnäuzte mich. Ich würde mich nicht schon wieder bei Leon bedanken. Obwohl, wenn ich ehrlich war, hatte es mir gutgetan, mit ihm über Julia zu reden. Nur würde er das genauso wenig von mir hören wie ein Dankeschön.

Die Zeit im Grätzel verging wie im Flug. Irgendwann schaute

ich auf meine Armbanduhr und stellte verblüfft fest, dass es schon nach fünf war. Ich raffte meine Sachen zusammen. »Tut mir leid, ich muss los«, rief ich Leon zu, während ich bereits unterwegs zur Theke war, um unsere Getränke zu bezahlen.

Ich beschloss, den Bus zu nehmen, um schneller daheim zu sein. Mutter hatte gesagt, bei ihr würde es später werden, also wollte ich da sein, wenn Corinna heimkam. Vielleicht konnten wir gemeinsam kochen. Außerdem hatte sie, soweit ich wusste, noch für eine Mathearbeit zu lernen. Da konnte es nicht schaden, wenn wir den Stoff gemeinsam durchgingen. Mathe lag ihr leider gar nicht, aber wenn ich ihr Nachhilfe gab, standen die Chancen gut, dass sie wenigstens keine Fünf schreiben würde.

Schon auf dem Weg zur Bushaltestelle hatte ich das Gefühl, beobachtet zu werden. Verdammt, wenn das Leon war, konnte er etwas erleben! Doch sosehr ich mich bemühte, ihn irgendwo hinter einem Baum zu entdecken, er war nicht da. Bloß zwei ältere Damen aus Kleinhardstetten. »Guten Tag«, murmelte ich und stellte mich ein Stück weiter weg, damit sie erst gar nicht auf die Idee kamen, mich anzusprechen. Doch sie waren ohnehin in ihr Gespräch vertieft. In meinem Nacken stellten sich plötzlich die Härchen auf. Am liebsten wäre ich weggelaufen. Was war bloß los mit mir? Ich war doch sonst nicht ängstlich. Hör auf dein Gefühl, hätte Julia jetzt gesagt. So unauffällig ich konnte, sah ich mich um.

Da! Hinter einem geparkten Auto auf der anderen Straßenseite stand ein Mann, der mich regelrecht anstarrte. Ich blickte schnell weg und dann gleich wieder hin. Da hob er die Hand, als wolle er mich begrüßen. Vielleicht kannte ich ihn. Würde er mir sonst zuwinken? Doch sein Gesicht war unmöglich zu erkennen. Ein Schal war mehrmals um seinen Hals gewickelt und verdeckte alles, bis auf seine Augen. Dann hob er etwas hoch. Eine Kamera? Das war bestimmt keiner, den ich kannte! Schnell wandte ich mich ab, schaute demonstrativ in die andere Richtung und hoffte, dass der Bus endlich käme. Was für ein Kerl war das denn gewesen, fragte ich mich, als ich endlich im Bus saß. Und was wollte er von mir? Als der Bus anfuhr, drehte ich mich noch einmal nach dem Unbekannten um, doch er war weg. Mann, vielleicht hatte das Fieber der letzten Tage meinem Hirn nicht gutgetan und ich sah Dinge, die nicht da waren. Vielleicht waren die Ereignisse in den letzten Tagen ein bisschen zu viel für mich gewesen. Jetzt litt ich auch noch unter Verfolgungswahn. Sehr bedenklich, Theresa! Doch sosehr ich mich bemühte, mich wieder zu beruhigen, das mulmige Gefühl in der Bauchgegend blieb. Wie ich es drehte und wendete, sosehr ich mir einreden wollte, dass ich einem Irrtum aufgesessen war – der Mann war da gewesen. Ich hatte ihn gesehen. Einen Feigling, der sich nicht einmal getraut hatte, mir sein Gesicht zu zeigen.

Noch bevor ich die Wohnungstür aufschloss, hörte ich von drinnen bereits laute Musik, Gelächter und Stimmengemurmel. Verdammt, Corinna!

In der Diele stapelten sich mehrere Paare Schuhe, die definitiv weder mir noch meiner Schwester gehörten. Jacken lagen am Boden, Schals und Handschuhe überall verstreut. Ich gab mir nicht einmal Mühe, leise zu sein, bei dem Lärm bekam sowieso niemand mein Heimkommen mit.

Ein paar Sekunden lang betrachtete ich das Treiben vor mir. Mindestens zehn Jugendliche lümmelten in unserem Wohnzimmer herum, ein Pärchen lag auf dem Sofa, meine Schwester – oder einer ihrer »Gäste« – hatte die Chips gefunden, die meine Mutter eingekauft hatte. Brösel bedeckten den Teppichboden, ein paar Leute tanzten und rieben die Krümel schön hinein. Was mich am meisten zornig machte, waren die zwei leeren Weinflaschen, die auf dem Tisch standen. Herrgott, die hatten noch vor Kurzem mit Bauklötzen gespielt! Die meisten kannte ich sogar und keiner von ihnen war älter als 14!

Ich schaute mich nach Corinna um, doch sie war nicht hier. Sollte ich zuerst diesem Trubel ein Ende bereiten oder doch lieber meine Schwester suchen? Ich entschloss, mich erst um Corinna zu kümmern. Mühsam bahnte ich mir den Weg zu ihrem Zimmer. Normalerweise klopfte ich an, doch jetzt war ich zu wütend dafür. Ich riss die Tür auf und hätte sie am liebsten gleich wieder zugeknallt. Stattdessen nahm ich die Vase mit den Nelken, die auf der Kommode neben der Tür stand, und schüttete das Wasser über die zwei Gestalten, die halb nackt im Bett lagen.

Der Junge, wieder dieser Timo, fuhr hoch, als hätte ich ihm einen Stromschlag verpasst. Als er mich erkannte, sparte er sich jeden Protest.

»Wenn ich dich noch einmal hier sehe, nehme ich das nächste Mal nicht nur Wasser«, sagte ich betont langsam. Er nickte, raffte seine Kleidung zusammen und verschwand aus dem Zimmer.

Ich drehte mich um, ohne meine Schwester noch eines Blickes zu würdigen. Im Wohnzimmer schaltete ich die Anlage aus und erntete dafür missmutiges Gemurmel, doch das war mir egal. »Leute, auf Nimmerwiedersehen. Die Party ist zu Ende.«

Langsam trollten sie sich, einer nach dem anderen. Ich wartete mit verschränkten Armen in der Tür, bis alle die Wohnung verlassen hatten. Dann sah ich mir das Chaos an. Keinen Finger würde ich rühren, nahm ich mir vor. Um ja nicht in Versuchung zu geraten, hinter Corinnas Gästen aufzuräumen, setzte ich mich demonstrativ auf die Couch und schaltete den Fernseher an. Ich wartete darauf, dass Corinna aus ihrem Zimmer kam.

Es dauerte nicht lange. Sie stellte sich zwischen den Fernseher und mich. »Okay, es war falsch, meine Leute einzuladen.«

Ohne ihr eine Antwort zu geben, rutschte ich ein Stück zur Seite, um an ihr vorbei auf den Bildschirm zu sehen. Die Sendung interessierte mich nicht mal, aber ich war so dermaßen wütend auf sie, dass mir die Worte fehlten. Außerdem wollte ich sie eine Weile schmoren lassen.

Sie trat erneut in mein Blickfeld. Innerlich musste ich lächeln. Corinna hasste es, übergangen zu werden. Äußerlich bemühte ich mich, möglichst unbeteiligt zu bleiben, und rutschte einfach noch ein wenig zur Seite.

»Gut! Dann sprich halt nicht mit mir. Ist auch egal. Ich sagte schon, dass es mir leidtut.« Sie ging zum Tisch und begann, die Gläser abzuräumen. Ich verschränkte die Hände hinter meinem Kopf.

Zweimal kam Corinna an mir vorbei und trug benutztes Geschirr in die Küche. Ich hörte, wie sie die Gläser im Geschirrspüler verstaute. Als sie das dritte Mal im Wohnzimmer auftauchte, sagte sie: »Aber das mit Timo, das tut mir nicht leid!« Ihr typischer Trotz kam durch.

Ich richtete mich auf. Obwohl ich kein Wort mit ihr reden wollte, konnte ich mich nicht länger zurückhalten. »Weißt du, wie mich das hier enttäuscht? Julia war auch deine Freundin, zumindest hast du das gesagt – und was machst du? Du feierst eine Party! Macht man das so, wenn man um jemand trauert? Abgesehen davon: Ich dachte, das mit Timo hätten wir geklärt. Du bist noch zu jung für Sex. Mensch, fällt es dir wirklich so schwer zu warten? Oder fällt es ihm schwer? Liegt es daran, dass er dich bedrängt?«

Sie starrte mich mit großen runden Augen an und schüttelte den Kopf. »Du verstehst das nicht. Nichts verstehst du!«

Sie ließ mich allein, um kurz darauf mit dem Staubsauger wiederzukommen. Während das Gerät brummte und Corinna gewissenhafter als gewöhnlich sämtliche Chipsbrösel vom Teppich saugte, dachte ich die ganze Zeit darüber nach, was genau ich angeblich nicht verstand. Dass sie unerlaubt ihre Freunde eingeladen hatte? Es war ja nicht so, dass wir niemand mit nach Hause bringen durften – aber gleich ein ganzes Rudel Mitschüler? Doch darum ging es mir nicht einmal. Mir ging es um die leeren Weinflaschen und um diesen Timo. Plötzlich bekam ich einen Riesenkloß im Magen. Vielleicht verstand ich Corinna wirklich nicht – in vielen Dingen war sie anders als ich. Konnte ich ihr meinen Weg aufzwingen? Aber ich sah doch, wo sie hinsteuerte. Meine Mutter, ein schwangerer Teenager. Melissa, ebenfalls schwanger und tot – und da sollte ich nicht auf sie aufpassen dürfen?

Das Staubsaugergeräusch erstarb. Ich stand auf und ging zu meiner Schwester. Legte ihr meine Hände auf die Schultern, doch sie schüttelte sie ab. »Manchmal glaube ich, du bist schon alt geboren worden. Musst du immer alles verderben? Alles, was Spaß macht?« Sie fing an zu weinen.

Ich ergriff ihre Oberarme und drehte sie zu mir um. »Corinna, sieh mich an!«

Sie schniefte, sah aber dann mit mascaraunterlaufenen Augen auf.

»Für diesen ›Spaß‹, wie du es nennst, bist du einfach noch nicht alt genug. Ich habe die Weinflaschen gesehen. Scheiße, Corinna, sieh dir unsere Mutter an! Willst du unbedingt in ihre Fußstapfen treten? Und Timo: Warum kann er nicht warten, bis ihr euch besser kennengelernt habt? Was ist, wenn du mit ihm schläfst und zwei Wochen später macht er Schluss mit dir? Wenn er zwar deine große Liebe ist, aber du nicht seine? Oder du verliebst dich in jemand anderen. Abgesehen davon – was ist, wenn du schwanger wirst? Sex zu haben, ist eben nicht nur einfach ›Spaß‹.«

Corinna seufzte. »Vom Wein hab ich nichts getrunken, ehrlich. Ich wusste nicht mal, dass ihn jemand mitgebracht hatte. Und was Timo angeht, ich bin doch nicht blöd. Es gibt Verhütungsmittel. Manchmal denk ich, du lebst auf dem Mond. Nur weil du eine alte Jungfer bist, heißt das nicht, dass ich auch eine werden muss.«

Das hatte gesessen. Ich ließ Corinna los. »Und du tust so, als würdest du morgen nicht mehr erleben! Du. Hast. Noch. Zeit!«

Ihr Blick, den sie mir zuwarf, war voller Zweifel. Plötzlich verstand ich alles.

---

4. Februar 2012

Gestern ist was Komisches passiert. Ich hatte den Eindruck, jemand beobachtet mich. Aber sooft ich mich auch umdrehte, da war niemand. Vielleicht hat Theresa doch recht damit, wenn sie sagt, Leon verfolgt mich. Aber das kann ich nicht glauben. Warum sollte er das tun? Seit ich Melissas Leiche gefunden habe und er mir zur Seite stand, reden wir hin und wieder miteinander. Ich weiß sicher mehr über ihn als andere. Leon hat mir anvertraut, dass er bei dem Unfall damals fast gestorben wäre. Es hat ihn ein ganzes Schuljahr gekostet, sich wieder aufzurappeln, aber er hat überlebt. Sein Bruder nicht. Es muss furchtbar sein, jemanden zu verlieren, den man liebt. Auf jeden Fall meinte er, seine Wohnung, um die wir ihn alle total beneiden, habe seinem Bruder gehört und er sei nur eingezogen, weil er dort das Gefühl hat, seinem Bruder näher zu sein. Ich habe ihn gefragt, ob der Unfall ihn stark verändert hat. Solch ein Erlebnis geht ja nicht spurlos an einem vorbei – so wie Melissas Tod auch an mir Spuren hinterlässt – und er sagte, früher wäre er ganz anders gewesen. Das stimmt. Ich kann mich erinnern, dass er ein ziemlicher Checker war, aber da kannte ich ihn noch nicht so gut, er wirkte so überheblich. Heute ist er weder ein Checker noch überheblich.

Wie werde ich mich verändern? Werde ich vielleicht paranoid nach der Sache mit Melissa? Hat der Wandel schon eingesetzt? Das will ich nicht und ich werde dagegen ankämpfen. Ich will nicht überall Gespenster sehen. Bestimmt habe ich mir nur eingebildet, beobachtet worden zu sein.

Ich habe inzwischen mit weiteren Leuten gesprochen, die mit Melissa zu tun hatten. Tessa war dabei, nachdem ich sie bekniet hatte, mich zu begleiten. Sie meint, ich soll mich wegen Melissa nicht fertigmachen, aber sie weiß ja nicht, warum ich all diese Nachforschungen anstelle. Doch ich bring einfach nicht den Mut auf. Sie hat sich beschwert, dass ich kaum mehr mit ihr rede. Daran kann ich nichts ändern, nicht mal ihr zuliebe. Denn dann müsste ich ihr alles erzählen. Auch von der Affäre meines Vaters vor zwei Jahren. Und wie soll ich ihr erklären, dass ich ihr damals nichts davon gesagt hab? Dabei habe ich es auch mehr geahnt als gewusst. Ich merkte, dass Mama heimlich weinte, mir fiel auf, dass mein Vater ziemlich häufig unterwegs war. Meine Eltern sprachen kaum miteinander und wenn, dann so übertrieben höflich, dass selbst ein Idiot gemerkt hätte, dass zwischen den beiden was nicht stimmt. Schließlich habe ich die beiden dann eines Nachts belauscht, als Mama meinem Vater sagte, sie halte das nicht mehr länger aus. Er solle sich endlich entscheiden. Für oder gegen uns. Ich habe mich wieder in mein Zimmer geschlichen und die halbe Nacht geheult. Aber Theresa habe ich hinterher nur erzählt, meine Eltern hätten Zoff miteinander. Alles, was ich zu der Zeit erlebte, war nichts im Vergleich zu ihren eigenen Problemen. Selbst wenn mein Vater tatsächlich ausgezogen wäre – ich hätte immer noch Mama gehabt, während Tessa sich auf ihre wieder einmal nicht verlassen *konnte. Nicht nur das, sie musste sich außerdem auch noch um Corinna kümmern. Ziemlich viel Verantwortung für eine damals Fünfzehnjährige.*

Und weil sie nichts von der Affäre meines Vater damals weiß, wäre es schwierig, ihr klarzumachen, dass mein Vater kein Held ist. Sie hat ihn auf ein Podest gestellt, wahrscheinlich weil sie keinen Vater hat. Sie würde nicht glauben, dass er was mit Melissa hatte. Nicht wenn sie von der Vorgeschichte nichts weiß.

Ein paar Lehrer, von denen ich wusste, dass Melissa bei ihnen ihre Abschlussarbeiten geschrieben hat, habe ich auch nach ihr gefragt. Schließlich verbringt man in der Vorbereitungszeit viel Zeit miteinander, es hätte sein können, dass einem etwas aufgefallen ist. Ich erwartete, dass sie mich komisch ansehen oder mir sagen würden, ich solle mich um meinen Kram kümmern. Ich war aber echt erstaunt, dass alle Lehrer Verständnis für mein Interesse an Melissa zeigten. Sie hofften wohl auch, ich versuche, mein Trauma zu bewältigen, indem ich mich damit beschäftige. Und ausgerechnet von Steinmenger, dem coolsten unserer Lehrer, bekam ich den Rat, ich müsse die Sache auf sich beruhen lassen und mein Leben weiterleben. Er bot mir ein längeres Gespräch an, wenn ich nicht mehr klarkäme. Schließlich ist er Vertrauenslehrer. Vielleicht sollte ich das wirklich machen. Vertrauenslehrer dürfen doch niemandem etwas weitersagen, oder? Ist das, als würde man bei einem Priester die Beichte ablegen? Blöd, danach habe ich vergessen zu fragen, aber egal, wenn ich ihn das nächste Mal sehe, kann ich das nachholen.

Jedenfalls erfuhr ich von der ehemaligen Franzelehrerin von Melissa den Namen von Melissas bester Freundin, die in Graz studiert. Es war nicht schwer, Tanjas Telefonnummer herauszufinden. Tanja gab zu, dass Melissa zwei Seiten hatte. Neben der braven, strebsamen Schülerin, von der alle meinten, sie könne kein Wässerchen trüben, gab es noch eine andere Seite an ihr. Melissa habe einen Freund gehabt – und zwar ausgerechnet Leon. Wer hätte das gedacht! Warum hat er mir das nicht längst erzählt? Obwohl, ich verstehe sogar, dass er nichts gesagt hat. Zuerst muss er total geschockt gewesen sein – und außerdem kannten wir uns kaum. Und später dachte er wohl, es würde komisch wirken, dass er nicht gleich was gesagt hat. Kommt mir bekannt vor. Da geht es ihm wie mir mit Theresa.

Wie auch immer, jedenfalls war Tanja sicher, dass Melissa Leon den Laufpass gegeben hatte – und zwar kurz nach seinem Unfall, weil sie sich in jemand anderen verliebt hatte. Diese Beziehung dürfte ziemlich ernst gewesen sein, doch Melissa hatte sich bedeckt gehalten. Tanja vermutete, er sei verheiratet gewesen, weil Melissa so ein Geheimnis um ihn machte.

Ich fragte, wann sie das letzte Mal mit Melissa gesprochen hätte, und sie meinte, etwa zwei, drei Wochen vor ihrem Tod. Melissa hat sie angerufen und ihr von ihrer Schwangerschaft erzählt. Sie wusste nicht, was sie tun sollte, und hatte wohl niemand anderen, dem sie sich anvertrauen konnte.

Sie riet ihr, mit dem Vater des Kindes zu reden. Und mit ihren Eltern. Sie müsse sich klar darüber werden, ob sie das Baby behalten wolle. Danach hatte sich Melissa nicht mehr bei ihr gemeldet.

Ich fragte Tanja, ob sie wisse, dass Melissas Tod Selbstmord gewesen war. Und da sagte sie etwas zu mir, das ich niemals vergessen werde: »Wenn du meine Meinung hören willst, hat der Vater ihres Kindes sie ermordet, und zwar genauso als hätte er sie erwürgt oder ihr mit 'nem Messer die Kehle aufgeschlitzt. Sie hat wahrscheinlich meinen Rat befolgt und ihm von dem Kind erzählt – und er? Das Schwein wird mit ihr Schluss gemacht haben. Oder er wollte sie zu einer Abtreibung zwingen. Das *hat sie getötet!«*

Ich weiß nicht, ob ich mich überhaupt von Tanja verabschiedet, geschweige denn bedankt habe – denn das Einzige, woran ich denken konnte, war, dass mein Vater dieser Jemand gewesen sein musste – was wollte sie sonst in seinem Auto? Warum kam sie tatsächlich nach Kleinhardstetten, wo sie doch 30 Kilometer weiter weg wohnte und es bei ihr in der Nähe einen Arzt gab. Mein Vater war ja nicht einmal Gynäkologe, was wollte sie also von ihm?!

Soll ich Mama davon erzählen? Soll ich meinen Vater damit konfrontieren? Ich kann doch nicht so tun, als wüsste ich von nichts. Und doch saß ich heute früh am Frühstückstisch und reichte meinem Vater die Butterdose, bat meine Mutter um die Milch und aß zwei Brötchen, als würde meine Welt nicht gerade aus den Fugen geraten. Ich glaube fast, Vaters Schauspieltalent hat sich auf mich vererbt.

Eine halbe Stunde später kotzte ich im Klo mein Frühstück wieder raus.

Das Mittagessen ließ ich entfallen und erzählte meiner Mutter, ich hätte mir den Magen verdorben. Sie brachte mir dann eine Tasse Kräutertee in mein Zimmer.

Mittlerweile ist der Tee kalt geworden, dunkle Flecken schwimmen auf der Oberfläche. Die Tasse steht unberührt vor mir, denn Kräutertee hilft nicht gegen die Ohnmacht, die in mir brodelt. Melissa war erst 19.

Kapitel 10

Ich wartete nicht bewusst auf meine Mutter, aber ich konnte nicht schlafen. Immer wieder musste ich an den Mann bei der Busstation denken. Er war mir unheimlich gewesen. Er hatte zu mir hergesehen, hatte mich gegrüßt, mich fotografiert. Doch warum? Theresa, du siehst Gespenster. Wahrscheinlich war er bloß ein harmloser Fußgänger, der den Park vor der Haltestelle geknipst hatte. Vielleicht hatte er mich mit jemandem verwechselt. Oder er war ein Perverser, der junge Mädchen beobachtete. Und wenn er schon Julia ausspioniert hatte? Wie sonst sollte ich dieses komische Gefühl erklären, das mich bei seinem Anblick überkommen hatte? Alles in mir hatte förmlich »Gefahr« geschrien. Theresa, mahnte ich mich, du solltest aufhören, jeden, der dir über den Weg läuft, mit Julia in Verbindung zu bringen. Doch ich konnte es mir nicht schönreden. Dieser Mann hatte mich angestarrt, fotografiert. Der Schal, hinter dem er sein Gesicht verbarg, dass man so gut wie gar nichts von ihm erkennen konnte, machte ihn nicht unwirklicher. Mochte sein, dass ich seit Julias Tod überall das Böse sah, aber verdammt, vielleicht war Julia zu vertrauensselig gewesen und war zu jemandem ins Auto gestiegen. Möglicherweise hatte ihr das ihr Leben gekostet. War es da so verwerflich von mir, achtsam zu sein?

Mein Blick wanderte zum Wecker, als ich die Wohnungstür hörte. Es war kurz nach Mitternacht. Meine Mutter war heimgekommen. Für ihre Verhältnisse gar nicht so spät.

Ich lauschte auf ihre Schritte und hasste mich dafür. Nein, ich hasste sie dafür, weil sie mich dazu brachte, ewig misstrauisch zu sein. Ich hörte sie im Badezimmer kramen. Wahrscheinlich schminkte sie sich ab und putzte sich die Zähne. Alles klang normal. Mit einem Seufzen drehte ich mich zur Seite. Wie war unser Leben nur dermaßen aus der Bahn geraten? Weshalb brauchte sie Alkohol mehr als ihre Familie? Wieso hatte sie ständig das Gefühl, ohne Mann nur eine halbe Person zu sein?

Über diese Fragen musste ich eingeschlafen sein, denn erst der Wecker schreckte mich aus dem Schlaf. Im ersten Augenblick wusste ich nicht, wo ich war. Ich hatte geträumt, ich saß in Julias Zimmer auf ihrem Bett. Julia lief auf und ab und ließ sich nicht dazu bewegen, sich endlich hinzusetzen. »Ich such was!«, sagte sie in einem fort. Doch auf meine Frage, was sie denn so verzweifelt suche, gab sie mir keine Antwort. Stattdessen stellte sie ihr Zimmer auf den Kopf und es sah aus, als hätte ein Orkan darin gewütet.

Jetzt, wo ich so abrupt aus meinem Schlaf gerissen worden war, hatte ich immer noch das Gefühl, ich müsse ihr beim Suchen helfen.

Ich zog mich an, bevor ich Corinna weckte. Im Badezimmer wunderte ich mich über die laufende Waschmaschine. Noch mehr wunderte ich mich über den fertigen Kaffee in der Küche und über meine Mutter, der man nicht ansah, dass sie spät heimgekommen war. Sie lächelte und deutete auf die Kaffeemaschine.

»Nimm dir! Ich bin gleich weg. Heute komme ich früher nach Hause und koch uns was Schönes.«

Ich sah ihr mit offenem Mund hinterher, als sie ihre Tasche nahm und die Küche verließ. Was war denn mit der los? Sonst war ihr Kochen zu aufwendig. Sie sagte immer, wir würden ohnehin alle auswärts zu Mittag essen, da reichte am Abend auch ein belegtes Brot.

Corinna kam in ihrem Schlafshirt in die Küche. Mit ihren verstrubbelten Haaren sah sie zum Knuddeln aus, aber ich hatte ihre Eskapaden vom Vortag noch nicht verziehen, also wünschte ich ihr nicht mal einen guten Morgen.

Sie ging zum Schrank hinüber. Ihre nackten Füße hinterließen klatschende Geräusche auf dem PVC. Nachdem sie sich Kaffee eingeschenkt hatte, blickte sie mich an. Das schlechte Gewissen stand ihr ins Gesicht geschrieben. »Hast du Mama was erzählt?«

Ich schüttelte langsam den Kopf.

Meine Schwester biss sich auf die Lippen. »Wirst du es noch tun?«

Ich antwortete nicht gleich. Dann schüttelte ich wieder den Kopf. Was würde es ändern, wenn Mutter Bescheid wüsste? Sie glaubte Corinna doch sowieso alles, was sie ihr auftischte. Und ich wäre wieder mal die Petze.

Corinna zauberte ein strahlendes Lächeln in ihr Gesicht. »Danke! Danke!« Sie umarmte mich ungestüm.

»Freu dich nicht zu früh! Das wird trotzdem ein Nachspiel haben«, brummte ich. Aber ich wusste, dass ich ihr nicht länger richtig böse sein konnte.

Ich nahm mir zwei Äpfel aus der Schale und verstaute sie in meinem Rucksack. Dann stellte ich Corinnas und meine Tasse in den Geschirrspüler und rief meiner Schwester zu, sie solle sich beeilen.

Ich stand bestimmt schon fünf Minuten in Jacke, Stiefeln, Schal und Handschuhen im Flur und hatte bereits das Gefühl, einen Hitzschlag zu bekommen, wenn ich nicht gleich ins Freie kam, als Corinna mit wehenden Haaren aus ihrem Zimmer anflitzte. Sie schlüpfte in ihre Schuhe, ließ sie offen und nahm ihren Mantel vom Haken in die Hand.

»Fertig!«, rief sie und war noch vor mir draußen auf der Straße.

Bei der Bushaltestelle standen etliche Schüler. Bestimmt würde der Bus rappelvoll sein und ich hasste nichts mehr als Menschenaufläufe, die einem nicht mal Luft zum Atmen ließen. Ein Blick auf meine Uhr zeigte mir, dass ich auch noch zu Fuß pünktlich in der Schule sein konnte, wenn ich mich beeilte. Da fiel mir ein, dass ich, wenn ich Glück hatte, den Fahrer erwischen würde, der Samstagabend Dienst gehabt hatte.

Im Bus schlängelte sich Corinna nach hinten zu ihren Freunden, die ihr einen Platz freigehalten hatten. Ich stellte mich gleich zur Fahrertür, neben Harald, den Busfahrer, der letzten Samstag Dienst gehabt haben musste. Wie um alles in der Welt sollte ich ein Gespräch mit ihm anfangen? Vor allem würde er vielleicht denken, ich wolle ihn anquatschen.

Aber dann gab ich mir einen Ruck. Ich hatte nur zwei Möglichkeiten. Entweder ich würde über meinen Schatten springen oder ich würde mich damit abfinden müssen, dass ich nie erfahren würde, ob Julia in dem Bus gesessen hatte. »Sie sind doch auch am Samstagabend gefahren, oder?«, fragte ich.

Harald musterte mich mit einem Blick, der mir unangenehm war. Ich war froh, dass die dicke Jacke meinen Körper vor ihm verbarg. Dann sagte er: »Jep!«

»Ist Ihnen meine Freundin Julia aufgefallen? Langes blondes Haar, etwa die gleiche Statur wie ich?« Ich holte Julias Foto aus meiner Geldbörse, doch er warf nur einen ganz kurzen Blick darauf.

»Mit der hab ich dich schon öfter gesehen.« Es klang wie eine Frage, war aber wohl eine Feststellung.

»Wahrscheinlich.«

»Nee, also wenn das die ist, mit der du öfter unterwegs bist, dann ist sie bei mir nicht eingestiegen. Wann soll das gewesen sein?«

Ich überlegte. Leon hatte gesagt, er sei um zehn gegangen, während Julia noch geblieben war. Das deckte sich auch mit den Aussagen der anderen, die ich im Grätzel befragt hatte.

Also sagte ich: »Die genaue Uhrzeit weiß ich nicht, aber es müsste nach zehn gewesen sein.«

Ich dachte, er würde mir gar nicht mehr antworten, aber er musste sich wahrscheinlich auf den Verkehr konzentrieren oder er dachte nach. Harald kurbelte am Lenkrad, um in die nächste Busstation einzufahren. Dann drückte er zwei Tasten und die Türen öffneten sich. Gewissenhaft blickte er in den Rück- und in den Seitenspiegel, bevor er die Türen wieder schloss und die Fahrt fortsetzte. Erst jetzt antwortete er mir. »Nein, die letzte Tour ist um Viertel vor zwei. Nach zwölf waren kaum mehr Leute drin.« Er grinste. »Glaub mir, ich erinnere mich an jedes hübsche Mädchen, deine Freundin war mit Sicherheit nicht dabei.«

Ich bedankte mich. War doch gar nicht so schlimm gewesen, dachte ich. Den Rest des Weges schwieg ich, sah zum Fenster raus und dachte nach. Julia hatte vorgehabt, den Bus zu nehmen, doch irgendetwas hatte sie davon abgehalten. Oder irgendwer. Vor meinem inneren Auge tauchten zwei Gesichter auf. Das des unbekannten Mannes vor der Busstation gestern und eins, das um einiges jünger war. Eines das, ich kannte. Leons. Mist! Ich hätte ihn fragen sollen, ob er Auto fahren konnte. Wie auch immer ich das in ein Smalltalk-Thema verpackt hätte…

Der Bus bog in die Straße unserer Schule ein. Ich sah auf die Uhr. Zwanzig vor acht. Zeit, in meine Klasse zu gehen, die Sachen für den Unterricht zu holen und mit Leon ein paar harmlose Worte über Autos zu wechseln.

Doch Leon kam nicht und ich malte mir alles Mögliche aus, warum er vom Unterricht fernblieb. Vielleicht hatte ich ihn angesteckt und er lag nun mit Grippe im Bett.

Erst als Wennecker, unser Deutschlehrer und Stufenleiter, die Abwesenden ins Kursbuch eintrug und erwähnte, dass Leon heute seine Physiotherapiestunde hatte, fiel es mir wieder ein. Jeden Freitag kam Leon erst zum Nachmittagsunterricht. Das war schon seit Schulanfang so. Warum war ich da bloß nicht von allein draufgekommen? Detektivspielen war eindeutig nicht meine Stärke, oh Mann!

Wennecker legte den Kugelschreiber auf den Tisch und sah uns abwartend an. Wir kannten diesen Blick. Er wollte uns etwas sagen, würde aber erst sprechen, wenn es ruhig war – und weil unsere Neugier in der Regel größer war als das Bedürfnis, mit unseren Sitznachbarn zu tratschen, hatte er mit dieser Methode jedes Mal Erfolg. Ich hatte schon oft gedacht, dass er diese Taktik patentieren lassen sollte. Sie wirkte besser, als hätte er »Ruhe!« gebrüllt, so wie der Müller es gerne tat.

Als er das Gefühl hatte, dass wir alle ihm ausreichend Aufmerksamkeit schenkten, sagte er: »Am Montag wird Julia beerdigt. Ich werde keinen zwingen, bei der Trauerfeier anwesend zu sein, aber ich würde mich freuen, wenn alle dabei wären. Zehn Uhr am Friedhof, Osteingang. Wir warten alle zusammen, bevor wir geschlossen reingehen. Ich werde für jeden von euch eine gelbe Rose besorgen, die ihr auf ihren Sarg legen könnt. Und bitte ...«, er fixierte Jan, der ein Stück den Stuhl hinunterrutschte, weil er genau wusste, dass er angesprochen war, »... zieht keine zerrissenen Jeans an, wenn's geht.«

»Weiße«, murmelte ich halb laut vor mich hin.

»Wie bitte?«, fragte Wennecker und musterte mich freundlich. Er hatte mich in den letzten Tagen mit Samthandschuhen angefasst, hatte mich gleich nach Julias Tod zur Seite genommen und mir angeboten, ich könne jederzeit zu ihm kommen, wenn ich das Bedürfnis hätte, mit jemandem zu reden. Ich glaube, er wusste auch, dass bei mir zu Hause nicht alles ganz so war, wie es hätte sein sollen. Keine Ahnung, woher er diese Informationen hatte. Von mir nicht. Ich bemühte mich, möglichst wenig aufzufallen und den Anschein von Normalität zu wahren.

»Was hast du gerade gesagt, Theresa?«, fragte er noch einmal.

Ich zuckte zusammen, als er mich ansprach. In letzter Zeit schweiften meine Gedanken häufig ins Nirgendwo ab.

»Es müssen weiße Rosen sein«, sagte ich. Julia mochte keine gelben Rosen, weiße dagegen liebte sie.

Er nickte. »Gut! Dann weiße.«

Die Hälfte der Stunde unterhielten wir uns über Blumen und die Bedeutung ihrer Farben. Das heißt, die anderen sprachen darüber – ich beteiligte mich nicht. Ich hörte nicht mal zu. Julia würde in drei Tagen in der Erde verscharrt werden. Schon der Gedanke daran rief Übelkeit in mir hervor. Tief und dunkel – Julia hatte die Dunkelheit nicht gemocht. Sie war ein Lichtmensch gewesen, ein Sonnenkind. So hatte sie sich selbst bezeichnet. Und nun sollte sie alle Zeit in der Finsternis verbringen. Rosen würden es auch nicht besser machen, egal ob gelbe oder weiße.

Ich wusste, wie irrational meine Gedankengänge waren. Julia war jenseits davon, etwas zu fühlen, weder Angst vor dem Dunkeln noch Freude über weiße Rosen. Insofern war es lächerlich, auf Weiß zu bestehen. Und seltsamerweise war genau das der Gedanke, der mich tröstete – dort wo sie jetzt war, wo auch immer das sein mochte, würde ihr nie wieder jemand wehtun, sie musste sich nie mehr vor etwas fürchten.

7. Februar 2012

Ich habe Leon auf seine Beziehung mit Melissa angesprochen. Ich dachte, vielleicht würde er dazu beitragen können, etwas herauszufinden, was ich noch nicht wusste.

Zuerst druckste er herum, als wolle er nicht über diesen Teil seiner Vergangenheit sprechen. Jetzt, wo ich weiß, was passiert war, verstehe ich es – und auch, warum er mir nicht schon eher davon erzählt hat.

Leon und Melissa waren vor seinem Unfall über ein halbes Jahr zusammen gewesen. Er hielt es auf ihren Wunsch hin geheim. Melissa wollte nicht, dass ihre Eltern von ihm erfuhren. Sie trafen sich meist an abgelegenen Orten, wo sie sicher sein konnten, dass sie niemand sah. Leon wurde das schließlich zu blöd. Er wollte sich nicht länger verstecken müssen und drängte Melissa dazu, ihn endlich ihren Eltern vorzustellen. Melissa hatte offenbar Angst davor. Eines Nachmittags, am Tag seines Unfalls, gab es Krach deswegen – sie machte Schluss mit ihm. Leon war am Boden zerstört. Wahrscheinlich war das die Ursache für das Unglück, vielleicht war es aber auch Zufall, obwohl ich das nicht glaube.

Das letzte Mal hatte er sie im Krankenhaus gesehen. Sie besuchte ihn, weil sie ihn um Verzeihung bitten wollte. Es läge nicht an ihm, versicherte sie Leon, sie habe jemand anderen gefunden, ihre große Liebe. Ihr neuer Freund war wesentlich älter als sie, gestand Melissa. Wegen des Altersunterschieds sei es ihm ebenfalls ganz recht, wenn niemand von ihrer Liebe erfuhr. Seitdem hatte Leon sie nicht mehr gesehen, bis zu dem Tag, als ich ihre Leiche fand. Da erkannte er, dass die Tote Melissa war. Der Anblick war für mich schon schwer zu verkraften gewesen. Um wie viel schlimmer musste es für ihn gewesen sein?

Leon ist ganz anders als die restlichen Jungs in meiner Stufe. Im Einkaufszentrum habe ich ihn Tessa gegenüber in Schutz genommen, als sie ihn anblaffte, was er schon wieder wolle. Und dabei ist mir aufgefallen, wie er sie hin und wieder angestarrt hat. Ich glaube, die beiden würden echt gut zueinanderpassen, ich muss sie nur noch davon überzeugen, dass er ein richtig netter Kerl ist. Es wird höchste Zeit, dass sie jemanden in ihr Leben lässt.

Nachdem ich von Leon von Melissas Freund weiß, ist klar, dass ich mit meiner Vermutung zumindest nicht ganz falsch liege. So viele Hinweise und Indizien, die auf meinen Vater deuten, sind kein Zufall.

Ich brauch noch ein paar Tage, um alles zu verarbeiten und darüber nachzudenken, wem ich mich anvertrauen kann. Vielleicht doch Tessa? Ich hoffe, dass sie es versteht, wenn ich ihr erkläre, warum ich ihr schon nicht damals von der Affäre meines Vaters erzählt habe. Wenn ich die richtigen Worte finde, sage ich es meiner Mutter. Für sie wird es schlimm, zu erfahren, dass er sie ein zweites Mal betrogen hat. Noch dazu mit einem Mädchen, das seine Tochter sein könnte.

Oder vielleicht doch Steinmenger, unserem Vertrauenslehrer? Ich habe ihn zwar nicht gefragt, aber ich habe im Internet nachgelesen. Wenn ich nicht gefährdet bin oder jemanden anderen gefährde, muss er alles, was ich ihm erzähle, für sich behalten.

Meine Aufzeichnungen verstecke ich. Mama ist für meinen Geschmack zu oft in meinem Zimmer. Ich will ihr nichts unterstellen und sie wühlt nicht mit böser Absicht in meinen Sachen, aber seit ich Melissa gefunden habe, ist sie dermaßen besorgt um mich. Sie behandelt mich, als sei ich zehn und nicht bald achtzehn. Sie legt meine Wäsche zusammen, räumt sie in meinen Schrank, als wolle sie mich nicht mit diesen alltäglichen Dingen belasten. Vielleicht sucht sie auch nach Hinweisen, um herauszufinden, wie ich die ganze Sache verkrafte. Möglicherweise hat sie Angst, ich könne mich auch umbringen. Wer weiß schon, was in Müttern vorgeht? Auf jeden Fall soll sie es persönlich von mir hören und es nicht in meinem Gekrakel lesen.

Tja – und mein Vater? Der darf nichts von meinem Misstrauen ihm gegenüber erfahren. Ich glaube, ich war bisher so vorsichtig, dass er nichts gemerkt hat, aber sicher kann ich mir nicht sein.

UND WENN DAS ALLES NICHT STIMMT? Ich merke schon, ich klammere mich immer noch an Hoffnungen und Strohhalme. Was muss ich alles erfahren, um zu glauben, was ich nicht glauben will?

Wenn ich mich irre, dann ist es umso wichtiger, meine Tagebucheinträge zu verstecken. Wie soll ich jemals meinen Eltern in die Augen sehen können, wenn sich herausstellt, dass ich mir alles bloß eingebildet habe? Meine Mutter wäre maßlos enttäuscht, weil ich mit meinen Sorgen nicht gleich zu ihr gekommen bin. Wie ich es drehe und wende, mir kommt es so vor, als ob alles, was ich tue, falsch ist. Dabei will ich doch nur das Richtige tun.

Kapitel 11

In der Mittagspause stand ich abseits und betrachtete das Treiben um mich herum. Es war kalt, aber nicht so sehr wie in den letzten Tagen. Während ich in meinen Apfel biss, beobachtete ich die Schüler aus der Unterstufe und dachte mir, wie wenig wir uns im Grunde in den paar Jahren verändert hatten. Mein Blick wanderte zu den Mitschülern meiner Stufe. Auch jetzt, nach über vier Jahren, standen die Mädchen meines Jahrgangs immer noch in Grüppchen herum und kicherten. Die Jungs taten alles, um deren Aufmerksamkeit auf sich zu ziehen, genauso, wie es die Unterstufenschüler machten.

Aus dem Augenwinkel sah ich rechts von mir etwas aufblitzen, als hätte jemand ein Foto gemacht. Doch keiner der Schüler hielt einen Fotoapparat in der Hand. Niemand sah aus, als würde er für ein Foto posieren. Wahrscheinlich nur die Nerven! Doch unwillkürlich dachte ich wieder an den Mann bei der Bushaltestelle.

Jemand trat von hinten auf mich zu und ich zuckte zusammen. Es war Leon. Er sprach kein Wort, stand nur neben mir. Weil er keine Anstalten machte, irgendwas von sich zu geben, sagte ich: »Julia wird am Montag beerdigt. Wir sollen um zehn am Friedhof sein.«

Er nickte. »Okay.«

Ich biss mir auf die Lippen. Jetzt frag ihn doch, schrie es in mir. Ich stieß meinen Atem aus. Die Gelegenheit, auf die ich schon seit dem Morgen gewartet hatte, war da – und ich stellte mich an wie der letzte Mensch.

»Wirst du mit dem Auto fahren?« Na bitte, ich hatte es herausgebracht, ohne Stottern, ohne Zögern.

Leon zog die Brauen hoch. »Ich? Mit dem Auto? Wie kommst du drauf?«

Mist. Ich hatte wieder nicht weitergedacht, mir nicht zurechtgelegt, was ich auf solch eine Frage antworten sollte, und jetzt musste ich improvisieren, was mir gar nicht lag und in einem Desaster enden würde, wie ich mich kannte. Aber zurück konnte ich auch nicht mehr.

»Na ja. Ich bilde mir ein, dich schon mal in einem Auto gesehen zu haben.«

»Das war tatsächlich Einbildung. Ich habe keinen Wagen.«

»Nicht? Auch keinen Führerschein? Ich mein, alle Jungs ...«

Leons Blick ging mir unter die Haut. »Ich bin halt nicht wie alle. Ich dachte, das hättest du mittlerweile kapiert.« Dann drehte er sich um und ging. War er beleidigt, weil ich ihm eine harmlose Frage gestellt oder weil er was zu verbergen hatte? Und eine Antwort hatte ich auch nicht bekommen. Theresa, du bist ein Hornochse, sagte ich mir. Gleichzeitig kroch Wut auf die Polizeibeamtin in mir hoch. Für Karin Zauner wäre es ein Leichtes gewesen herauszufinden, ob Leon einen Führerschein besaß oder nicht. Wahrscheinlich hatte sie das sogar überprüft und mir nichts davon gesagt. Ich würde sie noch einmal anrufen und sie fragen müssen. Mehr als auch von ihr eine Abfuhr oder eine nichtssagende Antwort zu erhalten, konnte mir nicht passieren – und langsam gewöhnte ich mich daran. Es gab Schlimmeres.

Es gab tatsächlich Schlimmeres, wie ich herausfand, als ich um halb sechs von der Schule heimkam. Ich hätte schon ahnen müssen, dass etwas ganz und gar nicht stimmte, als ich die Wohnungstür aufschloss und meine Mutter in der Küche summen hörte. »Dancing Queen« von ABBA. Was war denn jetzt los?

»Theresa?«

»Ja, ich bin's«, rief ich zurück. Wer sollte es sonst sein? Corinna hatte zwei Stunden vor mir ausgehabt und sollte bereits zu Hause sein.

Ich schlüpfte aus meinen Schuhen, hängte die Jacke auf und bemerkte, dass alles ordentlich verstaut und zusammengeräumt war. Hatte das Mama getan? Und wenn ja, was war plötzlich in sie gefahren? Schon in der Früh Waschen, jetzt Kochen und auch noch Aufräumen? Das passte nicht zu ihr. Nicht zu der Mutter, die sie in den letzten Jahren gewesen war. Nein, ich war unfair. Natürlich gab es immer wieder gute Zeiten, in denen sie sich um das meiste kümmerte. In denen sie versuchte, alles, was sie verbockt hatte, wiedergutzumachen. Dies war anscheinend eine solche Phase. Wie lange würde sie anhalten? Lange genug, um Corinna falsche Hoffnungen zu machen, sie glauben zu lassen, es hätte sich etwas geändert, und sie dann wieder zu enttäuschen? Da hatte ich es leichter. Ich hoffte nicht mehr.

Im Zimmer legte ich den Rucksack ab und gesellte mich zu meiner Mutter in die Küche. Ich musste zugeben, was auch immer sie kochte, es roch echt gut und mein Magen erinnerte mich knurrend daran, dass ich mittags nur einen Apfel gegessen hatte.

»Hast du Hunger? Es dauert noch ein wenig, aber du kannst ja den Tisch decken. Für vier, bitte.«

Ach, daher wehte der Wind! Sie hatte einen Kerl kennengelernt. Wieder einmal. Den nächsten auf der langen Liste der Ersatzpapas, die ich und Corinna bereits präsentiert bekommen hatten. Die meisten ergriffen allerdings die Flucht, wenn sie von uns erfuhren. Kein Mann wollte eine Frau mit Kindern. Oder es waren Perverse, die meine Mutter gerade wegen uns Mädchen ausgewählt hatten. Ich war also gewappnet und rechnete mit allem. Wir haben es schon so oft durchgestanden, wir stehen es auch ein weiteres Mal durch, sagte ich mir. Ich hatte Übung darin, Männer zu vergraulen.

Das hatte man heute ja bei Leon gesehen. Als ich in der Vitrine, in der wir das gute Geschirr aufbewahrten, mein Spiegelbild im Glas sah, streckte ich mir selbst die Zunge raus. Vielleicht sollte ich mal Nachhilfestunden bei Corinna nehmen. Die wusste, wie man mit Jungs umging.

Wenig später war der Tisch gedeckt und ich klopfte an Corinnas Tür.

Ich steckte den Kopf ins Zimmer. Corinna lag auf dem Bauch im Bett und schrieb etwas in ein Heft.

»Bist du beschäftigt?«

Sie verzog das Gesicht. »Bio-Hausaufgaben. Der Steinmenger hat echt ein Rad ab.«

Corinna setzte sich auf und zog die Beine an, um mir Platz zu machen.

Ich ging hin und legte mich zu ihr. »Der Steinmenger macht's wenigstens interessant. Es gibt viele, die Bio als Wahlfach nehmen. Ich auch.«

Corinna zog eine Schnute. »Und das kommt sicher nicht daher, weil er gut aussieht?«

Ich lachte. »Findest du? Na ja, ich muss zugeben, dass er sich für sein Alter ganz gut hält. Dabei ist der doch uralt!« Wie alt mochte Steinmenger sein? Fünfunddreißig, vierzig?

»Doch, er sieht echt cool aus. Und das sag nicht nur ich, sondern die Hälfte der Mädchen in meiner Klasse. Außerdem ist er nicht so gruftig wie die anderen Lehrer. Bloß seine Hausaufgaben sind das Letzte. Ehrlich!«

»Tja, man kann halt nicht alles haben. Sag mal, hast du schon mitgekriegt, dass wir einen Gast zum Abendessen erwarten?« Ich sah sie mit hochgezogenen Augenbrauen an.

Corinna verzog das Gesicht. »Ja, klar. Mama singt altes Zeug und tut so, als wäre sie wieder jung. Na egal. Es wird ohnehin nicht lange halten.«

Es kam mir irgendwie falsch vor, meine kleine Schwester

wegen Leon um Rat zu fragen. Aber was sollte ich sonst tun? Ich hatte keinen Schimmer, wie ich ihn weich kriegen könnte. »Du, Corinna?«

»Hm?«

»Also, es gibt da einen Jungen…«

Meine Schwester legte das Heft weg. Sofort hatte ich ihre ungeteilte Aufmerksamkeit und ein Grinsen breitete sich auf ihrem Gesicht aus.

»Und du stehst auf den? Oder ist er verknallt in dich?«

Ich schüttelte den Kopf und merkte, dass ich rot wurde. Corinna würde denken, das käme von meiner Verlegenheit. Aber ich wusste, dass ich deswegen Farbe aufzog, weil ich gerade im Begriff war, meine Schwester anzulügen, und das, wo ich ihr gegenüber immer predigte, die Wahrheit zu sagen. Wie sehr musste ich mich noch verbiegen, um etwas über Julias Todesumstände herauszufinden? So viel wie nötig, sagte ich mir und beruhigte mein schlechtes Gewissen.

»Nein, also es ist eher… äh… Ersteres«, brachte ich hervor.

Corinna riss die Augen auf, klatschte in die Hände und sprang und hüpfte auf dem Bett umher, während sie mit hochgehobenen Armen einen Jubelschrei ausstieß. »Theresa ist verli-hiebt, Theresa ist verli-hiebt! Na endlich!«

Ich ergriff ihre Hand und zog sie wieder zu mir herunter. »Spinnst du?«, zischte ich. »Es muss ja nicht gleich die ganze Welt wissen.«

Corinna setzte sich wieder. »Schon gut. Ich freu mich nur, dass du dich endlich auch mal in wen verguckt hast. Wer ist er, wie heißt er? Kenn ich ihn?« Sie war völlig aus dem Häuschen.

Ich seufzte. Ich würde Leons Namen bestimmt nicht nennen, aber ganz im Unklaren konnte ich sie auch nicht lassen, sonst würde sie eingeschnappt sein und mir nicht helfen wollen.

»Du kennst ihn vom Sehen. Er geht in meine Stufe«, antwortete ich ihr.

»Hm und was ist mit ihm? Mag er dich auch?«

»Na ja, ich weiß nicht. Man kann sich super mit ihm unterhalten, aber irgendwie sag ich immer was Blödes und dann lässt er mich stehen. Heute wieder. Dabei wollte ich nur wissen, ob er einen Führerschein hat, weil doch alle Jungs drauf aus sind, möglichst bald mit einem Auto durch die Gegend zu flitzen.«

»Und? Hat er?« Corinna schien es aufregend zu finden, dass mein potenzieller neuer Freund mobil war.

Ich zuckte die Achseln. »Keine Ahnung. Er hat's mir nicht gesagt. Er meinte, er sei nicht wie alle – und dann ist er einfach gegangen.«

Corinna tippte mit dem Schreibstift auf ihre Lippen. »Schwieriger Fall. Normalerweise protzen Jungs gerne mit so was. Ich mein, das ist es doch, worauf Mädchen in der Regel abfahren – wenn einer einen Führerschein und ein Auto hat.«

»Ein Auto hat er aber nicht«, gab ich zu bedenken.

»Vielleicht hast du seinen wunden Punkt erwischt«, sagte Corinna. Sie hatte recht. Nur dass Leons wunder Punkt nicht das fehlende Auto war.

»Und wenn er einfach nicht gerne angibt?«, sagte ich.

»Alle Jungs tun das, glaub mir. Besonders vor ihren Freunden. Da geht es doch immer nur darum, wer das bessere Smartphone hat, wer die cooleren Klamotten trägt, wer mehr Freundinnen gehabt hat. Nur bei Timo nicht. Der ist anders als die anderen. Der liebt mich und darum lieb ich ihn auch.«

Ich holte Luft, um ihr zu antworten, doch meine Schwester hob ihren Zeigefinger. »Fang bloß nicht wieder damit an!«

»Schon gut. Nur eins: Wenn Timo anders ist als die anderen und alle Jungs nur das eine wollen, dann müsste er sich zurückhalten können, oder?«

Ich kam mir genial vor. Wenn das kein guter Schachzug war! Doch mit ihren nächsten Worten setzte mich Corinna matt. »Oh ja, Timo schon, bloß ich nicht. – Aber um auf deinen Typen zurückzukommen«, sprach meine Schwester weiter, ohne zu merken, wie sehr mich ihre Worte eben geschockt hatten. »Timo kann es auch nicht leiden, wenn er mit den anderen Jungs in den gleichen Topf geworfen wird. Vielleicht tickt deiner ja ähnlich.«

Meiner, wie sich das anhörte! Fast hätte ich laut gelacht. Aber Corinna hatte mir einen wichtigen Ansatz geliefert, mit dem ich vielleicht weiterkam. Leon war durch und durch Individualist. Wenn ich ihn nicht vergraulen wollte, dann durfte ich nicht von meinem spärlichen Wissen über Jungs ausgehen. Ich würde mich ganz auf ihn einlassen müssen, würde ihn, seine Persönlichkeit, kennenlernen müssen. Irgendwie freute ich mich darauf, Leon das nächste Mal zu sehen. Ich redete mir ein, dass ich bloß unbedingt mein neu erlangtes Wissen über die Spezies Jungs anwenden wollte.

»Timo weiß alles über mich«, sagte Corinna da gerade. »Ich habe echt keine Geheimnisse vor ihm.«

»Auch, dass du noch mit sechs ins Bett gemacht hast?«, fragte ich grinsend.

Corinna boxte mich auf den Arm. »Blödfrau! Das würde ich ihm nie verraten. Außerdem stimmt das nicht.« Ich wusste, ihre Laune würde gleich kippen, daher lenkte ich ein: »Was ich damit sagen wollte, ist, dass es immer etwas gibt, was man lieber für sich behält, oder? Auch wenn man verliebt ist.«

Corinna dachte nach. »Aber wem sollte man sonst alles erzählen, wenn nicht dem, den man liebt?«

Eine gute Frage. Für mich gab es niemanden mehr, dem ich wirklich alles erzählen konnte. Julia hatte ich viel erzählt, aber mit dem ganzen Mist mit meiner Mutter und so habe ich ihr auch nicht in den Ohren hängen wollen. Ob es umgekehrt auch so war? Hatte sie ebenfalls Geheimnisse gehabt, die sie nicht einmal mir, ihrer besten Freundin, anvertrauen wollte?

Ich dachte daran, dass ich in schwierigen Zeiten Tagebuch geführt hatte. Da hatte ich meine Gefühle, meinen Hass auf meine Mutter, meine Verzweiflung hineingeschrieben. Einfach alles. Auch jene Dinge, die ich Julia nie erzählen konnte, weil sie, in ihrer heilen Welt, meine Probleme nicht verstanden hätte.

Irgendwann, nachdem Corinna meine Tagebücher in meinem Versteck gefunden und gelesen hatte, verbrannte ich sie. Seitdem ließ ich die Finger davon, aber ich wusste, dass auch Julia mal Tagebuch geschrieben hat. Wenn sie sich schon nicht mir anvertraut hatte... vielleicht würde ich in ihrem Tagebuch etwas Hilfreiches entdecken. Auf jeden Fall war ich bereit, mich an jeden erdenklichen Strohhalm zu klammern, um die Wahrheit über Julias Tod zu finden.

Corinna schubste mich an. »Also, wem würdest du deine Geheimnisse verraten?«

Ich zuckte mit den Schultern. »Keine Ahnung.« Und jetzt, wo Julia tot war, hatte ich nicht einmal mehr sie. Aber ich war bisher gut damit klargekommen, Dinge für mich zu behalten. Ohnehin fand ich, dass man nicht alles unbedingt herausposaunen musste.

Bevor Corinna mir noch mehr unangenehme Fragen stellen konnte, auf die ich keine Antwort wusste, stand ich auf.

»Komm«, sagte ich. »Hoffentlich ist Mamas Gast bald da, ich habe einen Bärenhunger.«

Da hörte ich auch schon die Türklingel. Ich atmete durch, wappnete mich innerlich auf das bevorstehende Abendessen und nahm mir vor, meinen Appetit von nichts und niemandem verderben zu lassen.

9. Februar 2012

So wie mein Leben zurzeit verläuft, ist es einfach nur beschissen. Ich kenne mich selbst kaum mehr, tue Dinge, die ich früher nie getan habe – und es erschreckt mich, wie leicht sie mir von der Hand gehen. Wie leicht mir Lügen über die Lippen kommen, als hätte ich Übung darin.

Mein Vater wurde zu einem Notfall gerufen und in der Eile vergaß er das Handy auf seinem Schreibtisch. Ich ging sein Telefonverzeichnis durch und fand Melissas Namen und ihre Nummer. Gut, es gab keine kompromittierende SMS, keine Liebesschwüre, aber so dumm wäre er wohl auch nicht. Schließlich tat er das ja nicht zum ersten Mal.

Ich durchsuchte die Schreibtischschubladen, fand aber nichts. Wäre ja auch ziemlich blöd von meinem Vater, wenn er seine Liebesbriefe im Haus aufbewahren würde, wo sie meine Mutter oder ich finden könnten. Doch irgendetwas musste *es doch geben. Oder vielleicht war Melissa anders gestrickt als ich oder die anderen Mädchen in meinem Alter und sie legte keinen Wert auf Briefe, Fotos oder sonstige Liebesbeweise. Nur kann ich mir das ehrlich gesagt nicht vorstellen. Alle Mädels, die ich kenne, mich eingeschlossen, verzieren Hefte und Mappen mit den Initialen ihres Liebsten. Na ja, Tessa vielleicht nicht. Aber das wird sich auch noch ändern ... wer weiß!*

Mädels schreiben Briefchen, telefonieren, haben mindestens ein Foto von »ihm« dabei, schreiben Mails. Vielleicht hatte Melissa ja wirklich gemailt, wo sie doch so darauf bedacht war, vor ihren Eltern ihre Freunde zu verbergen. Und wenn mein Vater ihr Liebhaber war, kann ich ihre Heimlichtuerei umso besser verstehen.

Ich habe mir das Gespräch mit Melissas Eltern noch einmal

durch den Kopf gehen lassen. Auch wenn die Polizei ihnen bestimmt von dem Baby erzählt hatte, mir gegenüber hatten sie es mit keinem Wort erwähnt. Warum nicht? Ging es ihnen darum, den Schein zu wahren, oder verdrängten sie die Wahrheit, weil nicht sein kann, was nicht sein darf?

Wie einfach wäre es für mich, ebenfalls die Augen zu verschließen und so weiterzuleben wie bisher. Aber ich bin nicht wie die Schikols. Es wäre nicht richtig, die Sache auf sich beruhen zu lassen.

Heute früh vor der Schule hatte ich schon wieder das Gefühl, beobachtet zu werden, aber Theresa lachte mich aus. Sie wirbelte herum, zeigte auf die Menge der Schüler, die jeden Morgen vor Unterrichtsbeginn vor dem Schulgebäude warten, und fragte, ob ich erst jetzt merken würde, dass ich seit dem Fund immer von allen angestarrt würde. Ehrlich gesagt, ist mir das wirklich noch nicht aufgefallen. Aber es wundert mich nicht, dass ich Dinge sehe, die es nicht gibt – oder dass mir etwas nicht auffällt, was für alle offensichtlich ist. Das kommt daher, dass ich so gut wie keine Nacht durchschlafe, seit ich Melissas Leiche gefunden habe. Heute zum Beispiel bin ich hochgeschreckt, weil ich sie vor mir sah. Sie lag im Schnee, ganz wie in Wirklichkeit, doch als ich weglaufen wollte, setzte sie sich auf, starrte mich an und öffnete den Mund, als wolle sie mir etwas Wichtiges sagen. Sie streckte ihre Hände nach mir aus. Diese Hände – mit Vaters Handschuhen. Ich erwachte von meinem eigenen Schrei.

Danach hatte ich Angst, wieder einzuschlafen. So kann es nicht mehr lange weitergehen. Ich habe mir sogar überlegt, ob ich mir von meinem Vater nicht ein leichtes Schlafmittel verschreiben lassen soll, und daran sieht man, wie verzweifelt ich bin. Nicht umsonst ist Schlafentzug bis heute noch eine beliebte Foltermethode, wie wir in Geschichte gelernt haben. Von der Idee mit dem Schlafmittel bin ich aber abgekommen, mein Vater würde mir ohnehin keins geben. Mama habe ich auch nicht erzählt, dass ich nicht schlafen kann. Sie macht sich sowieso viel zu viele Sorgen um mich und ihre Medizin kenne ich: ein heißes Bad und einen beruhigenden Tee. Nur dass bei mir beides bisher nicht geholfen hat.

Heute war Notenkonferenz – und wir hatten früher Schulschluss. Tessa und ich haben in der Stadt Leon getroffen und jetzt, nachdem ich darauf achte, bin ich mir sicher, dass er auf sie steht. Ich winkte ihm zu, er nickte, doch Theresa zog mich weiter und zischte mir ins Ohr, wie sehr Leon nerve. Man könne kaum einen Schritt tun, ohne dass er dabei sei. Dabei stimmt das erstens nicht und zweitens würde ich es sogar verstehen. Wie soll er sonst ihre Aufmerksamkeit gewinnen? Das nächste Mal frage ich ihn, ob er sich nicht zu uns setzen will, da kann Tessa sich von mir aus auf den Kopf stellen. Ich mag ihn und es wäre gelacht, wenn ich es nicht fertigbringe, dass sie ihn auch ein klein wenig nett findet.

In Kunst bekomme ich nun doch eine Zwei – auch ohne fertiges Projekt. Die Meinhard meinte, sie habe Verständnis, dass ich meinen Film »unter den gegebenen Umständen« nicht abschließen kann. Ich könne ihn im zweiten Halbjahr immer noch nachreichen. Das bezweifle ich allerdings. Nie wieder werde ich in den Wald oder übers Feld gehen können, ohne Angst zu haben. Theresa meint, das Gefühl würde irgendwann vergehen. Ich hoffe, sie hat recht! Ich hasse es, nicht ich selbst zu sein.

Nicht einmal filmen kann ich mehr. Die Polizei hat mir meinen Camcorder gebracht, weil ich ihn ja verloren hatte. Ich schaffe es nicht mal, ihn einzuschalten. Womöglich funktioniert er überhaupt nicht, seit er im Schnee gelegen hat. Ein paar Mal hatte ich ihn in der Hand, aber sie hat so gezittert, dass ich ihn wieder weggelegt habe. Niemand scheint sich zu wundern, dass ich nicht mehr alles auf Film banne – wahr-

scheinlich sind die meisten sogar erleichtert. Sie reagierten eh jedes Mal genervt, wenn ich sie mit der Kamera aufnahm.

Ob sich Melissa dessen bewusst war, was ihr Selbstmord bei anderen auslösen würde? Hatte sie sich überlegt, wie das Leben desjenigen, der sie fand, aussehen würde? War ihr das egal gewesen? Mir bleibt nichts anderes übrig, als damit irgendwie zurechtzukommen. Melissa, du weißt ja gar nicht, welche Folgen dein Entschluss, dir das Leben zu nehmen, hat. Leute, die Selbstmord begehen, sind totale Egoisten. Das Einzige, was sie interessiert, sind sie selbst. Klingt hart? Ja, klar. Aber das ist es für mich auch.

Kapitel 12

Das Abendessen verlief besser, als ich erwartet hatte. Klaus, der »Bekannte« meiner Mutter – so hatte sie ihn uns vorgestellt, aber wem wollte sie damit was vormachen, es sah ein Blinder mit Krückstock, dass die zwei nicht nur »Bekannte« waren –, war im Grunde ein netter Kerl. Zumindest, wenn man ihn mit seinen Vorgängern verglich.

Er brachte Blumen mit. Einen Strauß für meine Mutter und jeweils eine gelbe Teerose für mich und Corinna. Meine Schwester schmolz gleich dahin, genauso wie meine Mutter, die meinte, die Blumen wären nicht notwendig gewesen. Da musste ich ihr ausnahmsweise zustimmen – immerhin arbeitete sie in einem Blumenladen und war jeden Tag von ihnen umgeben. Trotzdem sah ich ihr an, wie sehr sie sich freute, als würde sie zum ersten Mal einen Blumenstrauß bekommen. Es war schon beachtlich, wie leicht es war, ihr und auch meiner Schwester zu imponieren. Auf mich machte die Rose keinen Eindruck. Die Blume erinnerte mich an den Vormittag in der Schule – und die Rosen, die wir am Montag auf Julias Grab legen würden.

»Ich freu mich sehr, euch beide kennenlernen zu dürfen«, sagte Klaus, als wir alle um den Tisch saßen.

»Wir freuen uns auch«, übernahm Corinna die Antwort. Ich war erleichtert darüber, ich hätte nicht gewusst, was ich sagen sollte. Gleichfalls? Das wäre eine Lüge gewesen. Unfreundlich wollte ich aber auch nicht sein.

»Wo habt ihr euch eigentlich zum ersten Mal getroffen?«, fragte Corinna. Ich lehnte mich zurück. Das interessierte mich auch.

Mama sagte: »Klaus war bei mir im Blumengeschäft und hat zum Geburtstag seiner Schwester ein Gesteck gekauft.«

Klaus nickte und fuhr fort: »Ja, sie hatte ihren Fünfzigsten. Da sollte es schon was Besonderes sein. Das Gesteck hat ihr unheimlich gut gefallen – und mir eure Mutter.« Er lächelte und drückte die Hand meiner Mutter. »Also bin ich nachher noch einmal hin, um ihr zu sagen, wie toll die Blumen angekommen waren.«

Meine Mutter lachte. »Ja, ich wusste gleich, dass du beim zweiten Mal nicht nur reingekommen bist, um mich für das Gesteck zu loben.« Klaus wurde rot, und das machte ihn richtig sympathisch. »Na ja, auf jeden Fall stotterte ich wohl ein wenig herum. Ich bin's nicht mehr gewohnt, mit hübschen Frauen zu flirten.«

Mama legte ihre Hand auf seine und mir fiel ausgerechnet Leon ein, der das Gleiche vor nicht allzu langer Zeit bei mir gemacht hatte. Eine beschützende Geste. Oder eine tröstliche.

»Macht nichts. Genau das war es, weswegen ich mit dir ausgegangen bin«, meinte Mama. Klaus lächelte sie an. Corinna schmolz dahin. Sie hatte für solche romantischen Geschichten viel übrig – im Gegensatz zu mir. Trotzdem freute ich mich für meine Mutter, die über das ganze Gesichte strahlte.

»Ich hol mal schnell das Essen«, sagte ich. Nacheinander brachte ich für jeden eine Schüssel Salat und danach immer zwei Teller mit Lasagne herein. Schon der Duft ließ mir das Wasser im Mund zusammenlaufen. Eigentlich gut, dass Klaus gekommen war. Mamas Lasagne war preisverdächtig. Schade, dass sie die nur so selten kochte.

»Mhm!«, kam es von Klaus, als er den ersten Bissen gekostet hatte. »Ich schwöre, ich habe noch nie eine so gute Lasagne gegessen. Nicht mal in Italien.«

Ich kicherte. »Mamas Lasagne ist die beste der Welt, da können selbst die Italiener nicht mithalten!« Klaus hatte gerade das Eis gebrochen. Einer, der Mamas Lasagne schätzte, bekam gleich mehrere Sympathiepunkte von mir.

»Du hast recht!«, stimmte er mir zu. »Und die Pizza ist auch nicht so gut wie bei uns.«

Ich dachte an die Stufenfahrt letztes Jahr. Da waren wir in Rom gewesen. »Aber das Eis in Italien ist klasse.«

»Apropos Eis. Ich kenne in Graz einen Eissalon, da müssen wir hin, sobald sie wieder aufhaben. Sa-gen-haft!, sag ich euch. Das beste Eis überhaupt. Bestimmt noch besser als das italienische.«

Ich streckte Klaus meine Hand entgegen. »Gut, wetten wir.«

Er schlug ein. »Wette gilt! Ende April öffnen sie wieder. Dann lad ich euch dorthin ein.«

Ich grinste. »Egal, wie unsere Wette ausgeht, ich gewinne auf jeden Fall. Und wenn's nur zwei Kugeln Eis sind.«

Klaus zwinkerte mir zu und in dem Moment wünschte ich, diese Beziehung zwischen Mama und ihm könnte endlich einmal funktionieren. Auf jeden Fall bis zu unserem Eistermin. Klaus war echt in Ordnung.

Außerdem hielt ich ihm zugute, dass er weder während des Essens noch nachher meine Mutter abgrapschte oder mit ihr in unserem Beisein schmuste. Klar wusste ich, dass sie das ohnehin machten, aber ich war froh, nicht zusehen zu müssen.

Gegen zehn verabschiedete er sich. Das machte ihn mir noch sympathischer. Einer, der unsere Wohnung nicht gleich als sein Zuhause ansah!

Meine Mutter begleitete ihn zur Tür und kam kurz darauf mit strahlenden Augen und rosigen Wangen zurück ins Wohnzimmer. »Und?«, fragte sie und sah von mir zu Corinna. »Was meint ihr? Ist Klaus nicht nett?«

»Schon. Wird das was Ernstes?«, wollte Corinna wissen.

Meine Mutter hob fragend die Hände. »Wer weiß?«, sagte sie und ihr Lächeln verriet, dass sie es sich wünschte.

»Er ist okay«, meinte ich und setzte hastig hinzu, »sofern man das auf den ersten Eindruck sagen kann. Und er mag deine Lasagne. Besser geht's eigentlich nicht.«

Allerdings fand ich es neben Klaus' Vorliebe für Lasagne und Eis gut, dass er meine Mutter nicht zum Saufen entführt hatte wie viele andere vor ihm. Einen Freitagabend, den sie zu Hause verbrachte, hatte es schon lange nicht mehr gegeben.

Während meine Mutter und Corinna sich vor den Fernseher setzten und Frauengespräche führten, verzog ich mich in mein Zimmer und schaltete mein Netbook ein. Julia und ich waren hin und wieder in einem Chatroom unseres Schulforums gewesen, sie öfter als ich, weil ich weniger Zeit übrig hatte. Sie hatte immer mal wieder mit mir darüber diskutiert, warum es vielen aus unserer Schule offensichtlich leichter fiel, über Dinge zu schreiben, wenn sie anonym waren. Und tatsächlich kam man oft mit vielen Leuten eher ins Gespräch als auf dem Schulhof. Vielleicht wusste im Chat jemand etwas über Julias Pläne?

Nachdem ich mich zu erkennen gegeben hatte, war Julia das Gesprächsthema Nummer eins. Die meisten schrieben mir ihre Bestürzung über Julias Tod. Wahrscheinlich taten sie sich leichter damit, nicht von Angesicht zu Angesicht ihre Gefühle mitzuteilen. Jemand wollte Julia an dem besagten Samstag im Bus gesehen haben, aber ich wusste ja bereits, dass sie gar nicht eingestiegen war. Eine Verwechslung, mehr nicht.

Schließlich lud mich einer der User, ein gewisser MTS, in einen privaten Chatraum ein. Auch er schrieb mir, wie leid es ihm um meine Freundin tat – und: *Ich kann dich verstehen. Auch ich habe jemand verloren, der mir sehr wichtig war. Es dauert lange, bis man damit klarkommt. Aber es wird besser. Du wirst sehen.*

Wann?, tippte ich.

Für die Antwort ließ er sich etwas mehr Zeit. *Das kann ich nicht sagen. Ist halt bei jedem anders. Aber Julia hätte nicht gewollt, dass du dich vergräbst, oder?*

Nein. Sie war so lebenslustig, schrieb ich zurück.

Siehst du.

Wie gut es tat, sich endlich einmal austauschen zu können, ohne diese unsicheren Blicke zu spüren! Selten hatte ich mit jemandem gechattet, der so unaufdringlich und einfühlsam war. MTS war bestimmt schon älter als die meisten der Schüler, die sich im Chat herumtrieben. Das merkte ich an dem, was und vor allem wie er schrieb. Doch das waren alles nur Überlegungen, die ich nicht begründen konnte. Bauchgefühle.

Als ich meinen Computer herunterfuhr, war es bereits kurz vor Mitternacht. Plötzlich wünschte ich, die Unterhaltung mit MTS hätte länger gedauert. Ich unterdrückte den Impuls, den Rechner noch einmal zu starten. Auch so hatte ich viel zu viel über mich verraten, während ich über MTS so gut wie gar nichts wusste.

Ich wusste nicht mal, ob er Julia auch gekannt hat. Wenn ja, dann würde es bestimmt in ihren Tagebuchaufzeichnungen stehen. Morgen würde ich zu Mechats gehen und nach ihnen suchen.

Außerdem würde ich noch einmal all meinen Mut zusammennehmen und bei Leon klingeln. Er konnte mich doch nicht gut vor der Tür stehen lassen, oder? Sicherlich würde er mich hereinbitten. Möglicherweise fand ich in seiner Wohnung Autoschlüssel – oder ein Foto, auf dem sein Auto abgebildet war… irgendetwas eben, was mir weiterhelfen konnte.

Bereits um acht Uhr wurde ich wach. Es war nahezu still. Das Einzige, das zu mir durch die Wand drang, war leise Musik aus Corinnas Zimmer. Normalerweise hätte ich die Ruhe genossen, doch mir fiel ein, welche Pläne ich für heute hatte. Gestern Abend waren sie mir noch plausibel und durchführbar erschienen, jetzt allerdings bekam ich Zweifel. Durfte ich einfach zu Julias Eltern gehen und sie in ihrer Trauer stören? Ich erinnerte mich an Frau Mechats Worte, als sie sagte, ich gehöre zur Familie. Ja, Julias Eltern würden sich wahrscheinlich freuen, mich zu sehen. Zumindest fiel es leicht, mir das einzureden.

Etwas anderes war es mit meinem Vorhaben, bei Leon vorbeizuschauen. Mit welcher Begründung sollte ich an seiner Tür läuten? Oder sollte ich lieber ins Grätzel gehen und darauf hoffen, dass er ebenfalls auftauchte?

Erst mal würde ich Frühstück machen, entschied ich. Es war ohnehin noch zu früh, meine Pläne in die Tat umzusetzen. Nachdem ich die Kaffeemaschine befüllt, den Wasserkessel aufgesetzt und Brotscheiben in den Toaster gesteckt hatte, deckte ich den Tisch.

Ich sah auf die Uhr. Halb neun. Die Zeit, bis man an einem Samstagvormittag bei jemandem auf der Matte stehen konnte, ohne als unverschämt zu gelten, würde quälend langsam vergehen.

Eine halbe Stunde später kam meine Mutter aus dem Schlafzimmer und lächelte mich an. Wenn sie nicht getrunken hatte, sah sie richtig jung und hübsch aus, sogar mit ungekämmten Haaren und im Pyjama.

Sie schenkte sich Kaffee ein und setzte sich mir gegenüber. Eine Weile schwiegen wir beide. Krampfhaft versuchte ich, ein Thema zu finden, worüber wir reden konnten, aber mir wollte nichts einfallen. Corinna hätte sicher keine Probleme, ein Gespräch mit ihr anzufangen. Also sagte ich das Erste, was mir einfiel: »Am Montag ist Julias Begräbnis.«

Sie sah auf, musterte mich. »Ich weiß. Ich hab mir freigenommen.«

»Echt? Ich dachte nicht, dass du …«

Sie seufzte. »Ich weiß, dass ich nicht die beste Mutter bin. Aber sie war deine Freundin. Sie ist bei uns ein- und ausgegangen und du hast mehr Zeit bei ihr verbracht als zu Hause. Natürlich gehe ich hin. Wenn ich mir vorstelle, wie sich ihre Eltern fühlen müssen …«

»Ich will die Mechats heute besuchen«, sagte ich. Wann hatte ich das letzte Mal meiner Mutter erzählt, was ich vorhatte? Wann hatten wir uns das letzte Mal so unterhalten wie jetzt?

Sie nickte. »Eine gute Idee. Richte ihnen bitte mein Beileid aus.«

Ich bestrich eine Brotscheibe mit Butter und klackste einen Löffel Marmelade darauf. Herzhaft biss ich hinein.

»Und? Was erwartet uns mit Klaus?«, fragte ich, nachdem ich hinuntergeschluckt hatte.

Meine Mutter lächelte. Sie glättete mit den Händen ihr wirr abstehendes Haar. »Keine Ahnung, ich bin schon so oft enttäuscht worden. Immer dachte ich, ich hätte den Mann meines Lebens kennengelernt und … na ja, du hast ja mitbekommen, was daraus geworden ist. Aber wer weiß? Wir wollen es langsam angehen lassen.«

»Langsam würde ich das nicht bezeichnen, nachdem du ihn schon zum Abendessen eingeladen hast.«

»Mir war es aber wichtig, dass ihr ihn mögt. Sonst hätte es gar keinen Sinn, mich auf ihn einzulassen.«

Schweigend stand ich auf und stellte meine Tasse in den Geschirrspüler. Mir lagen verschiedene Antworten auf der Zunge: Ich hätte sagen können, dass ihr das früher auch egal gewesen war. Ich hätte sagen können, dass die Beziehung ohnehin nicht halten würde, weil niemand es auf Dauer mit ihrer Sauferei aushielt – und die netten Männer schon gar nicht. Ich hätte ihr auch sagen können, dass es für mich keine Rolle mehr spielte, ob ich einen ihrer Freunde mochte oder nicht, weil ich sowieso mein eigenes Leben führte. Sobald ich die Schule abgeschlossen hatte, würde ich mir eine Arbeit suchen, studieren, egal was. So wenig Zeit wie möglich zu Hause verbringen! Am liebsten wäre ich weggezogen. Einfach nur fort. Doch das wollte ich Corinna nicht antun. Sie brauchte mich noch. Auch wenn wir uns oft zofften und auch wenn Mama sich gerade wieder auf ihre Mutterpflichten besann. Wer weiß, wie lange das anhielt? Corinna würde ich nicht einfach im Stich lassen.

Doch nichts davon sagte ich zu Mama. Denn wenn ich ehrlich war, musste ich ihr zugestehen, dass sie sich bemühte – und das wollte ich nicht gleich wieder kaputt machen. Fragte sich nur, ob das langte. Der gute Wille zählt zwar, aber manchmal reicht er nicht.

Am Vormittag klingelte ich bei Julias Eltern an. Ihre Freude war echt, als Frau Mechat mich erblickte. Sie schaute nach rechts und links, bevor sie mir die Eingangstür weit öffnete und mich einließ.

»Komm schnell rein! Ich dachte, das gäbe es nur bei Prominenten, aber gestern waren wir tatsächlich von Reportern belagert.« Kein Wunder, dachte ich. Kleinhardstetten war ein Nest und hier hatte es innerhalb weniger Wochen gleich zwei tote Mädchen gegeben. Das war ein gefundenes Fressen für die Presse.

»Ich wollte...« Plötzlich fehlten mir die Worte. Diese Frau hatte weiß Gott andere Sorgen, als sich meine Problemchen anzuhören.

Sie legte die Hand auf meine Schulter. »Theresa, du bist hier jederzeit willkommen!«, betonte sie jedes Wort. »Für uns wird alles ein wenig leichter, wenn du uns das Gefühl gibst, immer noch die Eltern deiner besten Freundin zu sein. Dass du uns nicht links liegen lässt, wo Julia... – ich kann dir gar nicht sagen, wie viel mir das bedeutet.«

Ich lehnte mich an Frau Mechat und fühlte mich für einen kurzen Augenblick getröstet. Auch wenn ich meine beste Freundin verloren hatte, ein Stück blieb mir von ihr. Hier, in ihrem Zuhause, bei ihrer Mutter.

»Frau Mechat, ich wollte fragen, ob ich für eine Weile in Julias Zimmer darf. Ich bringe auch nichts durcheinander, es ist nur…«

Julias Mutter lächelte traurig. »Natürlich. Ich verstehe. Ich verrate dir etwas: Auch ich bin in Julias Zimmer gewesen. Jeden verdammten Tag, seit sie weg ist. Ich liege auf ihrem Bett, das noch immer nach ihr riecht, und weine und es ist so, als wäre sie dann bei mir.« Sie seufzte.

Ich brachte es nicht übers Herz, ihr zu sagen, dass ich nur nach den Tagebüchern suchen wollte. Alles andere schob ich so weit weg wie möglich. Ich musste mich zusammenreißen, herausfinden, was meiner besten Freundin passiert war – Julia zuliebe. Also nickte ich bloß.

»Geh nur, ich mach uns in der Zwischenzeit Tee. Sebastian wird bald heimkommen. Er freut sich bestimmt, dich zu sehen. Weißt du, er hat sich große Sorgen um dich gemacht. Und Theresa – wenn du dir ein Erinnerungsstück mitnehmen willst, dann mach das einfach. Such dir was aus. Ich weiß, Julia hätte es so gewollt.«

Ich stieg die Treppe hinauf in die obere Etage, während Frau Mechat in die Küche ging.

Einen Moment stand ich vor Julias geschlossener Tür. Tat ich das Richtige? War es in ihrem Sinn? Dann gab ich mir einen Ruck und drückte die Klinke hinunter. Mein Hals zog sich zusammen, als ich das Zimmer betrat. Was Frau Mechat gesagt hatte, stimmte: Julia war hier so präsent, als wäre sie nur kurz aufs Klo gegangen und käme gleich wieder zurück. Ich schloss die Tür hinter mir und seufzte. Wo sollte ich mit der Suche beginnen?

Eine gute Stunde lang schaute ich an allen möglichen und auch unmöglichen Verstecken nach, guckte in jede Schublade, jeden Schrank – nichts.

Unterm Bett fand ich eine Zeitschrift und eine Socke. Sogar die Matratze hob ich an, doch auch da lagen keine Tagebücher. Wenn ich nicht mit eigenen Augen gesehen hätte, wie Julia in eines hineingeschrieben hatte, hätte ich an meinem Verstand gezweifelt, so wusste ich aber, dass diese blöden Bücher irgendwo sein mussten. Wenigstens eines.

»Julia, wo hast du sie hingetan?«, flüsterte ich vor mich hin. Vielleicht war es ihr zu dumm geworden, mit der Hand zu schreiben, und sie war dazu übergegangen, ihre Aufzeichnungen am Computer zu verfassen. Sollte ich es wagen? Ich kannte ihr Passwort. Soweit ich wusste, hatte Julia es nie geändert, obwohl ich sie jedes Mal damit aufzog, dass ich eines Tages all ihre Geheimnisse lesen würde. Wer hätte gedacht, dass es jemals wirklich dazu kommen würde? Ich schaltete den Laptop ein und wartete darauf, dass er hochfuhr. Wie sehr hatte ich sie um ihren Computer beneidet! Er war neu und schnell. Julia hatte in ihrem Zimmer sogar einen Internetanschluss, während ich nur mit einem Prepaid-Stick surfen konnte, den ich aufladen musste, wenn mein Guthaben aufgebraucht war.

Auf dem Desktop waren unzählige Ordner und Dateien. Es dauerte eine Weile, bis ich mich durchgeklickt hatte, aber auch da war nichts. Was sollte ich noch versuchen? Ich war doch nicht hergekommen, um mit leeren Händen zu gehen. Fieberhaft durchforstete ich mein Hirn nach weiteren Möglichkeiten und plötzlich wusste ich, was ich tun konnte. Unter »Eigene Dateien«, die nicht am Desktop sichtbar waren, hatte sie einen Ordner gespeichert, den sie »Tessa« genannt hatte. Niemand sonst nannte mich bei diesem Spitznamen. Aufgeregt öffnete ich mit einem Mausklick den Ordner.

Ein paar Fotos waren darin, nichts Wichtiges: das letzte Faschingsfest in der Schule, als wir uns als Zwillinge verkleidet hatten; sie und ich im Schwimmbad, wo ich ihr mit Sonnencreme ein Herz auf den Rücken gemalt hatte; Urlaub in Spanien – erst nach endlosen Diskussionen mit meiner Mutter durfte ich mit den Mechats mitfahren; unser Baumhaus am Ende der Siedlung, das uns Julias Vater gebaut hatte, als wir noch Grundschüler waren. Wie viel Zeit hatten wir dort gemeinsam verbracht? Eine ganze Kiste voll mit Barbies und Kleidung für unsere Puppen hatten wir in das Baumhaus geschleppt. Einmal hatten wir unsere Eltern überredet, dort übernachten zu dürfen. Mitten in der Nacht flüchteten wir zu mir nach Hause, weil es uns zu gruselig wurde.

Das nächste Bild zeigte mich auf dem Fahrrad. Ich war, glaube ich, acht gewesen – und das Rad mein ganzer Stolz. Schon damals hatte Julia gerne fotografiert.

Ein Foto, aufgenommen im Grätzel, wie ich an der Einrichtung erkannte. Das Bild war weder scharf noch besonders interessant. Jede Menge Leute. Ich saß, Julia stand hinter mir und zeigte grinsend mit Zeige- und Mittelfinger ein V über meinem Kopf, während ich nichts merkte. Keine Ahnung, wer es geknipst hatte.

Danke, Julia, dachte ich. Danke, für diese schönen Erinnerungen. Ich wünschte, es wären mehr als bloß ein paar Fotos. Ob ich die wohl ausgedruckt haben konnte? Ich würde Frau Mechat danach fragen.

Es wurde Zeit zu gehen. Die Tagebücher waren nicht da. Vielleicht hatte Frau Mechat sie weggeschmissen, verbrannt oder sonst was mit ihnen angestellt. Vielleicht las sie Julias Tagebücher gerade selbst, um herauszufinden, was in ihrer Tochter in den letzten Wochen vorgegangen war. Vielleicht hatte sie die Aufzeichnungen auch der Polizei übergeben, bevor sie Julias Tod als Unfall deklariert hatten.

Ich verließ Julias Zimmer und ging in die Küche zu Frau Mechat. Sie blickte auf. »Und? Alles in Ordnung mit dir?« Julias Mutter war gerade dabei, Gemüse klein zu schneiden.

Ich nickte und deutete auf die Arbeitsplatte. »Kann ich helfen? Ich koche gern.«

Frau Mechat winkte mich zu sich heran, holte ein Schneidebrett und ein Messer aus der Schublade. »Gemüsesuppe. Ich hoffe, du bleibst dann aber auch zum Essen.«

Während ich mit dem Messer hantierte, fiel mir ein, dass ich Frau Mechat wegen der Fotos und der Tagebücher fragen wollte. »Julia hat ein paar Bilder auf dem Computer. Ob ich mir die ausdrucken kann?«

»Sicher! Ich hatte bisher noch gar nicht die Zeit, mir anzusehen, was sie alles auf der Festplatte hat – sie hat so tolle Fotos gemacht. Dafür hatte sie echt Begabung.«

Ja, Julia hatte ständig ihren Fotoapparat dabei – und seit Weihnachten filmte sie alles mit dem Camcorder, den sie von ihrem Vater bekommen hatte. Ich hatte weder das eine noch das andere Gerät in ihrem Zimmer gefunden. Offenbar war nicht nur ihr Tagebuch verschwunden.

»Ich frage mich, ob auf ihrer Kamera ebenfalls Bilder von uns drauf sind. Ich konnte sie nicht finden.«

Frau Mechat hielt mit dem Schneiden inne und blickte mich an. »Jetzt wo du es sagst – ich habe sie in ihrem Zimmer nicht gesehen. Ich weiß nicht einmal, wann Julia die Kamera zuletzt verwendet hat.« Dann brach sie in Tränen aus. Ich legte das Messer aus der Hand und umarmte sie unbeholfen. »Es ist ja nicht schlimm, bestimmt hat Julia sie bloß verlegt«, versuchte ich Frau Mechat zu trösten.

»Darum geht es gar nicht«, schniefte sie und griff nach der Rolle Küchenpapier. Sie riss ein Blatt ab, tupfte ihre Tränen weg und schnäuzte sich. »Entschuldige!«, sagte sie, als hätte es etwas zu entschuldigen gegeben.

Ich wartete darauf, dass sie weitersprach. »Es ist nur so, dass mir das gar nicht aufgefallen ist, dabei hätte ich es bemerken müssen.« Und als sie meinen fragenden Blick bemerkte, setzte sie hinzu: »Julia war doch mit dem Fotoapparat und dem Camcorder verwachsen. Ohne ging sie nicht mal zur Schule.«

Das stimmte. So wie andere ständig iPhones oder iPods bei sich hatten, trug Julia die beiden Kameras mit sich herum. Wie oft hatte ich mich darüber lustig gemacht, weil sie auf dem Weg zur oder von der Schule ein besonders tolles Motiv fand und sie es fotografieren oder filmen wollte, während ich mir die Beine in den Bauch stand. Julia war eine Perfektionistin gewesen.

Frau Mechat sprach weiter: »Sie hat ein Stück von sich selbst aufgegeben und ich hatte keine Ahnung.«

»Vielleicht hat sie sie einfach verlegt – ich meine, besonders ordentlich war Julia noch nie«, antwortete ich und versuchte ein Lachen, mehr um Julias Mutter zu trösten als aus Überzeugung. Man konnte von Julia sagen, was man wollte, aber Dinge, die ihr wichtig waren, verstaute sie so, dass sie sie wiederfand. Sie hätte die teuren Apparate niemals irgendwo hingelegt, wo sie verloren gehen oder zu Schaden kommen konnten.

»Vielleicht«, räumte Frau Mechat ein, aber ich hörte den Zweifel in ihrer Stimme. Auch sie wusste, dass Julia ihre Kameras niemals verlegt hätte.

Dr. Mechat kam wenig später zum Mittagessen nach Hause. In den paar Tagen, seit ich ihn das letzte Mal gesehen hatte, schien er um Jahre gealtert zu sein. Trotzdem lächelte er, als er mich sah. Der Schmerz über den Verlust seiner Tochter stand ihm ins Gesicht geschrieben, auf seiner Stirn sah ich tiefe Falten – jetzt wusste ich, was mit diesem Satz gemeint war.

Wir saßen um den runden Esstisch. Ich merkte, wie sich Julias Eltern bemühten, nicht auf den leeren Stuhl zu blicken.

Julias Platz. Ich schluckte, um den Kloß in meinem Hals wegzubekommen.

Frau Mechat ergriff die Hand ihres Mannes. »Sebastian, Theresa hat auf Julias Computer Fotos von sich entdeckt. Würdest du sie ihr ausdrucken?«

Herr Mechat hob den Löffel voll Suppe zu seinem Mund und nickte. »Klar, das mach ich nach dem Essen. Dann kannst du sie gleich mitnehmen.«

»Das wär schön. Danke.«

Eine Weile aßen wir stumm, dann wagte ich zu fragen, ob sie wussten, wo Julias Tagebücher waren.

»Keine Ahnung, wo sie die aufbewahrt hat. Du etwa?«, wandte sich Frau Mechat an ihren Mann.

Er schüttelte den Kopf. »Es ist erschreckend, vor Augen gehalten zu bekommen, wie wenig ich eigentlich über meine Tochter weiß«, murmelte er. Er sah bedrückt aus. Die wenigsten Eltern wussten alles über ihre Kinder, aber gerade bei Julias Familie hatte ich immer das Gefühl gehabt, dass sie sehr offen miteinander umgingen. Nicht so wie bei mir zu Hause. Komisch, dass die Mechats das offenbar ganz anders sahen als ich.

Nach dem Essen zeigte ich Julias Vater die Fotos und er druckte sie für mich aus.

»Tessa? So, so«, sagte er und schmunzelte.

Ich spürte das Blut in meine Wangen schießen. »Das war Julias Spitzname für mich.«

»Schon gut, ich verrate es niemandem.«

Der Abschied von den Mechats war herzlich und ich musste versprechen, bald wiederzukommen. Herr Mechat nahm mich mit in die Stadt, weil er einen Patientenbesuch machen musste. Er bot mir an, mich später zurück nach Kleinhardstetten zu bringen, aber ich lehnte ab. »Vielen Dank, aber ich weiß noch nicht, wie lange ich brauche.«

Er winkte mir zu, bevor er davonfuhr. Nun stand ich da und war unschlüssig, ob ich zu Leon oder ins Grätzel gehen sollte. Welche Möglichkeit war vielversprechender? Welche weniger auffällig? Wäre Julia noch am Leben, würde Leon sicher im Grätzel auf uns warten. Allerdings ohne Julia würde ich ihn eher zu Hause antreffen. Sollte ich es wagen? Wäre es nicht komisch, wenn ich ohne triftigen Grund bei ihm auftauchte? Mein Repertoire der Annährungsversuche war, traurig, aber wahr, mit der Rückgabe der Taschentuchpackung aufgebraucht – und selbst das war eine Fügung des Schicksals gewesen. Aber dann kam mir eine Idee. Ob sie gut war, würde sich erst zeigen, wenn ich sie ausprobierte. Mehr, als dass ich mich vor Leon bis auf die Knochen blamierte, konnte mir schließlich nicht passieren, sagte ich mir – und das wäre nicht das erste Mal. Was hatte ich schon zu verlieren?

---

12. Februar 2012

Früher sah ich die Schule als notwendiges Übel an. Man muss halt hingehen, was lernen, einen Abschluss machen, damit man studieren kann oder um einen guten Job zu bekommen. Sie war für mich Treffpunkt und Kommunikationszentrum und diente dazu, den Tag irgendwie sinnvoll zu verbringen – was sollte man sonst mit sich anfangen? Bisher freute ich mich auf die schulfreien Tage, weil ich endlich Zeit hatte, mich mit den Dingen zu beschäftigen, die mir richtig Spaß machen. Doch jetzt ist jedes Wochenende eine Belastung, weil es schlimm für mich ist, mit meinen Eltern zu Hause zu sein und unwissend zu tun. Ich habe gestern meinen Vater auf Melissa angesprochen, besser gesagt, auf ihre Schwangerschaft. Das hätte ich mir besser sparen sollen, denn das Einzige, was ich damit erreichte, war ein Vortrag über Verhütung, einer von vielen. Ich kenne den auswendig, so oft habe ich ihn schon gehört. Bla, bla, bla. Schließlich fragte ich ihn, warum sich eine Person umbringt, nur weil sie schwanger ist? Ein Kind wäre doch ein Grund mehr, leben zu wollen.

Den Blick, den mein Vater mir zuwarf, kannte ich genauso gut wie seine Vorträge. Den setzt er immer auf, wenn ich seiner Meinung nach eine besonders kindische Frage stelle. Trotzdem gab er mir zur Antwort, dass es nicht immer reine Freude sei, ein Kind zu erwarten. Als ob ich das nicht wüsste. Warum hat Melissa dann keine Abtreibung machen lassen?, fragte ich.

Die Antwort ist einfach. Er meinte, sie wollte es kriegen, bloß der Vater nicht. Sein Gesicht verzog dabei keine Miene. Stattdessen machte er auf besonders verständnisvoll – der ist so was von scheinheilig!

Meine Mutter kam später von einem Besichtigungstermin nach Hause und ihre größte Sorge war, wie es mir ging. Jedes Mal! Die gleichen Fragen, der gleiche Blick. Ich kann ihre Fürsorglichkeit kaum mehr ertragen! Hast du Hunger? Brauchst du etwas? Geht es dir gut? Ich habe keinen Hunger und mir geht es nicht gut. Ob ich was brauche? Wie wär's mit einem neuen Vater?

Ich war so knapp dran, ihr von meinen Vermutungen zu berichten. Nur damit sie etwas hatte, das sie mehr beschäftigte als ich. Doch da klingelte mein Handy. Tessa wollte sich mit mir im Einkaufszentrum treffen. Am liebsten hätte ich mich in meinem Zimmer verkrochen und wäre nie wieder irgendwohin gegangen. Meine Ängste werden nicht weniger, sondern mehr. Aber sie sagte, es würde mir helfen, wenn ich mich dazu zwinge, unter Menschen zu gehen. Klingt vernünftig. Wem soll ich sonst glauben, wenn nicht meiner besten Freundin? Trotzdem hätte ich mich nicht überwinden können, wenn Mama nicht versprochen hätte, uns abzuholen. Nicht einmal Tessa kann verhindern, dass ich wieder eine Panikattacke bekomme, so wie neulich. Ich schwöre, wenn ich das noch einmal erleben muss, sperre ich mich wirklich in meinem Zimmer ein, wo ich die Schatten, die mich verfolgen, wenigstens kenne.

Kapitel 13

Ich stand in der Buchhandlung auf der Fußgängerzone und rief mir ins Gedächtnis, welche Autoren Leon mir gegenüber erwähnt hatte. Ein Buch nach dem anderen nahm ich in die Hand und las den Rückentext. Es gab so viele. Woher sollte ich wissen, welche er schon kannte? Da trat eine junge Verkäuferin an mich heran. »Darf ich helfen?«

»Ich suche etwas für einen Freund. Der liebt dieses Zeug, aber ich weiß nicht, was er schon hat.«

»Dann ist es natürlich schwierig«, gab sie zu. Sie nahm ein Buch aus dem Regal und drückte es mir in die Hand. »Wie wär's damit? Haben wir gestern reinbekommen. Es ist gerade erschienen und die Wahrscheinlichkeit, dass Ihr Freund es gelesen hat, ist eher gering.«

Auf dem Cover war ein zusammengebundenes Kissen. Die Inhaltsangabe klang noch dazu recht spannend. Einen Vorwand hatte ich nun. Jetzt musste ich nur noch den Mut aufbringen, bei Leon zu klingeln.

Vor dem Tor ließ ich meinen Finger über dem Klingelknopf schweben. Bloß nicht nachdenken! Mach es wie damals, als du für die Schwimmprüfung vom Dreimeterbrett springen musstest, redete ich mir gut zu. Ich war eine gute Schwimmerin, hatte keine Probleme mit dem Tauchen, machte perfekte Kopfsprünge vom Einmeterbrett, aber die drei Meter waren nicht mein Ding. Allein die Vorstellung, dort runterspringen zu müssen, hatte mir tagelang Albträume beschert. Als ich mit Julia darüber sprach, meinte sie, ich solle einfach raufgehen, die Augen zumachen und, ohne nachzudenken, springen. Doch als ich dann oben stand, konnte ich mich nicht rühren. Ich hatte solch eine Panik, als ich das Wasser unter mir sah, dass ich umdrehte und die Stufen wieder hinunterkletterte.

Bei der nächsten Schwimmstunde hielt ich mich an Julias Rat: rauf, runter, fertig. Angenehm war es trotzdem nicht gewesen, aber ich hatte es geschafft!

Jetzt war es für mich genau wie damals – ein Sprung vom Dreimeterbrett, hinein ins kalte Wasser. Hätte ich mir Zeit zum Nachdenken gelassen, wäre ich bestimmt unverrichteter Dinge wieder gegangen. Stattdessen presste ich meinen Finger auf die Klingel und hielt meinen Atem an. Vielleicht war er gar nicht zu Hause? Jetzt stell dich nicht so an, ermahnte ich mich, schließlich will ich in seine Wohnung. Ich dachte schon, ich hätte mich ganz umsonst selbst gemartert, weil es ziemlich lange dauerte, bis es in der Gegensprechanlage knackste. »Hallo?«, klang Leons Stimme verzerrt an mein Ohr.

Und wenn er dich nicht reinlässt?, schoss es mir durch den Kopf. Bevor ich es mir anders überlegen konnte, sagte ich meinen Namen. Der Summer ertönte und ich drückte das Tor auf.

Leon wartete vor der Wohnungstür auf mich. Erfreut sah er nicht aus, aber immerhin lag eine gewisse Neugier in seinem Blick.

Ich hob die Hände, noch bevor er etwas sagen konnte. »Hör zu, es tut mir leid. Jedes Mal, wenn ich mit dir rede, endet es damit, dass ich dich mit irgendwas beleidige.«

»Willst du nicht erst mal reinkommen?«, fragte er und ich vergaß, was ich mir noch alles als Rechtfertigung überlegt hatte. Wieder mal hatte er es geschafft, mich zu überrumpeln. Irgendwie reagierte dieser Typ nie so, wie man es von ihm erwartete.

Er ging vor und hielt mir die Tür auf. »Ich krieg nicht oft

Besuch«, sagte er, während ich meine Jacke auszog und sie auf den Kleiderständer hängte.

Ich war ein wenig aufgeregt, mir war klar, dass ich eine Art Sonderbehandlung genoss. Soweit ich wusste, war noch nie wer aus unserer Stufe bei Leon zu Hause gewesen. Dennoch hatte ich nicht vergessen, warum ich hier war: Ich suchte nach Hinweisen auf ein Auto. Beim Schuheausziehen versuchte ich möglichst unauffällig, alles aufzunehmen, was ich sah. Neben der Tür hing ein Schlüsselbord. Ich erkannte den Schlüssel zum Spind in der Schule, einen Wohnungs- und einen Briefkastenschlüssel. Aber nichts, was auf ein Auto deuten würde. Ich stellte meine Schuhe auf die Plastikmatte und richtete mich auf.

Neben der Tür stand eine Kommode mit einer Glasschale. Sie war leer.

»Jetzt steh nicht da wie angewachsen. Wenn du schon hier bist, kannst du auch genauso gut reinkommen«, sagte Leon und deutete ins Wohnzimmer, wie ich durch die offene Tür erkennen konnte.

Ich nickte. »Ach ja, bevor ich es vergesse«, sagte ich, nahm das Buch aus der Plastiktüte und hielt es ihm hin. »Ich hoffe, du kennst es noch nicht.«

Er sah mich an. Sein Blick war so intensiv, dass mir ganz heiß wurde. Es dauerte scheinbar eine Ewigkeit, bis er sagte: »Vielen Dank, wie komme ich zu der Ehre?« Seine Worte zerrissen das Band, das seinen Blick mit meinem festhielt. Ich schlang die Arme um meinen Oberkörper. Verflixt, was war bloß los mit mir? Etwas lief gewaltig schief und ich musste mir still vorsagen, dass ich nur aus einem Grund hergekommen war: Auto, Autoschlüssel, Beweise suchen.

Ich räusperte mich. »Äh, also. Ich hab das Buch von einem Bekannten meiner Mutter bekommen, aber ich hab schon so einen hohen Stapel«, ich zeigte mit meiner Hand in Kniehöhe, »und da dachte ich, ich kann's dir mitbringen. Du liest doch so was gerne.« Ich fasste mich langsam. Gerade hatte ich Leon ins Gesicht gelogen und war dabei nicht einmal rot geworden. Ob ich langsam Übung bekam?

Leon grinste. »So, so. Deshalb klebt auch das Preisschild noch drauf und zufällig steckt es auch in der Originaltüte vom Buchladen ums Eck.«

Jetzt wurde ich doch rot. Leon hatte mich eiskalt erwischt. Ich würde einen miserablen Verbrecher abgeben. Dümmer, als die Polizei erlaubt. Nur gut, dass Leon keine Ahnung hatte, warum ich wirklich gekommen war. Theresa, pass bloß auf, dass du dich nicht verplapperst.

»Ist schön hier«, sagte ich, weil mir nichts anderes einfiel und weil ich unbedingt das Thema wechseln wollte. War mir doch egal, was er von mir dachte.

»Setz dich.« Leon bot mir einen Platz auf der Couch an. »Willst du vielleicht was trinken? Ich hab aber nur Mineralwasser. Oder Kaffee. Tee ginge zur Not auch noch, aber ich hab bloß ...«

Ich musste lächeln. Er bemühte sich fast übereifrig, ein guter Gastgeber zu sein. Schnell unterbrach ich ihn. »Kaffee wär super!«

»Also okay, magst du mit in die Küche kommen? Oder wartest du lieber hier?« Irgendwie schien er mit der Situation überfordert, er wirkte viel weniger souverän als sonst und das fand ich ... irgendwie niedlich.

Theresa, schalt ich mich in Gedanken, du wirst dich doch nicht einlullen lassen. Ich stand auf. »Darf ich mich umsehen?«

»Äh, ja. Klar. Aber wenn du wartest, dann zeig ich dir alles.«

»Na gut. Dann komm ich mit in die Küche.«

Während er die Kaffeemaschine befüllte, sah ich mich in der Küche um. Sie war winzig, aber für einen alleine reichte es. »Kochst du manchmal?«, fragte ich.

»Hin und wieder. Aber ehrlich gesagt, bin ich kein großer Koch. Ich kann Bratwurst, Tiefkühlpizza …«

»Tiefkühlpizza zählt nicht!«

Er lachte und mein Herz schlug plötzlich einen Takt schneller. Ich hatte Eigenbrötler Leon tatsächlich zum Lachen gebracht! Widerwillig gestand ich ein, dass mir sein Lachen gefiel. Schade, dass er sich sonst immer so in sich verkroch.

»Und du?«, fragte er. Ich musste ihn verständnislos angesehen haben, weil er hinzusetzte: »Na, kochen. Kannst du es?«

»Ja, und zwar nicht nur Tiefkühlpizza.«

»Cool, vielleicht kannst du mir helfen, meinen Speiseplan zu erweitern.« Mir schoss das Blut in die Wangen, ich fühlte, wie sie glühten. Warum sagte er das? Wollte er nett sein? Ich war einigermaßen verwirrt, wir kannten uns doch kaum! Trotzdem sagte ich: »Klar. Meiner Schwester gebe ich Nachhilfe in Mathe, dir in Kulinarik. Warum nicht?«

»Kaffee kochen kann ich übrigens schon.« Er deutete auf die Kaffeemaschine, die brodelnde Geräusche von sich gab. Leon nahm mich am Ellenbogen und zog mich aus der Küche. Seine Berührung war nur ganz leicht, trotzdem kribbelte es plötzlich an genau dieser Stelle. »Komm, während der Kaffee durchläuft, zeig ich dir die Wohnung.«

Er führte mich zurück in den Flur und wies mit dem Finger auf eine der geschlossenen Türen. »Das Klo«, sagte er, dann wies er auf die andere. »Badezimmer.«

»Darf ich?«, fragte ich und machte die Badezimmertür auf. Auch dieser Raum war echt klein. Allerdings wirkte er durch die weißen Fliesen und das Spiegelmosaik auf der Wand gegenüber der Duschkabine größer. Leon drängte sich an mir vorbei und hob ein T-Shirt vom Boden auf. Wie gut er roch! »Ich habe nicht mit Besuch gerechnet«, setzte er zu seiner Entschuldigung an.

Ich musste mich räuspern. Es war schon eine Ewigkeit her,

dass ich mit einem Typen allein gewesen war – daher meine Unsicherheit, redete ich mir ein. »Du hast es echt schön«, sagte ich mit viel zu hoher Stimme. »Das Mosaik gefällt mir. Find ich eine gute Idee.« Eine gute Idee?! Oh Mann, Theresa, lahmer geht's ja wohl nicht.

»Hat mein Bruder gemacht.« Auf einmal wurden seine Lippen schmal und in seinen Augen lag ein trauriger Blick.

»Du hast einen Bruder?« Das hatte ich gar nicht gewusst. »Wie alt ist er? Ich habe eine vierzehnjährige Schwester. Und ich schwöre, ich war mit vierzehn bestimmt nie so wie sie.«

»Er ist tot.« Brüsk drehte er sich um, ging an mir vorbei und mir blieb nichts weiter übrig, als ihm zu folgen. Ich und meine große Klappe! Aber woher hätte ich denn vom Tod seines Bruders wissen sollen?

Leon holte aus einem Schrank zwei Becher und trug sie ins Wohnzimmer. Ich setzte mich auf die Couch. Nur wenige Augenblicke zuvor hatte ich das Gefühl gehabt, wir kämen wieder richtig ins Gespräch, so wie im Grätzel. Nun war er wieder genauso verschlossen und weit weg wie sonst.

»Das mit deinem Bruder tut mir leid«, fing ich an. Irgendwie hatte ich das Gefühl, mich bei Leon pausenlos wegen irgendwas zu entschuldigen. Jeder zweite Satz von mir begann mit »tut mir leid«.

Er seufzte. »Es ist jetzt fast ein Jahr her. Ich sollte langsam damit umgehen lernen«, murmelte er mit gesenktem Kopf. »Aber ich bin ja auch selbst schuld, wenn ich in der Wohnung von meinem Bruder wohne. Ich suhle mich ja geradezu in Trauer ...« Er seufzte tief und fuhr sich mit der Hand durch seine wuscheligen braunen Haare.

Wie gerne hätte ich ihm den Arm um die Schulter gelegt, ihn versucht zu trösten. Wir hätten uns gegenseitig trösten können. Um ihn von seinem Bruder abzulenken, zeigte ich auf eine schmale Tür, die vom Wohnzimmer abging. »Und was ist da drin?«

»Schlafzimmer«, gab er zur Antwort. Ich wollte mich erheben, weil ich gerne auch dort einen Blick hineingeworfen hätte, doch Leon hielt mich zurück. »Nein, das Bett ist nicht gemacht und ... ja, also ...«

»Dann ist es eh besser, wenn ich nicht reinschau. Ich hatte gerade so einen enorm ordentlichen Eindruck von dir«, gab ich zurück und brachte ihn endlich wieder zum Lächeln.

»Ich geh dann mal ... der Kaffee.« Warum wirkte er plötzlich so unsicher? Bisher hatte ich immer den Eindruck, dass ihn nichts aus der Ruhe bringen konnte. Vermutlich wühlte ihn die Erinnerung an seinen toten Bruder so sehr auf.

»Kaffee kochen kannst du wirklich. Ich bin mir sicher, jeder große Chefkoch hat mal mit schnödem Kaffee angefangen.« Ich gewann ein weiteres Lächeln von Leon.

»Okay, wenn ich nach dem Studium keinen anderen Job kriege, werde ich hauptberuflich Kaffeekoch.«

»Was willst du denn studieren?«, fragte ich, während ich auf den Kaffee blies, um ihn abzukühlen.

»Am liebsten Psychologie oder Sprachwissenschaften.«

Mit dieser Antwort hatte ich nicht gerechnet. Ich hätte ihn eher als Tüftler eingeschätzt. Irgendwas mit Computer oder Maschinenbau. Von mir aus Architekt oder meinetwegen Anwalt. Aber Psychologie? »Warum ausgerechnet Psychologie?«, wollte ich wissen.

Er überlegte kurz, bevor er mir antwortete. »Weil ich das Innenleben der Menschen spannend finde. Du nicht?«

»Doch. Irgendwie schon. Zum Beispiel würde es mich interessieren, warum Julia alleine heimgegangen ist.«

»Blöd, dass ich mit dem Studium nicht schon fertig bin, vielleicht hätte ich dir deine Frage beantworten können.« Er sah mich von der Seite an. »Und vielleicht wüsste ich dann auch, warum die Polizei aus heiterem Himmel zu mir kommt und mir hundert Fragen stellt. War sie auch bei dir?«

»Nein. Wann war das?« Ich drehte den Becher zwischen meinen Händen und nahm einen tiefen Schluck.

»Letzte Woche. Ein paar Tage nach Julias Tod. Zuerst dachte ich mir nichts dabei, aber als ich darüber nachdachte, kam es mir komisch vor, dass ich befragt werde, *nachdem* ja schon feststand, dass Julia einen Unfall hatte. Glauben die etwa selbst nicht an einen Unfall?«

Ich rutschte auf dem Sofa hin und her. Mein Mund war ganz trocken, schnell schenkte ich mir eine zweite Tasse Kaffee ein. Fast hätte ich mir die Lippen verbrüht.

»Ich habe das Gefühl, die glauben, *ich* hätte Schuld an Julias Unfall. Vielleicht rede ich mir das auch nur ein, aber ehrlich gesagt reichen mir schon die Vorwürfe, die ich mir ohnehin mache, weil ich sie alleine im Grätzel gelassen hab an dem Abend. Du hast doch überall herumgefragt. Hast du irgendetwas Neues über Julias Tod erfahren?«

»Also ... ich ... nein. Nur dass sie nicht den Bus genommen hat«, stammelte ich, völlig überrumpelt von seiner Frage.

»Woher weißt du das so sicher?«

»Ich hab den Busfahrer gefragt, der an dem Abend Dienst hatte.«

»Hm, das heißt dann wohl, dass sie irgendwie anders zur Brücke gekommen sein muss.«

Ich nickte. »Sag ich doch die ganze Zeit. Wahrscheinlich hat sie jemand mitgenommen, jemand mit einem Auto und ...«

Leons Gesicht erstarrte. Ganz langsam stellte er seinen Kaffeebecher auf den Couchtisch. Dann musterte er mich mit zusammengekniffenen Augen von der Seite. Seine Stimme klang gefährlich ruhig, als er sagte: *»Des*halb hast du mich also gefragt, ob ich am Montag mit dem Auto kommen würde. Die Frage kam mir schon in dem Moment total absurd vor. Aber jetzt kapiere ich: Du wolltest herausfinden, ob ich eins hab.«

»Ich ...« Meine Stimme versagte. Ich stellte den Becher mit zitternden Händen ab und zuckte zusammen, als ein wenig von dem heißen Kaffe auf meine Finger schwappte.

Leon war jetzt aufgesprungen. So war er viel größer als ich, die immer noch auf dem Sofa saß. Langsam erhob ich mich. Doch es war nicht mal seine Größe, die mich einschüchterte.

»Dir habe ich den Besuch dieser Polizeibeamtin zu verdanken. Gib's zu!«

Ich brachte kein Wort hervor. Aber mein Schweigen war Antwort genug.

»Hau ab! Und nimm dein Scheißbuch mit!«, schrie er mich an. Dann trat er ein paar Schritte zurück. Ich nahm das Buch vom Tisch. Eigentlich hätte ich froh sein müssen, dass jetzt die ganze Wahrheit draußen war. Doch anstatt erleichtert zu sein, war ich traurig. Es kam mir vor, als hätte ich nach meiner besten Freundin auch noch einen Freund verloren.

---

17. Februar 2012

Der letzte Schultag vor den Ferien. Ich war noch nie so froh, endlich freizuhaben – und dann auch wieder nicht. Einerseits brauche ich diese Zeit, um weiter etwas über die Affäre meines Vaters herauszubekommen. Tatsachen, die beweisen, dass er Schuld an Melissas Selbstmord hat. Dass er eine Affäre mit ihr hatte. Er würde mich für verrückt erklären lassen, wenn ich ihm das so unbegründet vor die Füße werfen würde. Ich würde ihn überführen müssen, eindeutige Fakten schaffen. Ich bin nicht verrückt. Ich weiß, was ich gesehen habe.

Ich habe Tessa gefragt, ob sie es für möglich hält, dass

Melissa mit einem verheirateten Mann liiert war, der sie geschwängert hatte. Sie meinte, das sei möglich, aber es wäre doch kein Grund, sich umzubringen. Sie jedenfalls würde das niemals tun. Kein Kerl der Welt sei das wert. Sie spinnt sich ihre eigenen Geschichten zusammen, die liebe Tessa. Sie hat sogar die Vermutung in den Raum gestellt, Melissa sei vielleicht vergewaltigt oder vom eigenen Vater missbraucht worden.

Immerhin hat Tessa damit erreicht, dass ich auch noch weitere Möglichkeiten in Erwägung ziehe. Vielleicht gibt es eine andere Erklärung für die eingespeicherte Telefonnummer Melissas in seinem Handy, für ihre Besuche in seiner Praxis, für ihre Anwesenheit in seinem Auto – und schlussendlich für die Handschuhe, die sie trug, als ich sie dort liegen sah. Vielleicht kann es wirklich ganz anders abgelaufen sein.

Jedenfalls habe ich jetzt zehn Tage Zeit, um Nachforschungen anzustellen. Das ist das Positive an den Ferien.

Allerdings wird mir jetzt schon übel, wenn ich daran denke, dass ich mich jeden Tag, Stunde um Stunde, verstellen muss. Meine Eltern haben sich Urlaub genommen. Ursprünglich wollten wir Ski fahren gehen, doch nachdem ich Melissas Leiche gefunden habe, stornierten sie die Reise. Mein Vater meinte, wir sollten trotzdem fahren, die frische Luft und die Bewegung würden mir guttun. Außerdem sei nach diesem Erlebnis ein Ortswechsel ratsam. Meine Mutter hingegen fand, ich sei nicht kräftig genug und in dieser belastenden Situation sei es notwendig, ein stabiles Umfeld zu haben, bei meinen Freunden zu sein. Deswegen gab es sogar Streit zwischen meinen Eltern – na ja, eher eine Meinungsverschiedenheit. Schließlich mischte ich mich ein und wollte wissen, warum sie nicht mich fragen. Sie könnten ja fahren, ich sei alt genug, um eine Woche allein zu Hause zu bleiben. Sie sahen sich entsetzt an und waren sich einig, dass diese Option nicht infrage kam. Nicht in meinem »Gemütszustand«. Wenn ich nicht verreisen wolle, würden sie natürlich auch daheimbleiben. Und das heißt, ich habe beide den ganzen Tag am Hals. Ich hoffe, dass ich möglichst viel Zeit bei Tessa oder unterwegs auf Recherche verbringen kann. Irgendwas fällt mir schon ein. Den Rest der Zeit verziehe ich mich einfach in mein Zimmer.

Ich habe mich dazu entschlossen, meine Aufzeichnungen in unserem alten Versteck unterzubringen. Da bin ich jetzt.

Es wäre schön, wenn das Baumhaus geheizt wäre. Lange kann ich nicht in der Kälte sitzen. Meine Schrift kann auch kein Schwein lesen, mit Handschuhen schreibt es sich miserabel, aber Frostbeulen am Finger sind auch nicht sexy. Also muss es halt so gehen. Eine dauerhafte Lösung ist das bestimmt nicht, aber im Moment bleibt mir nichts anderes übrig. Ich hoffe immer noch, dass ich in ein paar Tagen das Tagebuch wieder in mein Zimmer bringen kann, weil sich alles zum Guten auflöst und ich über meine dummen Verdächtigungen lachen kann. Hoffentlich, hoffentlich, hoffentlich.

Es ist so eisig, meine Nase ist garantiert schon rot und blau gefroren. Ich überlege ernsthaft, Leon zu fragen, ob ich ihm meine Notizen anvertrauen kann. Natürlich ohne dass er sie liest. Aber ich glaube, so weit geht unser Vertrauensverhältnis (noch) nicht. Also muss ich mich einigermaßen kurz halten. Ich komme sobald wie möglich wieder, um aufzuschreiben, was ich herausgefunden habe.

Kapitel 14

Mit der Jacke in der Hand flüchtete ich aus Leons Wohnung. Fast wäre ich über meine eigenen Füße gestolpert. Gerade noch fing ich mich. Erst jetzt bemerkte ich die Tränen auf meinen Wangen. Kein Wunder, dass ich halb blind durch die Gegend stolperte. Kälte drang durch meinen dünnen Pulli. Doch selbst nachdem ich in die Jacke geschlüpft und meine Schuhe ordentlich zugebunden hatte, wurde mir nicht wärmer.

Planlos stapfte ich durch die Gegend, einfach um in Bewegung zu bleiben. Wie konnte ich so dumm sein? Gerade, als Leon anfing, mich zu mögen. Mir zu vertrauen.

Das Laufen brachte mich wieder ein wenig runter. Ich ärgerte mich, weil ich nicht cool geblieben war. Warum hatte ich auch weglaufen müssen? Schließlich hatte ich keinen Grund für ein schlechtes Gewissen. Es war richtig gewesen, Karin Zauner zu bitten, ihm auf den Zahn zu fühlen. Es war aber nicht richtig gewesen, ihm was vorzumachen, flüsterte eine leise Stimme in mir. Widerwillig gestand ich mir ein, dass die Stimme recht hatte. Wenn ich ehrlich war, hatte Leon jeden Grund, sauer auf mich zu sein. Was hatte ich dumme Kuh denn erwartet? Dass er zu mir sagte: »Kein Problem, dass du mich verdächtigst, mir die Polizei auf den Hals hetzt und dich unter einem Vorwand in meine Wohnung schleichst«?

Sein verletzter Gesichtsausdruck fiel mir ein. Auch wenn Jungs für mich ein Buch nicht mit sieben, sondern eher doppelt so vielen Siegeln waren, hatte ich neben seinem Ärger noch etwas anderes erkannt: Leon war enttäuscht. Furchtbar enttäuscht. Von mir.

Ich wischte mir über die Augen. Saublöde Kälte.

Plötzlich hatte ich das Bedürfnis, etwas zu tun, das ich noch nie getan hatte: Ich schrie. Die wenigen Passanten drehten sich nach mir um und schüttelten den Kopf, doch das war mir egal. Seltsamerweise fühlte ich mich dadurch ein kleines bisschen besser. Gleichzeitig wusste ich, dass dieser Zustand nur kurz anhalten würde. Ich wollte nur noch nach Hause. Vielleicht würde laute Musik helfen, Leons Gesichtsausdruck aus meinem Kopf zu fegen.

Meine Mutter war zu Hause und hatte es sich mit einem Buch auf dem Sofa bequem gemacht. Ich war zu Fuß gegangen und meine Wangen und Finger begannen zu brennen, als ich in unsere geheizte Wohnung kam.

»Schon zurück?«, fragte meine Mutter überflüssigerweise. Schließlich sah sie doch, dass ich da war. Ich nickte nur. Sie legte das Buch aufgeschlagen zur Seite und setzte sich auf. »Wie war's denn? Wie geht es Julias Eltern?«

»Wie soll es ihnen schon gehen«, antwortete ich patzig, aber sofort regte sich mein schlechtes Gewissen. »Tut mir leid«, sagte ich. »Ich bin nur... durcheinander.« Mit einem Seufzer ließ ich mich neben meine Mutter auf die Couch sinken. »Die Mechats sind so nett zu mir. Ich meine, das waren sie vorher auch, aber da war ich Julias Freundin. Doch jetzt? Sie haben keinen Grund, überhaupt mit mir zu reden, geschweige denn, mich einzuladen. Trotzdem tun sie es. Ich habe Fotos auf Julias Rechner gefunden. Von mir. Alte Fotos. Von manchen wusste ich gar nicht, dass es sie gibt und wann Julia sie gemacht hat.«

»Willst du sie mir zeigen?«

Ja, das wollte ich tatsächlich. Ich stand auf, um sie aus meiner Jackentasche zu holen.

Als ich mich das zweite Mal neben meine Mutter setzte, schien es mir ganz selbstverständlich, mich an ihre Schulter zu lehnen. Sie zögerte nur kurz, bevor sie ihren Arm um mich legte. Gemeinsam sahen wir uns die Bilder an.

»Das Fahrrad. Weißt du noch, wie sehnsüchtig du dir es gewünscht hast? Ich bin dafür einen ganzen Monat putzen gewesen, um es dir kaufen zu können.«

Nein, das hatte ich nicht gewusst. Sie hatte es mir bis jetzt nie erzählt.

»Ach und hier. Euer Versteck.«

»Ja, ich habe regelmäßig die Keksdose gemopst, damit Julia und ich im Baumhaus picknicken konnten.«

Meine Mutter lachte. »Glaub nur nicht, das hätte ich nicht gemerkt!«

»Du hast aber nie was gesagt.«

Sie wurde ernst. »Nein, natürlich nicht. Warum hätte ich euch den Spaß verderben sollen? Klar, ich hätte dir die Keksdose auch einfach in die Hand drücken können, aber wäre es dann nicht nur halb so aufregend gewesen?«

»Mama? Ich frage mich, warum Julia an diesem Tag alleine nach Hause gegangen ist. Weil es aufregender war, als sich abholen zu lassen?«

Meine Mutter dachte nach. Dann schüttelte sie den Kopf. »Nein, sie war doch so vernünftig. Es wäre ganz und gar unklug gewesen, um diese Uhrzeit in der Kälte zu Fuß zu gehen, noch dazu allein. Sie muss entweder einen guten Grund gehabt haben oder jemand hat sie mitgenommen.«

Endlich sah noch jemand die Dinge so wie ich. Danke, danke, Mama. Ich hatte schon befürchtet, ich würde spinnen.

»Aber wer? Ich überlege schon die ganze Zeit, was genau passiert ist – und warum sie auf dieser Brücke war.«

Meine Mutter tippte mit dem Zeigefinger auf ihre Lippen, wie immer, wenn sie nachdachte. »Keine Ahnung. Was hätte sie getan, wenn sie den letzten Bus verpasst hätte? Wäre sie per Anhalter gefahren?«

»Niemals. Außerdem hätte sie bloß Frau Mechat anrufen müssen. Die hätte sie jederzeit abgeholt. Das hat sie doch seit«, ich stockte, »seit Julia diese Tote gefunden hat, immer getan.«

Meine Mutter drückte mich ein wenig fester an sich und legte ihr Kinn auf mein Haar. »Versprich mir, dass du auf dich aufpasst«, sagte sie.

Das tat ich doch sowieso immer. Schon lange.

Ich legte das Bild aus meiner Hand beiseite und betrachtete das nächste Foto. Es zeigte den tief verschneiten Garten, in dem »unser« Baumhaus stand. Das Grundstück gehörte Julias Tante, aber die hatte es nie für irgendetwas genutzt. Für uns war es ein wunderbares Paradies gewesen, wo wir als Kinder auf Bäume geklettert sind und nach Herzenslust in der Erde herumgebuddelt haben. Das letzte Mal waren wir vor fast zwei Jahren dort gewesen. Wir hatten zu Julias 16. Geburtstag eine riesige Fete geplant und die halbe Schule dazu eingeladen. Eine Woche vorher brachten wir alles auf Vordermann. Herr Mechat mähte das hüfthohe Gras mit der Sense. Julia und ich dekorierten die Bäume mit Lampions und organisierten eine Musikanlage. Für Essen und Trinken war gesorgt, meine Mutter hatte Aufstriche und eine Bowle gemacht. Schließlich erschienen annähernd fünfzig Leute, bei Weitem nicht so viele, wie wir eingeladen hatten, aber immer noch genug, um ordentlich zu feiern. Manche der Gäste kannten wir nicht einmal.

Jemand hatte Alkohol mitgebracht und die Bowle damit verfeinert, obwohl Julias Eltern absolutes Alkoholverbot erteilt hatten. Bis zehn lief alles gut, doch dann passierten gleich mehrere Sachen gleichzeitig. Wer die Pillen mitgenommen hatte, wusste hinterher keiner mehr. Jeder erzählte was anderes und keiner wollte etwas gewusst oder bemerkt haben. Tatsache war, dass nicht nur Alkohol, sondern auch

Ecstasy durch die Runde ging. Julia und ich waren zu sehr mit unserer Gastgeberrolle beschäftigt, als dass es uns aufgefallen wäre. Erst als Nadine zusammenbrach, jemand schrie und ein anderer die Musik abdrehte, sahen wir, was los war.

Ein paar Sekunden war es unheimlich still, dann reagierte Julia als Erste. Sie kniete sich neben die bewusstlose Nadine und überprüfte den Puls. Gleichzeitig rief sie mir zu, ich solle einen Krankenwagen rufen und ihren Vater verständigen. Es war unglaublich, wie schnell die meisten Gäste verschwanden. Dabei warf einer von ihnen eine brennende Zigarette auf eine Papiergirlande, die dann auch noch Feuer fing. Ich trampelte wie verrückt auf der brennenden Girlande herum, um die Flammen zu ersticken. Eine schöne Party, dachte ich verbittert. Sie hätte perfekt werden sollen und nun war alles schiefgelaufen. Julias Vater kam. Obwohl es ziemlich finster war, konnte ich seinen Gesichtsausdruck erkennen. Er hatte die Lippen zusammengepresst. »Wo ist sie?«, fragte er.

Ich deutete mit dem Finger über meine Schulter, weil ich immer noch damit beschäftigt war, die Glut auszutreten. »Dahinten. Julia ist bei ihr.«

Nachdem ich mich vergewissert hatte, dass das Feuer tatsächlich aus war, ging ich ebenfalls zu den anderen hinüber.

Es waren noch etwa fünf Gäste geblieben, die einen Halbkreis um Nadine bildeten. Ich stellte mich neben Julia. Sie nahm meine Hand. Während wir dabei zusahen, wie Herr Mechat sich um Nadine kümmerte, fragte ich mich, wie alles bloß so hatte eskalieren können.

Julias Vater hielt uns eine Standpauke. Aber er beruhigte sich wieder, als wir ihm versicherten, dass wir keine Ahnung von den Drogen gehabt hatten.

Den ganzen nächsten Tag verbrachten wir damit, aufzuräumen. Zu zweit. Keiner von unseren Freunden war gekommen, um mitzuhelfen. Nadine überlebte nur knapp.

Danach trafen wir uns meist im Grätzel, bei Julia zu Hause oder ganz selten bei mir. Wir mieden den Garten, zumindest ich.

Ich schaute auf das Foto in meiner Hand. Es passte irgendwie nicht zu den anderen. Auf allen neueren Bildern waren die Orte zu sehen, an denen wir im letzten halben Jahr regelmäßig gewesen waren. Oder es waren Fotos von früher. Diese Aufnahme vom verschneiten Garten mit dem Baumhaus war aber mit Sicherheit erst nach der Party entstanden, denn nicht mal die Schneedecke verbarg die wuchernden Stauden und das hohe Gras. Ich konnte mir beim besten Willen nicht erklären, warum Julia ausgerechnet dieses Bild in den Dateiordner abgelegt hatte, auf dem mein Name stand.

Noch einmal blätterte ich die Fotos durch und legte sie nebeneinander auf den Tisch. Aus einem Augenwinkel bemerkte ich, dass meine Mutter sich wieder in ihr Buch vertieft hatte. Und plötzlich fiel es mir auf. Ich schnappte nach Luft und fragte mich, wie ich so blind hatte sein können. Die Aufnahmen waren Erinnerungen an unsere Kindheit – und an unser Baumhaus, unseren Schlupfwinkel. Was wollte Julia mir damit sagen?

Das würde sich leicht herausfinden lassen. Abrupt stand ich auf und raffte die Fotos zusammen. »Ich muss noch mal weg«, sagte ich. Meine Mutter hob nicht mal den Kopf von ihrer Lektüre. »Ist gut.«

Ich rannte die Stufen hinunter. Endlich hatte ich das Gefühl, auf dem richtigen Weg zu sein. Irgendetwas würde ich finden, davon war ich überzeugt. Irgendetwas, das mir sagte, was Julia vorgehabt hatte, als sie in der Nacht zu der Brücke gegangen war. Irgendetwas, das sie die Wochen nach Melissas Tod mit sich herumgeschleppt, wovon sie selbst mir nichts erzählen wollte. Obwohl mir vom Laufen warm geworden war, kroch Gänsehaut über meinen Rücken. Ich wickelte den Schal enger um meinen Hals. Julia hatte normalerweise vor ihren Eltern keine Geheimnisse gehabt – und vor mir auch nicht. Wenn sie tatsächlich eines gehabt hat, musste es sich dann nicht um etwas Schreckliches handeln? In mir sträubte sich alles, diesem Geheimnis auf die Spur zu kommen. Was erwartete mich, wenn ich herausfand, was mir Julia nie erzählt hatte, als sie noch lebte?

---

20. Februar 2012

Puh, das erste Wochenende der Ferien habe ich hinter mich gebracht. Mehr oder weniger gut. Ich fühle mich heute fast wie ein Mensch, nicht so zombiemäßig wie in letzter Zeit, was daran liegt, dass ich länger schlafen konnte. Wenn man wochenlang nicht mehr als drei, vier Stunden an einem Stück durchschläft, kommen einem sechs, sieben Stunden Schlaf wie Luxus vor. Jedenfalls habe ich das erste Mal seit Langem das Gefühl, nicht schon in der Früh wie ferngesteuert zu sein. Außerdem war keiner da, als ich aufgestanden bin. Sie sind in irgendein Möbelhaus gefahren. Mamas Büro soll renoviert werden. Sie wollten mich nicht wecken, stand auf dem Zettel, den sie mir auf den Küchentisch gelegt hatten.

Gleich nach dem Frühstück – gut, es war wohl mehr ein Brunch, immerhin war es fast elf – rief ich Tessa an. Wir machten aus, dass wir uns gegen sechs im Grätzel treffen. Jetzt bin ich noch schnell im Baumhaus und schreibe. Ich überlege, ob ich vorher noch mal heimgehen und mich in die Badewanne legen soll. Im Moment fühlt sich mein Hintern an, als wäre er eingefroren. Deshalb fasse ich mich kurz. Diesen Nachmittag hatte ich ein wenig länger Zeit, um das Arbeitszimmer meines Vaters zu durchsuchen. Gefunden habe ich nichts. Weder etwas, was auf seine Schuld deutet, noch etwas, was ihn entlastet. Aber ich habe in einer Schublade, unter ziemlich viel Papierkram, die Ersatzschlüssel für die Praxis entdeckt. Wahrscheinlich weiß er gar nicht, dass er sie überhaupt noch hat. Ich dachte mir, ich könnte sie nachmachen lassen, aber im Grunde reicht es, wenn ich sie später wieder zurücklege. Es wird ihm mit Sicherheit nicht auffallen, dass sie weg sind.

Das ist also mein Plan für morgen: Ich werde in den Praxisräumen meines Vaters herumschnüffeln. Wenn was dort ist, finde ich es. Wo sonst, wenn nicht dort, wo er keine Angst haben muss, dass ich oder Mama auf einen Hinweis stoßen und wo sie sich ja immerhin auch mal getroffen haben. Ich werde behaupten, ich würde den Tag bei Theresa verbringen oder noch besser mit ihr. Irgendein Ausflug. Ich könnte sagen, wir fahren nach Graz zum Shoppen, dann vermisst mich zu Hause keiner. Nur muss ich Tessa einweihen, damit sie sich nicht verplappert. In Kleinhardstetten trifft man immer wen, der wieder wen trifft – und ehe man es sich versieht, weiß A von B, dass C nicht in der Schule war, weil D erzählt hat… so läuft es hier bei uns.

So, aber jetzt schnell nach Hause und einen Tee und ein heißes Bad.… Ich kling schon wie meine Mutter!

Kapitel 15

Der Weg zu dem verwilderten Gartengrundstück mit dem Baumhaus erschien mir kürzer, als ich ihn in Erinnerung hatte. Einen Moment blieb ich vor dem windschiefen Zaun stehen und ließ das Gelände auf mich wirken. Obwohl es letzte Woche viel geschneit hatte, war eine Spur in der Schneedecke zu erkennen. So als ob jemand sich vor Kurzem einen Weg zu unserem Baum gebahnt hätte. Mein Herz schlug schneller. Es musste nichts bedeuten und die Spuren konnten von allem Möglichen stammen: einem Tier, das Unterschlupf gesucht hatte, Kinder, die hier gespielt hatten, von Herrn Mechat, der nach dem Rechten gesehen, von einem Obdachlosen, der eine Bleibe gesucht hatte. Oder von Julia.

Ich griff über den Zaun nach innen und schob den Riegel auf. Es war nicht abgesperrt. Jeder konnte hier reinmarschieren. Ich drückte das Tor auf. Mir fiel der große Schneehaufen auf, der entstanden sein musste, als jemand beim Öffnen den Schnee beiseitegeschoben hatte. Mein Blick suchte die Leiter zum Baumhaus. Auf den Sprossen lag kein Schnee, aber möglicherweise war er fortgeweht worden. Es musste also nicht zwangsläufig bedeuten, dass wer hinaufgestiegen war. Ich würde es herausfinden müssen. Wenn Julia etwas für mich hinterlassen hatte, dann dort oben. Ich hielt mich an den ausgetretenen Pfad, wo der Schnee bloß bis zu meinen Knöcheln reichte, und dachte daran, wie Julia und ich einen Schneemann gebaut hatten, der riesengroß gewesen war. Wir hatten es nicht ohne die Hilfe ihres Vaters geschafft, den Kopf auf den Rumpf zu setzen, weil wir zu klein waren, um die schwere Kugel hochzuhieven. Herr Mechat nahm seinen

Schal ab und band ihn dem Schneemann um. Was hatten wir gelacht, als Julia sagte, die beiden sähen sich sogar ähnlich. Wir nannten unseren Schneemann Doktor und unsere Puppen waren seine Patienten.

Ich hatte die Leiter erreicht und kletterte hinauf. Sie knarrte bedenklich. Hoffentlich hielt sie mein Gewicht.

Auf allen vieren krabbelte ich durch die Öffnung und sofort waren alle Erinnerungen da. In einer Ecke lag zusammengelegt eine Decke. Ich war mir sicher, dass sie vor nicht allzu langer Zeit hergebracht worden war. Sie sah neu aus. Ich ließ meinen Blick weiter durch das Häuschen schweifen. Alles sah jetzt viel kleiner aus als damals. Dennoch wäre immer noch Platz für zwei Personen gewesen. Julia und mich. Ich schluckte, um den Kloß in meinem Hals hinunterzuwürgen. Ich wünschte, Julia und ich hätten die Zeit, die wir hatten, besser genutzt. Wir hätten noch öfter, noch mehr etwas miteinander unternehmen sollen. Das Gefühl, unheimlich viel versäumt zu haben, wurde fast übermächtig. Tu was!, befahl ich mir. Ich würde mich bestimmt nicht in Selbstmitleid suhlen oder über vertane Chancen jammern. Das lag mir nicht und Julia hätte das bestimmt auch nicht gewollt.

Hinten an der Wand stand eine große Kiste aus Kunststoff, wo wir unsere Barbies und Puppenkleider verstaut hatten. Es war uns wichtig gewesen, die Kiste mit einem Schloss zu sichern. Auch jetzt hing das Vorhängeschloss daran. Da wir nur einen Schlüssel hatten, suchten wir uns ein Versteck auf einem Balken. Mit einer Hand tastete ich nach ihm. Tatsächlich, er lag immer noch dort, wo wir ihn hingelegt hatten. Ich betrachtete meinen Fund. Weder der Schlüssel noch mein Handschuh waren besonders staubig. Das hieß, jemand hatte ihn erst vor Kurzem in Verwendung gehabt.

Auch dass das Schloss sich mühelos öffnen ließ, war ein weiteres Indiz für Julias Anwesenheit in letzter Zeit. Dass jemand anderes unser Versteck für sich beansprucht und unsere Geheimnisse entdeckt haben könnte, wollte ich nicht mal in Gedanken zulassen.

Einen kurzen Augenblick kniete ich unschlüssig vor der Kiste. Wollte ich tatsächlich wissen, was drinnen war? Was hielt mich jetzt noch zurück? Ich wollte doch Antworten. Julias Tod konnte nicht einfach ein Unfall gewesen sein. Ich wusste, dass ihr jemand etwas Schlimmes zugefügt hatte. Nur wer und warum, das wusste ich nicht. Vielleicht befanden sich die Antworten direkt vor mir. Ich holte tief Luft und klappte den Verschluss der Kiste auf. Dann hob ich den Deckel, ganz langsam, als könnte mich jeden Augenblick etwas anspringen. Doch nichts dergleichen geschah. Natürlich nicht, du Angsthase! Mit einem lauten Rumms knallte der Deckel gegen die Holzwand. Die Kiste war offen.

Immer noch lagen ein paar Puppen und passende Kleidungsstücke darin. Ich erkannte eine Plastikkrone, die ich im Kindergarten zu Fasching getragen hatte, als mich meine Mutter in ein Prinzessinnenkostüm gesteckt hatte, obwohl ich viel lieber als Pirat gegangen wäre. Nach der Faschingsfeier hatte ich kurzerhand die Krone in diese Kiste gesteckt, damit ich sie nicht noch einmal aufsetzen musste.

Einige Bücher waren auch da. Gespenstergeschichten, die Julia und ich uns gegenseitig vorgelesen hatten. Aber das, was mich am meisten interessierte, war das Buch, das darunter lag. Julias Tagebuch. Ich hatte es gefunden! Und ganz unten in der Kiste war Julias Camcorder. Tief vergraben, als hätte sie ihn aus ihrem Leben aussperren wollen.

Ich lag in meinem Bett, Julias Aufzeichnungen neben mir. Endlich würde ich erfahren, warum Julia in letzter Zeit so verschwiegen gewesen war. Was sie bewegt hatte. Was sie mir nicht erzählt hatte.

Zuerst hatte ich überlegt, das Tagebuch sofort an Ort und Stelle zu lesen. Doch ich hätte mich wahrscheinlich gleich wieder erkältet und nun war ich froh, zu Hause auf meinem Bett zu liegen. Meine Mutter hatte mir eine Nachricht auf dem Küchentisch hinterlassen, dass sie sich mit Klaus zum Abendessen traf. Corinna schlief bei einer Freundin, was mir nur recht sein konnte. So hatte ich Ruhe und Zeit für mich. Und für Julia.

Ich hatte mir einen Tee gemacht, war unter die Dusche gegangen – alles nur, um die Vorfreude auf meine Lektüre ein wenig auszudehnen. Julias Tagebuch war wie ein Schatz, etwas, das sie mir hinterlassen hatte. Mir ganz allein. Ich hatte zwar keine Ahnung, warum sie nicht wollte, dass ich es in ihrem Zimmer fand, aber ich war davon überzeugt, dass ich den Grund bald herausfinden würde.

Julia verwendete keine klassischen Tagebücher, es waren diese handgebundenen, wunderschön gearbeiteten Notizbücher. Das hier war ein grünes mit roten, gestickten Blumen auf dem Umschlag. Gespannt schlug ich es auf.

Der erste Eintrag trug das Datum vom 15. September. Sie hatte es kurz nach Schulbeginn begonnen.

Sie beschrieb die Schüler in unserem Jahrgang und meckerte über unseren Mathelehrer. Ich musste schmunzeln, als ich die Zeilen las. Ich blätterte weiter. Julia war in ihren Eintragungen nicht sehr konsequent gewesen. Manchmal hatte sie mehrere Tage nichts geschrieben. Aber sie fasste dann alle Erlebnisse kurz zusammen, sodass ich trotz der Lücken das Gefühl hatte, mir würden keine wesentlichen Informationen fehlen.

In jedem Wort fand ich Julia wieder. Mir war, als würde sie neben mir sitzen und zu mir sprechen.

Am 17. Oktober hatten wir gestritten. Auch das stand da. Sofort sah ich die Situation vor mir. Im Nachhinein kam es mir banal vor, aber ich hatte mich über sie geärgert, weil sie mich an diesem Tag bei mir zu Hause in einem total bescheuerten Moment fotografiert hatte. Ein Wort ergab das andere, ich nahm die Speicherkarte aus dem Gerät und versenkte sie im Klo. Das war's. Zwei Tage sprach sie nicht mit mir.

Am 19. Oktober versöhnten wir uns wieder. Auch daran erinnerte ich mich noch gut. Wir griffen beide gleichzeitig nach dem Radiergummi auf dem Tisch, sahen uns an und prusteten los. Gott sei Dank läutete die Pausenklingel im gleichen Moment, sonst hätte der Müller uns rausgeworfen.

Ich hatte Julia angeboten, eine neue Speicherkarte zu kaufen, doch sie hatte abgewinkt und gemeint, es seien sowieso keine wichtigen Fotos drauf gewesen. Ich hatte ihr natürlich trotzdem eine neue besorgt.

Weihnachten: Julia hatte den Camcorder bekommen. Sie schrieb, dass damit ein großer Traum für sie in Erfüllung gegangen war. Seither war sie kaum ohne das Gerät unterwegs gewesen. Nach den Weihnachtsferien hatte sie dann der Meinhardt ihren Projektvorschlag unterbreitet. Sie wollte ein Wintermärchen mit der Kamera erzählen. Ich durfte es nicht sehen, keine einzige Sequenz. Sie wollte mir ihre Arbeit zeigen, wenn sie ganz fertig war. Sie hatte ihr Projekt nie abgeschlossen. Ich bekam einen Kloß im Hals, Tränen stiegen in meine Augen.

Ich war ganz in Julias Welt gefangen. Ich hörte kaum die Wohnungstür. Meine Mutter war daheim, sie lachte und sprach mit jemandem, also nahm ich an, dass Klaus mitgekommen war. Wenn ich höflich gewesen wäre, hätte ich aufstehen und ihn begrüßen müssen. Aber ich wollte nicht höflich sein, ich wollte Julias Eintragungen weiterlesen. Also tat ich so, als sei ich nicht da.

Kurze Zeit später klopfte es. Schnell wischte ich mir mit dem Ärmel über die Augen, da steckte meine Mutter schon den Kopf zur Tür herein. »Oh, du lernst«, sagte sie. »Ich wollte dich nicht stören, aber wir gehen noch ins Kino. Vielleicht möchtest du ja mit?«

Ich sah kurz auf und schüttelte bloß den Kopf. »Nein, danke. Geht nur und habt viel Spaß!« Alles, was recht war, aber keine zehn Pferde hätten mich gemeinsam mit meiner Mutter und ihrem Freund ins Kino gebracht. Wie schräg war das denn? Und dann sollte ich neben ihnen sitzen und ihnen beim Knutschen zusehen? Darauf hatte ich echt keinen Bock. Nicht einmal dann, wenn ich nichts Besseres zu tun gehabt hätte.

Nichts gegen Klaus. Anscheinend tat er meiner Mutter echt gut. Sie hatte in den letzten Tagen nicht wie sonst abends getrunken. Außerdem lachte sie häufiger, interessierte sich wieder für uns, sogar mehr, als mir lieb war.

Zum Glück ließ sie sich schnell abwimmeln. Sie zog die Tür wieder zu und ich widmete mich meiner Lektüre. Langsam merkte ich, dass ich müde wurde, und überlegte, mir den Rest für morgen aufzuheben, doch dann stach mir das Datum ins Auge. Es war der 25. Januar 2012, der Tag, an dem Julia Melissas Leiche gefunden hatte. Elektrisiert setzte ich mich auf. Jede Müdigkeit war wie weggeblasen.

Leon tauchte in Julias Berichten auf. Sie schilderte, wie er ihr geholfen hatte. Ich hatte ihr, als sie mir davon erzählte, nicht so recht geglaubt. Doch jetzt, als ich alles noch mal las und nachdem ich Leon besser kennengelernt hatte, sah ich alles glasklar vor mir.

Der nächste und übernächste Eintrag. Erschüttert klappte ich das Buch zu. Julia hatte ihren eigenen Vater verdächtigt, etwas mit Melissas Tod zu tun zu haben! Unwillkürlich schüttelte ich den Kopf. Wie konnte das sein? Niemals. Nicht Herr Mechat. Ich dachte daran, wie er zu mir geeilt war, nachdem ich von Julias Unfall erfahren hatte. Wie er und Frau Mechat mich bei sich willkommen hießen, stets um Julia besorgt gewesen waren. Nie im Leben konnte ich mir das vorstellen. Andererseits gab es so viele Dinge, die man kaum glauben konnte. War es denn wirklich so abwegig, dass Dr. Mechat sich in eine Neunzehnjährige verliebte? Julia schrieb, er hätte schon einmal eine Affäre gehabt. Es gab mir einen Stich, dass sie mir davon nichts erzählt hatte. Noch mehr Geheimnisse. Auch wenn sie mich bloß schonen wollte. Und auch damals war ich nicht für sie da gewesen.

Ich schlug Julias Tagebuch noch einmal auf und las die Passage ein zweites Mal. Ich dachte nach. Nein, Julia musste sich geirrt haben. Es gab bestimmt eine andere Erklärung für all die Indizien, die Julia gegen ihren Vater gesammelt hatte: Dr. Mechats Handschuhe, Melissas Telefonnummer in seinem Handy, die Tatsache, dass Melissa ihn aus heiterem Himmel als Arzt aufgesucht hatte, obwohl sie schon lange nicht mehr hier wohnte. Julia, verdammt! Warum hast du nicht mit mir darüber gesprochen? Ich hätte dir helfen können, die Wahrheit herauszufinden. Du hättest das nicht alleine durchstehen müssen.

Entschlossen schlug ich das Tagebuch zu. Ich wollte über alles in Ruhe nachdenken. Doch heute schaffte ich das nicht mehr. Von einer Minute auf die andere fühlte ich mich wie ein Luftballon, dem die Luft ausgeht. Ein paar Stunden Schlaf würden mir helfen, meinen Verstand einzusetzen, die Fakten zu analysieren, die Julia zusammengetragen hatte. Ich knipste die Lampe neben meinem Bett aus und zog die Decke bis zu meinem Kinn hoch. Dann lag ich wach und starrte mit offenen Augen in die Finsternis. Ich versuchte es mit Zählen, mit Atemübungen. Nichts davon half. Die Gedanken schlugen in meinem Kopf Purzelbäume und wollten sich einfach nicht bändigen lassen. Um halb eins hörte ich die Wohnungstür zufallen. Geflüsterte Worte, verhaltenes Gekicher. Meine Mutter war heimgekehrt, mit Klaus im Schlepptau. Meine Tür wurde einen Spalt geöffnet und gleich wieder geschlossen. »Sie schläft«, hörte ich gedämpft die Stimme meiner Mutter, dann ein unverständliches Gemurmel von ihm.

Ich drehte mich zum Nachttisch und holte meinen MP3-Player aus der Schublade. Dann stöpselte ich die Kopfhörer in meine Ohren. Daran hätte ich auch schon früher denken können. Ich merkte, wie mein Atem immer ruhiger wurde. Irgendwann senkten sich meine Augenlider von ganz allein. Ich konnte mich an die ersten Takte von »Yours Forever« erinnern, den Rest des Liedes hörte ich nicht mehr.

Ich träumte. Von Julia, die mit mir auf dem Feld entlangging. Es war Sommer und sie lief vor mir her. Ich versuchte ihr zu sagen, sie solle auf mich warten, denn ich wusste genau, ihr würde etwas Schreckliches passieren, doch sie hörte nicht auf mich. Sie lief immer weiter. Plötzlich war sie verschwunden. Ich drehte mich in alle Richtungen, suchte nach ihr. Da sah ich Leon auf der Brücke stehen. Er grinste mich an und winkte, ich solle zu ihm rüberkommen. Ich wollte zu ihm auf die andere Seite, doch ich konnte mich nicht mehr von der Stelle rühren. Das Einzige, das ich zustande brachte, war, Julias Namen zu rufen. Da drehte sich Leon um und ging fort, während sein Lachen mich verhöhnte.

Dieses Lachen hatte ich immer noch im Ohr, als ich meine Augen aufschlug. Ich brauchte einen Moment, bis ich merkte, dass ich in meinem Bett lag. Ein Blick auf den Wecker zeigte mir, dass es bereits halb zehn war. Dennoch fühlte ich mich kein bisschen ausgeschlafen.

Ich lehnte mich in das Kissen zurück und schloss noch einmal die Augen. Sofort sah ich Leon vor mir und mein Traum fiel mir ein. Zum Glück war ich noch nie abergläubisch gewesen, ganz klar: Ich mischte einfach alles, was ich in Julias Tagebuchaufzeichnungen gelesen hatte, in meinem Kopf zu einem belanglosen Film zusammen.

Das, was ich dringend brauchte, war eine Tasse Kaffee. Was sollte ich tun? Ich hätte wetten können, dass Klaus die Nacht hier verbracht hatte. Wenn ich jetzt aufstand, würde ich ihm womöglich über den Weg laufen. So nett ich ihn auch fand, darauf konnte ich getrost verzichten. Auf den Kaffee auch, beschloss ich. Stattdessen stopfte ich das Kissen hinter meinen Rücken, um halbwegs bequem zu sitzen, und schnappte mir Julias Tagebuch, das ich gestern neben mein Bett auf den Boden gelegt hatte. Dann blätterte ich bis zu der Seite, bei der ich mit dem Lesen aufgehört hatte.

---

21. Februar 2012

Ich hab's getan. Ich war in der Praxis meines Vaters. Mein Herz hat wie wild geklopft. Obwohl ich nicht das erste Mal dort war und die Räume kenne und obwohl ich einen Schlüssel benutzt hab und somit nicht mal wirklich eingebrochen bin, kam ich mir wie ein Dieb vor. Es ist schon eigenartig, wenn keine Patienten da sind. Licht traute ich mich nicht zu machen, deshalb musste ich mich im Halbdunkeln zurechtfinden. Einmal dachte ich, mein Herz bleibt stehen, als das Telefon klingelte. Doch dann schaltete sich der Anrufbeantworter ein.

Mein Vater hat zwei Behandlungszimmer, in denen er seine Patienten empfängt. Außerdem gibt es den Warteraum, einen Empfang, wo die Leute sich anmelden und ihre Rezepte abholen, und dann gibt es noch einen schmalen Gang, der durch Vorhänge in zwei Kabinen unterteilt ist. Dort kommen die Patienten rein, die Infusionen bekommen. Ich rechnete mir aus, dass ich weder im Warteraum noch in den Kabinen etwas von Belang finden würde. Am Empfangstisch, wo normalerweise

Alice sitzt, wohl auch nicht. Also konzentrierte ich mich auf die beiden Behandlungszimmer, doch nirgends ein Hinweis auf Melissa, bloß der übliche Kram: alte Rezeptformulare, Kugelschreiber, Notizblöcke, die er von irgendwelchen Pharmavertretern geschenkt bekommen hat.

Mir war klar, dass ich an den Computer musste. Der Rechner meines Vaters ist mit einem Passwort gesichert. Ich probierte herum, gab den Namen meiner Mutter, ihr Geburtsdatum und dann meine Daten ein, doch nichts davon stimmte. Ich versuchte es sogar mit Melissas Namen, doch auch den nahm der Computer nicht. Ich war schon am Aufgeben, doch dann fiel mir ein, dass Alice' Computer am Empfang mit dem meines Vaters verbunden war. So konnte er im Behandlungsraum ein Rezept ausstellen und ausgedruckt wurde es am Drucker bei Alice. Womöglich konnte ich von Alice' Rechner ebenfalls auf den im Praxiszimmer zugreifen. Und ihr Kennwort kannte ich. Also dachte ich, nichts wie hin. Ich loggte mich in den Computer ein, las mir noch einmal Melissas Krankenakte durch und machte mir Notizen. Außerdem kam mir die glorreiche Idee, in den Terminkalender zu sehen. Weil die Zeit nicht reichte, um alle Eintragungen durchzugehen, druckte ich alle Verabredungen und Termine aus.

Ich musste mich beeilen. Für mein Treffen mit Theresa war ich schon spät dran. Als ich die Praxisräume verließ, überkam mich ein komisches Gefühl. Als sei ich nicht allein im Treppenhaus. Mein Herz begann zu rasen und ich bekam Schweißausbrüche. Mit Müh und Not schaffte ich es bis vor die Tür, wo die Straßenlaternen brannten. Obwohl ich wusste, dass ich nicht pünktlich sein würde, beobachtete ich von der Straßenecke aus den Eingang zur Praxis. Keine Ahnung, wie lange ich dort gestanden habe, jedenfalls hatte ich schon taube Finger und Zehen und deshalb blieb mir nichts anderes übrig, als meinen Posten zu verlassen.

Theresa schmollte, weil ich sie über eine halbe Stunde hatte warten lassen. Da erzählte ich ihr, dass ich eine weitere Panikattacke gehabt hatte, was ja nicht mal gelogen war. Nur war es diesmal nicht ganz so schlimm wie letztens. Zum Glück war gleich darauf alles wieder in Ordnung. Bis zu dem Moment, als Leon auftauchte und ich meinte, er soll sich zu uns setzen. Da bekam Theresa fast einen Anfall. Sie blieb dann auch nicht lange. Kurz nachdem Leon sich zu mir gesetzt hatte, stand sie auf und verabschiedete sich. Sie sagte, sie muss zu Hause sein, wenn ihre Schwester heimkommt. Normalerweise hätte ich ihr geglaubt, womöglich hätte ich sie sogar begleitet und wir hätten bei ihr Tee trinken und Musik hören können, doch diesmal war es nur eine blöde Ausrede. Wahrscheinlich denkt sie immer noch, Leon würde mich verfolgen. Da kann ich gegen anreden, so viel ich will, sie glaubt mir wohl nie, dass Leon vollkommen in Ordnung ist. So viel zu meinen Verkuppelungsversuchen. Dabei ist Leon ein ganz Lieber. Ich konnte ihm sogar von meinen Ängsten erzählen. Nicht wegen meines Vaters, darüber kann ich mit niemandem sprechen, aber darüber, dass ich manchmal das Gefühl habe, verfolgt zu werden. Darüber, dass ich aus heiterem Himmel keine Luft mehr bekomme. Darüber, dass ich im Dunkeln immer Angst habe, etwas könne auf mich lauern.

Er hält mich deswegen nicht für durchgeknallt. Er sagt, das ist kein Wunder und dass es ihm nach dem Motorradunfall lange Zeit ähnlich gegangen ist. Außerdem vertraute er mir an, dass er seither auf kein Motorrad mehr gestiegen ist und sich wohl auch für den Rest seines Lebens auf keines mehr setzen würde. Schon der Anblick würde reichen, um eine mittlere Krise in ihm auszulösen, was insofern schade ist, weil das Bike seines Bruders tipptopp in Ordnung ist und in der Garage steht.

Nun, ich wünschte mir für Leon zwar, dass er keine Ängste haben müsste. Wenn sie nur halb so schlimm sind wie meine, würde ich sie nicht mal meinen Feinden wünschen, aber es tut gut zu wissen, dass ich nicht allein dastehe. Dann komme ich mir nicht so… unnormal vor.

Als ich meine Cola bezahlt hatte, bot er mir an, mich nach Hause zu begleiten. Zuerst wollte ich nicht, weil ich an sein kaputtes Bein, an die Kälte und an den weiten Weg dachte, den er schließlich auch wieder zurückmusste, aber er meinte, er solle eh viel Bewegung machen. Außerdem könne ich ihm unterwegs ja noch von mir erzählen und davon, warum Theresa so sonderbar reagiert, wenn sie ihn trifft. Es ist ihm also aufgefallen. Na ja, Diplomatie war noch nie Tessas Stärke, sie ist eher geradeheraus. Natürlich konnte ich Leons Angebot nun erst recht nicht ausschlagen – denn so könnte ich ganz nebenbei herausfinden, ob Leon tatsächlich mehr als nur ein flüchtiges Interesse an Theresa hat.

Kapitel 16

Pfff. Ich und keine gute Schauspielerin. Empört schlug ich Julias Tagebuch zu. Wenn sie wüsste, welche meisterlichen Schauspielleistungen ich in den letzen Tagen erbracht hatte. Jetzt endlich wusste ich, warum Julia an diesem Abend zu spät gekommen war! Ob das, was sie gemacht hatte, unter Einbruch fiel, konnte ich zwar nicht sagen. So richtig okay war es aber so oder so nicht. Außerdem wollte sie mich tatsächlich mit Leon verkuppeln. Ausgerechnet!

Durch dieses Tagebuch erfuhr ich Dinge über Julia, die ich gar nicht hatte wissen wollen. Dinge, die es mir schwer machten, Verständnis für sie aufzubringen. Dinge, die mir meine beste Freundin fremd erscheinen ließen, weil sie Geheimnisse vor mir gehabt hatte.

Nachdem ich hörte, dass jemand die Wohnung verließ, beschloss ich, nun doch aufzustehen. Ich konnte mich schließlich nicht den ganzen Tag im Bett verkriechen.

Später saß ich frisch geduscht, mit nassen Haaren, die ich in einen Turban gewickelt hatte, angezogen am Küchentisch und trank Kaffee. Meine Mutter kam dazu. Sie wirkte zufrieden und glücklich.

»Schade, dass du nicht mit ins Kino gekommen bist. Der Film war unheimlich schön. Eine richtig romantische Schnulze.«

Ich blies in meine Tasse und heißer Dampf und Kaffeeduft strichen über mein Gesicht. »Ach und so etwas schaut sich Klaus an?«

Sie zuckte die Achseln. »Tja, diesmal hab ich mir den Film ausgesucht. Das nächste Mal darf er. Ich glaube, da wird es eher actionlastig werden.«

Eitle Wonne, Sonnenschein. Ich stellte meine Tasse ab und stand auf. Keine Minute hielt ich mehr diese Zurschaustellung von Glück und Liebe aus.

Ich murmelte was von Referat und flüchtete in mein Zimmer. Eine Weile saß ich bloß am Schreibtisch, den Kopf in die Hände gestützt, mit Julias Tagebuchaufzeichnungen vor mir und tat nichts. Gerne hätte ich weitergelesen, aber vorher musste ich mir klar darüber werden, was ich mit all den Informationen anfangen sollte. Da war zunächst die Sache mit Leon. Laut Julia war er zwar ein bisschen sonderbar, aber nett. Ihn hatte sie keine Sekunde lang verdächtigt. Warum nicht? Schließlich war er Melissas Freund gewesen. Auch wenn diese Beziehung fast ein Jahr vor Melissas Selbstmord zurücklag, hieß das nicht automatisch, dass Leon aus dem Schneider war. Melissa hatte einen anderen, älteren Typen, hatte Tanja erzählt. Julia hatte geglaubt, es sei ihr Vater. Ich konnte mir das immer noch nicht vorstellen, trotz aller Hinweise, die sie gefunden hatte. Und trotz seiner früheren Affäre, die ihm aber noch lange keinen Grund gab, schon wieder fremdzugehen. Oder?

Ich würde Melissas Freundin Tanja anrufen, und zwar jetzt gleich. Vielleicht war ihr etwas eingefallen, was sie Julia noch nicht erzählt hatte.

Die andere Sache betraf Herrn Mechat. Ich musste ihn unbedingt nach Melissa und seiner Beziehung zu ihr fragen. Einen anderen Weg gab es nicht, um herauszufinden, ob er wirklich eine Affäre mit wem auch immer hatte. Julia hatte sich nicht getraut, ihren Vater mit ihrem Verdacht zu konfrontieren. Vielleicht war das ein großer Fehler. Es hätte sich alles in Wohlgefallen auflösen können. Oder sie hätte zumindest gewusst, woran sie war. Morgen, nach der Beerdigung, nahm ich mir vor. Ich griff nach meinem Handy und tippte die Nummer ein, die Julia in weiser Voraussicht in ihr Tagebuch geschrieben hatte. Es tutete zweimal. Dreimal. Dann meldete sich eine Frauenstimme.

Ich schluckte, bevor ich mich vorstellte und Tanja sagte, warum ich sie anrief.

»Weißt du, was? Ich bin gerade auf Besuch bei meinen Eltern. Wenn du willst, treffen wir uns auf einen Kaffee. Da können wir in Ruhe reden.«

Wir machten für den Nachmittag ein Treffen aus. Ich hatte gerade aufgelegt, als es an meiner Tür klopfte und meine Mutter den Kopf hereinsteckte. »Besuch für dich«, sagte sie mit einem Grinsen im Gesicht. Dann deutete sie auf den Handtuchturban, den ich immer noch aufhatte. »Ich würde mir an deiner Stelle das Ding vom Kopf wickeln.«

»Wer ist es?« Mir fiel beim besten Willen niemand ein, der mich an einem Sonntag besuchen kommen würde.

»Hm, Leon sowieso.«

Leon? Woher wusste er, wo ich wohnte? Und was wollte er hier? Sich entschuldigen? Nein, nicht er, *ich* sollte mich entschuldigen. Ich hatte mich so was von idiotisch verhalten.

»Gib mir fünf Minuten«, bat ich meine Mutter. Sie lächelte und nickte. »Ich mach Kaffee oder Tee oder was auch immer dieser Leon gerne trinken mag. Und dann quetsche ich ihn aus, wie Mütter das bei Jungs so machen, die ihre Töchter besuchen.« Ich hätte ihr sagen können, dass Leon nicht in diese Kategorie Jungs fiel. Er wollte nichts von mir. Doch warum war er dann gekommen? Julias Tagebuch verstaute ich in meiner Schreibtischschublade und löste mit einem schnellen Handgriff gleichzeitig das Handtuch von meinen Haaren. Dann sah ich mich in meinem Zimmer um. Die Bettdecke hatte eine Mulde, dort wo ich vorhin gelegen hatte. Ansonsten lagen weder Kleidungsstücke noch sonst irgendwelche anderen Sachen herum. Im Eiltempo strich ich die Decke glatt, öffnete das Fenster einen kleinen Spalt und rauschte ins Bad, um meine Haare zu bürsten. Fönen konnte ich sie nicht mehr, dafür blieb keine Zeit, also ließ ich sie so, wie sie waren, und steckte sie einfach mit einer Spange hoch. Erst jetzt, als ich mich im Spiegel betrachtete, wurde mir bewusst, dass mein Herz schneller klopfte als sonst. Das ist nur, weil ich mich gerade so abgehetzt habe, versuchte ich, mir einzureden.

Ein paar Mal atmete ich tief ein und aus, bis ich das Gefühl hatte, mein Puls würde nicht mehr galoppieren. Okay, auf in die Höhle des Löwen. Ich war bereit.

Es war ein eigenartiges Bild, Leon bei uns am Küchentisch sitzen zu sehen. Zu beobachten, wie er sich mit meiner Mutter unterhielt. Ich setzte ein Lächeln auf, obwohl mir gar nicht nach Lächeln zumute war. »Hi, Leon! Was verschlägt dich denn hierher?«

»Hi. Ich wollte mit dir reden.«

Mit zwei Schritten war ich am Küchenschrank und holte eine Tasse heraus. Während ich mir frischen Kaffee einschenkte, Milch und Zucker dazutat, sagte ich: »Ach ja? Und worüber? Immerhin hast du mich gestern aus deiner Wohnung geworfen.« Ganz so leicht wollte ich es ihm nicht machen. Denn eigentlich hatte ich das Gefühl, nichts Falsches getan zu haben. Dass ich ihm Karin Zauner vorbeigeschickt hatte, lag doch nur daran, dass ich so besorgt wegen Julia gewesen war. Seinen enttäuschten Gesichtsausdruck verdrängte ich aus meinem Gedächtnis.

»Deswegen bin ich hier. Ich hätte dich nicht einfach so rauswerfen sollen.«

Ich seufzte. »Na gut, gehen wir in mein Zimmer.« Ich würde mir anhören, was er zu sagen hatte. Immerhin hatte er sich ja entschuldigt. Ich bedeutete ihm mit einer Kopfbewegung, mir zu folgen. »Den Kaffee kannst du mitnehmen.«

Vor meiner Zimmertür blieb er stehen, als würde er sich nicht hereintrauen.

»Was jetzt? Kommst du rein oder willst du lieber zwischen Tür und Angel reden?«

»Äh, nein.« Er trat vorsichtig ein, als hätte ich Fallen aufgestellt, um unliebsame Besucher abzuschrecken. Tatsächlich hatte ich das früher mal gemacht, als Corinna die Angewohnheit entwickelt hatte, ungefragt in mein Zimmer zu platzen. Sie hatte mich verpetzt, dabei waren es nur künstliche Spinnweben gewesen, die ihr ins Gesicht fielen. Wenigstens hatte meine Schwester so gelernt anzuklopfen. Ich hingegen hatte zwei Tage Hausarrest kassiert, aber das hatte sich ausgezahlt.

Leon sah sich neugierig um und ich wünschte, ich könnte seine Gedanken lesen. Ich deutete auf den Stuhl vor dem Schreibtisch. »Setz dich.«

Ich nahm auf der Bettkante Platz. Das Schweigen zwischen uns dauerte inzwischen unangenehm lange. »Also, warum bist du gekommen?«, fragte ich, als Leon von sich aus keine Anstalten machte, etwas zu sagen.

Er rollte den Kaffeebecher zwischen den Händen und ich fürchtete, er würde ihn verschütten, wenn er so weitermachte. Doch dann stellte er ihn auf meinen Schreibtisch und stützte beide Arme auf seinen Knien ab. »Ja, also. Wegen gestern. Ich hab noch mal in Ruhe nachgedacht«, fing er an.

Da er nicht weitersprach, blieb mir nichts übrig, als zu antworten. »Leon, es tut mir echt leid, dass ich unter einem falschen Vorwand in deine Wohnung gekommen bin. Aber es tut mir nicht leid, dass ich auf mein Gefühl gehört hab, als ich Karin Zauner von dir erzählt hab. Ich mein, was hättest du denn an meiner Stelle getan? Ich hatte den Eindruck, du verfolgst Julia auf Schritt und Tritt. *Jeder* hätte den gleichen Schluss gezogen wie ich. Du hast ja selbst gesagt, dass du ihr gefolgt bist. Ich wusste nur nicht, weshalb. Jetzt ist Julia tot und alle Welt glaubt, dass es einfach ein Unfall war. Aber jetzt weiß ich, dass du ihre Ängste ernst genommen hast, als sie noch lebte. Und dafür bin ich dir sogar dankbar.« Das meinte ich wirklich so. Leon hatte Julia eine Art Personenschutz gegeben, bloß dass es nicht funktioniert hatte. Das konnte ich ihm nicht zum Vorwurf machen.

Leon sah auf. Direkt in meine Augen. »An dem Abend im Grätzel, an dem du so schnell abgerauscht bist, weil… weil ich bei euch am Tisch saß, da habe ich sie nach Hause gebracht, weil sie permanent das Gefühl hatte, jemand beobachte sie. Sie hat mir erzählt, das sei öfter vorgekommen. Ich musste doch etwas tun! Ich wollte nur helfen. Ehrlich. Und dann kommst du daher, schickst mir die Polizei und schnüffelst in meiner Wohnung rum. Das hat mir einen ziemlichen Tiefschlag versetzt, dabei dachte ich…« Er fuhr sich mit beiden Händen durchs Haar.

»Was dachtest du?«

Leon winkte ab. »Ach, ist egal. Jetzt spielt es eh keine Rolle mehr. Ich wollte dir einfach nur sagen, dass ich dir wegen gestern nicht böse bin. In dem Moment, als ich herausfand, warum du wirklich gekommen warst, war ich ziemlich wütend und enttäuscht, aber irgendwie versteh ich dich sogar. Julia war deine Freundin. Klar, dass du herausfinden willst, was mit ihr passiert ist. Ich mochte sie auch und deshalb will ich dir helfen. Wir haben das gleiche Ziel. Wir sollten zusammenarbeiten statt gegeneinander.« Er streckte mir die Hand entgegen.

Ich spürte in mich hinein. Wenn ich einschlug, hieß das, dass ich Leon vertrauen musste. Ob ich das schaffen würde? Ich musste es versuchen, schließlich hatten mir meine eigenen Nachforschungen ja bisher nicht gerade viel gebracht. Also schüttelte ich Leon die Hand. Er hielt sie länger als nötig fest. »Keine falschen Spiele mehr?«

»Versprochen«, sagte ich. »Aber das gilt auch für dich, okay?« Er nickte.

»Gut, was wolltest du also vorhin sagen? Dabei dachtest du...?« Ich fühlte, dass es etwas Wichtiges gewesen war. Etwas, was nichts mit Julia zu tun hatte, sondern mit mir.

Er seufzte. »Als du in meiner Wohnung warst und wir miteinander geredet haben, da dachte ich für einen Moment...«

»Was denn? Was dachtest du?« Musste ich ihm wirklich jedes Wort aus der Nase ziehen?

Leon blickte auf seine Hände und spielte mit seinen Fingern. »Dass du und ich... wir, also...« Er sah mich an, seufzte und gab sich dann einen Ruck. »Dass du mich vielleicht auch magst. Ich... mag dich nämlich. Also, sehr.« Ich glaubte, mich verhört zu haben. Leon mochte mich? Mich? Nach allem, was ich mit ihm abgezogen hatte?

Als er meinen ungläubigen Gesichtsausdruck sah, lächelte er zaghaft. Mein Herz machte einen Satz, weil er jetzt, in dem Moment, besonders süß aussah.

Etwas lauter, als würde ihn der Entschluss, endlich mit der Wahrheit herauszurücken, stärken, sagte er: »Julia war wirklich nett, aber eigentlich hast immer du in meinem Kopf herumgespukt.«

In meinen Ohren rauschte es so laut, dass ich Leons Stimme kaum wahrnahm. Mein Gehirn weigerte sich zu glauben, was ich eben gehört hatte. Nicht Julia. Ich?

Er sah mir geradewegs in die Augen und ich merkte, wie ich ein wenig rot wurde. Ich versuchte, seinem Blick auszuweichen, aber etwas zwang mich, ihn weiter anzusehen. Ich bemerkte Sanftheit, Zärtlichkeit und einen Funken Angst in seiner Miene. Er mochte mich. Er mochte *mich!* Obwohl ich mich ihm gegenüber so mies benommen hatte. Die Zeit schien für einen Moment stillzustehen. Leon hob die Hand und strich eine Strähne, die sich aus meiner Friseur gelöst hatte, nach hinten.

»Dein Haar ist noch nass«, sagte er überflüssigerweise. Seine Stimme klang ein bisschen tiefer als sonst.

»Nur ein bisschen«, sagte ich leise. Dort, wo er mich berührt hatte, prickelte es auf meiner Haut.

Er streichelte weiter mein Haar. Ich nahm seine Hand, hielt sie fest und drückte sie an meine Wange.

Leon setzte sich zu mir aufs Bett und legte einen Arm um meine Schulter. Ich lehnte mich an ihn. Es war ein unglaublich schönes Gefühl, sich an jemanden – an ihn – anlehnen zu können. Sanft fuhr er mit den Fingern auf meinem Arm entlang. Durch den Pullover war seine Berührung kaum mehr als ein Hauch, trotzdem hatte ich am ganzen Körper Gänsehaut.

»Du bist mir nicht böse?«, fragte ich. Ich wollte es noch einmal hören.

»Nein, im Gegenteil. Ich versuche, dir begreiflich zu machen, dass ich dich mag.«

Er drehte mich zu sich und nun war sein Gesicht aufregend nah an meinem. Er sah mich mit diesem intensiven Blick an. »Sogar mehr als mag. Ist das jetzt angekommen?« Ich konnte bloß nicken, denn ich fürchtete, kein Wort herauszubringen. Nicht nur Angst, auch Freude kann einem die Kehle zuschnüren.

Daher brachte ich auch nicht mehr als ein Raunen zustande, als ich sagte: »Und warum küsst du mich nicht endlich?«

Leons Augen wurden eine Spur dunkler, während die Bernsteinsprenkel funkelten. Doch dann kamen seine Lippen meinen näher. Quälend langsam.

Wir küssten uns. Lange, immer wieder. Meine Lippen konnten von seinen nicht genug bekommen. Ich genoss die ungewohnte Nähe und fragte mich, wie ich so lange die Augen vor dem Offensichtlichen verschließen konnte. Dabei waren alle Anzeichen da gewesen. Ich hatte sie bloß nicht einordnen können. Nein, ich hatte sie gar nicht wahrhaben wollen. Julia hatte es gewusst. Sie hatte versucht, zwischen Leon und mir zu vermitteln, uns einander näherzubringen. Plötzlich fühlte ich mich unendlich traurig. Obwohl jede Unterbrechung meine Sehnsucht nach Leons nächstem Kuss nur größer werden ließ, wandte ich mich von ihm ab. Ich hatte einen Riesenkloß im Hals. Julia. Julia wäre die Allererste gewesen, die von Leon und mir erfahren hätte. Mit wem sollte ich jetzt mein Glück teilen?

»Du vermisst sie, nicht wahr?«, fragte er mich, als hätte er meine Gedanken gelesen.

»Ja. Ganz furchtbar.«

Er drückte meine Hand und gab mir einen Kuss auf meine Nasenspitze. »Ich weiß, wie das ist. Ich vermisse meinen Bruder, jeden Tag. Er hatte auch einen Unfall.«

Ich rückte von ihm ab. »Julias Tod war aber kein Unfall!«

»Du hast ja recht. Aber was war es deiner Meinung nach denn sonst?«

»Das will ich ja herausfinden. Mit deiner Hilfe, wenn du möchtest.« Ich schaute ihn fragend an. Er nickte und zog mich beschützend zu sich heran. Erleichtert ließ ich es geschehen. »Du glaubst auch, dass sie jemand mitgenommen haben muss? Jemand, der ein Auto hat. Vielleicht sind sie zu Fuß gegangen. Aber fest steht, dass sie niemals alleine zu Fuß unterwegs gewesen wäre.«

Leon nickte noch einmal.

»Das heißt, jemand war bei ihr in dieser Nacht. Vielleicht ist Julia tatsächlich einfach ausgerutscht. Doch dann hätte ihr Begleiter doch zumindest Hilfe holen müssen!«

»Hat er aber nicht. Das wäre wohl unterlassene Hilfeleistung«, sagte Leon und nahm meine Hand.

»Im günstigsten Fall. Oder sie hatten Streit und er hat ihr einen Stoß versetzt. Dann wäre es Totschlag«, fuhr ich fort.

»Oder es war nicht bloß unabsichtlich und sie wurde dorthin gelockt…«, meinte Leon und sah mich an.

»Genau. Dann war es Mord«, sprach ich seinen Gedanken aus. Trotz Leons tröstender Anwesenheit lief mir ein Schauer über den Rücken. Mord.

Klar, ich hatte es erwogen, aber nicht ernsthaft geglaubt. Jetzt, da ich es ausgesprochen hatte, rückte die Möglichkeit, dass Julia mit voller Absicht getötet worden war, in bedrängende Nähe.

»Ich verstehe bloß nicht, warum«, sagte Leon. »Sie hat doch niemandem was getan! Warum musste sie sterben?«

Ich legte meinen Kopf an Leons Schulter. Es war Zeit, ihn in alle meine Erkenntnisse einzuweihen, darüber zu reden, gab mir Sicherheit, so hielt ich mich aufrecht. So verhinderte ich, über Julias Tod vollends zu verzweifeln. »Julia hat auf eigene Faust versucht, etwas über Melissas Tod herauszufinden. Sie war davon überzeugt, dass ihr Vater Melissas Geliebter gewesen war, dass er sie – umgebracht hat. Aber das glaub ich nicht. Das passt nicht zu Herrn Mechat! Und selbst wenn es stimmt, in einem bin ich sicher: Er hätte Julia *niemals* etwas angetan. Auf jeden Fall wollte sie Beweise für seine Schuld sammeln. Dabei muss sie jemandem zu nahe gekommen sein, vielleicht dem wahren Täter. Anders kann ich es mir nicht erklären.«

»Du hast recht. Aber wenn du Julias Vater wirklich auf jeden Fall ausschließt, muss es jemand gewesen sein, der nervös geworden ist, weil Julia Nachforschungen angestellt hat. Jemand, der sich bedroht gefühlt hat.«

»Aber wer?« Ich konnte mir nicht vorstellen, auf wen Julia während ihrer harmlosen Ermittlungen gestoßen sein könnte. In ihrem Tagebuch fand sich bisher jedenfalls kein Anhaltspunkt dazu.

Leon strich mir übers Haar. »Jemand, der Angst davor hatte, dass seine Beziehung zu Melissa bekannt würde – schließlich muss sie ja notgedrungen wegen Melissas Tod eine Menge

Dreck aufgewühlt haben. Melissas Eltern hätten sie am liebsten in einen Turm gesperrt, damit kein Typ an sie rankam. Jetzt stell dir vor, wie sie reagiert haben, als sie erfuhren, dass Melissa ein Kind erwartet.«

»Erinnert mich irgendwie an Rapunzel. Nur dass es bei der auch nichts genützt hat, dass die Zauberin sie eingesperrt hat. Sie hat ihren Prinzen doch kennengelernt. Da sieht man halt, wahre Liebe lässt sich nicht verbieten.«

Er verzog das Gesicht. »Ja, bloß, dass Melissas Prinz ein älterer Mann war.«

»Woher weißt du, dass er älter war?« Ich wusste es aus Julias Tagebuch, doch würde Leon mir von seiner Beziehung zu Melissa erzählen? Galt »keine Geheimnisse« auch für ihn?

Er holte tief Luft. »Ich kannte Melissa ziemlich gut. Genau genommen waren wir sogar ein Paar, bis sie mich wegen eines… dieses älteren Mannes abservierte.« Immer noch hörte ich den Schmerz in seiner Stimme. Der konnte doch nicht nur von Melissas Zurückweisung kommen. Das Ganze lag über ein Jahr zurück. Warum reagierte er jetzt noch so bedrückt?

»Das tut mir leid. Julia hat mal so etwas erwähnt.« Von Julias Tagebuch wollte ich ihm noch nichts erzählen. Nicht, solange ich es nicht fertig gelesen hatte. Mir fiel mein Versprechen ein, keine Geheimnisse vor Leon haben zu wollen. Aber genau genommen handelte es sich um Julias Geheimnisse. Damit brach ich nicht mein Wort, wie ich fand.

Leon seufzte. »Es ist eine längere Geschichte. Ich erzähl sie dir irgendwann mal, aber die Quintessenz ist, dass sie mit mir wegen dieses Kerls Schluss gemacht hat, ich mich sinnlos besoffen habe und es dadurch zu einem Unfall kam.«

»Der, bei dem du dir deine Beinverletzung zugezogen hast?«

Leons Stimme klang belegt, als er sagte: »Ja. Und bei dem mein Bruder gestorben ist.«

Wie furchtbar. Ich streichelte sanft über seinen Rücken.

Eine Weile saßen wir so da und schwiegen. Mit der Zeit merkte ich, dass sich Leon wieder ein wenig entspannte.

»Julia hat mir auch erzählt, dass sie mit einer Freundin von Melissa Kontakt aufgenommen hat. Mit der treffe ich mich am Nachmittag«, sagte ich schließlich.

»Welche von Melissas Freundinnen? Allzu viele hatte sie nicht.«

»Tanja. Tanja Halter. Sie besucht gerade ihre Eltern.« Ich schaute auf die Uhr. »Verdammt! In einer halben Stunde soll ich dort sein!« Ich hatte die Zeit komplett vergessen.

Leon stand auf und zog mich an den Armen hoch. »Soll ich mitkommen? Ich kenne Tanja. Wir waren in der gleichen Klasse.«

Würde Tanja mit mir offen reden, wenn er dabei war? Leon und Melissa waren ein Paar gewesen. Wenn nun Tanja aus Solidarität zu ihrer Freundin Leon ablehnte? Wenn Julia von einem Jungen nichts mehr wissen wollte oder er von ihr, dann war von einem Tag auf den anderen Funkstille auch zwischen ihm und mir gewesen. Deshalb sagte ich zu Leon: »Nein, ich glaube, es ist besser, ich spreche allein mit ihr.« Ängstlich hielt ich den Atem an. Hatte ich es jetzt mal wieder vermasselt? Das hier war bestimmt von diesem Moment an die kürzeste Beziehung der ganzen Welt.

Doch Leon nahm nur meinen Kopf in beide Hände, küsste mich und sagte dann: »Klar. Sag ihr einfach einen schönen Gruß von mir. Und jetzt komm, wir müssen zum Bus.«

Meine Mutter sah auf, als Leon und ich aus meinem Zimmer kamen. Ihr Lächeln sagte mir, dass sie die richtigen Schlüsse zog. »Willst du nicht noch was essen?«, fragte sie. Ich war ihr dankbar, dass sie darauf verzichtete, mich, oder noch schlimmer Leon, auszufragen. »Leon, du bist auch herzlich zum Essen eingeladen, es ist genug da.«

»Danke, Mama. Aber ich muss den Bus erwischen.«

Im Eiltempo zog ich mich an. Weil mein Haar immer noch etwas feucht war und ich nicht wieder eine Erkältung riskieren wollte, setzte ich eine Mütze auf. Leon wartete an der Wohnungstür auf mich. Hand in Hand liefen wir die Treppe hinunter. Bis zur Bushaltestelle ließ er meine Hand nicht los und auch während der Fahrt hielten seine Finger meine umschlungen.

»Wir sehen uns dann morgen«, sagte er zum Abschied, nachdem wir aus dem Bus gestiegen waren und nun jeder in eine andere Richtung gehen musste.

Ich stellte mich auf die Zehenspitzen und legte meine Arme um seinen Nacken. Er beugte seinen Kopf zu mir herunter und küsste mich. »Ich ruf dich später an«, versprach ich ihm und ich merkte, wie schwer es mir fiel, mich von ihm zu lösen. Dann machte ich kurzen Prozess. Ich drehte mich um und ging. Mit jeder Minute, jedem weiteren Kuss würde es mir nur noch schwerer fallen, mich von Leon zu trennen. Mir kam es bis morgen noch wie eine Ewigkeit vor. Ich fühlte mich fast schwerelos. Als hielte ich ein ganzes Bündel mit Gas gefüllter Luftballons in der Hand und würde jeden Augenblick davonschweben.

Mit Tanja Halter hatte ich als Treffpunkt ein Café vereinbart, das ich nur flüchtig kannte. Klar kam ich immer wieder daran vorbei, wenn ich in der Stadt unterwegs war, aber ich war bisher bloß ein-, zweimal drinnen gewesen, bevor das Grätzel unser Stammcafé wurde. Als ich durch die schwere gläserne Eingangstür trat, wusste ich auch, warum. Die Einrichtung war durch und durch spießig. Das Publikum passte hierher. Alte Omas, die mit ihren Freundinnen und Hunden nach dem sonntäglichen Spaziergang einen Kaffee trinken und Kuchen essen wollten. Plüschbezogene Bänke in Dunkelrot, die Preise auf den Tafeln reichlich überteuert. Vielleicht würde es mir in dreißig, vierzig Jahren hier ebenfalls gefallen. Frühestens dann. Ich blickte mich suchend um. An einem der Tische saß ein älteres Pärchen, das sich gegenseitig mit Cremeschnitten fütterte.

Auf einer Bank entdeckte ich ein Mädchen, das ungefähr in meinem Alter war. Ich ging auf sie zu. »Tanja?«

Sie nickte. »Setz dich doch«, sagte sie und reichte mir die Hand. »Du bist also Theresa. Ich habe gehört, was mit Julia passiert ist. Mein Beileid.«

»Danke«, murmelte ich. Ich wusste nie so recht, was ich darauf erwidern sollte.

Die Kellnerin kam und fragte nach unseren Wünschen. Tanja, die mit der Bestellung auf mich gewartet hatte, nahm Orangensaft, ich einen Cappuccino. »Wir haben heute Apfelstrudel im Angebot«, sagte die Kellnerin.

Plötzlich bekam ich Hunger. »Ja, für mich bitte einen.« Tanja lehnte ab.

Das Café war gut besucht, fast jeder Tisch war besetzt. Laufend kamen neue Cafébesucher rein, wie ich von unserem Tisch aus gut sehen konnte. Erneut ging die Tür auf und ausgerechnet Steinmenger, unser Bio-Lehrer, trat ein. Er sah sich um und bemerkte Tanja und mich. Das waren also die Lokale, in denen unsere Lehrer verkehrten. Kein Wunder, dass sich kaum ein Schüler hier blicken ließ. Wer wollte schon außerhalb der Schule einem Lehrer über den Weg laufen? Na ja, wenn man meiner Schwester glauben schenken wollte, dann wären wohl die meisten Schülerinnen froh gewesen, Steinmenger auch mal privat zu treffen.

Er steuerte direkt auf uns zu. »Guten Tag, meine Damen.« Damit entlockte er Tanja ein Lächeln. »Schön, Sie zu sehen, Herr Steinmenger. Ich hoffe, die Schüler nerven Sie nicht zu sehr.«

»Es geht. Wenn alle so eifrig wären wie ihr beiden, wäre

das Unterrichten ein reines Vergnügen.« Er lachte. »Na, dann lasse ich euch mal allein.«

Damit winkte er uns zu und nahm am Nachbartisch Platz.

Die Kellnerin brachte unsere Getränke und meinen Apfelstrudel. »Du wolltest etwas über Melissas Tod erfahren?«, begann Tanja. Ich nickte bloß, weil ich gerade den Mund voll hatte. Der Apfelstrudel schmeckte wirklich gut.

Tanja seufzte. »Wo fange ich am besten an? Die Nachricht von Melissas Selbstmord hat mich kalt erwischt. Sie war nicht der Typ für so etwas. Sie war nie depressiv. Manchmal ein wenig komisch, das ja. Aber wenn man ihre Lebensumstände kannte, verstand man auch, warum sie sich diese Marotten angeeignet hatte. Zum Beispiel hatte sie mit fünfzehn ihren ersten festen Freund. Alle wussten davon, bloß ihre Eltern nicht. Ihnen hat sie von keinem ihrer Freunde erzählt, die sind nämlich total spießig drauf, erzkatholisch halt. Melissa musste jeden Sonntag in die Kirche, durfte nur Röcke anziehen, sogar im tiefsten Winter. Sie durfte nicht zu Partys oder mal einfach so ins Kino.«

Ich verzog das Gesicht. »Die Arme. Und ich dachte, *ich* hätte Probleme zu Hause.«

Tanja lächelte und fuhr mit ihrer Erzählung fort. »Natürlich fand sie Mittel und Wege, diese ... Verbote zu umgehen. ›Wo ein Wille ist, ist auch ein Weg‹, sagte sie immer. Sie hatte im Grunde ein Doppelleben. Kaum war sie in der Schule, zog sie sich auf dem Klo um. Taschengeld bekam sie nie, aber sie erzählte ihren Eltern, sie bräuchte zehn Euro für einen Schulausflug oder fünf Euro für irgendwas anderes. So sparte sie das Geld für ein paar stylische Klamotten und Schminkzeug zusammen. Natürlich machte sie das nicht zu oft, dumm war sie nicht, sonst wäre das ihren Eltern irgendwann aufgefallen. Jedenfalls hat sie alles in ihrem Spind deponiert.«

»Und nach Unterrichtsschluss hat sie sich wieder die altmodischen Fetzen angezogen, sich abgeschminkt und spielte braves Töchterchen, nehme ich an.«

»Genau. Hin und wieder erzählte sie zu Hause, sie müsse mit mir lernen. Dann durfte sie auch bei mir übernachten.«

»Was ihr aber mit Sicherheit nicht gemacht habt, oder?«

Tanja grinste mich an. »Natürlich nicht! Meiner Mutter erzählten wir, ich würde bei Melissa schlafen. Wir waren echt erfindungsreich, wenn es darum ging, mal eine Nacht nicht zu Hause zu verbringen.«

Irgendwie erinnerte mich Tanja ein bisschen an meine kleine Schwester. Ich war mir bei Corinna auch nicht ganz sicher, dass sie immer bei ihrer Freundin schlief, wenn sie das behauptete. Nur dass Corinna um einiges jünger war als Tanja und Melissa damals.

»Melissa wollte immer, dass wir mal zum Studieren gemeinsam nach Graz gehen würden. Dann wäre sie endlich frei gewesen, hätte ihr Leben so gestalten können, wie sie es sich vorgestellt hatte. Wir fieberten auf unseren Abschluss hin, lernten wie verrückt, damit wir ihn ja nicht verbockten. Im Endeffekt hatten wir beide Supernoten.«

Ich zerteilte das letzte Stück Strudel mit der Gabel, während ich Tanja wie gebannt zuhörte. »Aber Melissa ist nicht mit dir nach Graz gegangen, oder? Warum nicht? Haben sich ihre Eltern doch noch durchgesetzt?« Ich stellte mir vor, wie furchtbar Melissas Leben gewesen sein musste. Und wie schlimm es für sie war, sich ständig verstellen zu müssen und immer das Gefühl zu haben, nicht sie selbst sein zu dürfen.

Tanja lehnte sich ein wenig zurück. »Tja, sie hatte es sich anders überlegt. Sagte sie zumindest, nachdem ich mir den Arsch aufgerissen habe, um für uns eine Wohnung in Graz zu finden.« Sie schnaubte. »Zuerst dachte ich, es sei wegen Leon. Der hatte doch diesen Unfall gehabt, nachdem sie mit ihm Schluss gemacht hatte.«

»Warum hätte sie wegen ihm hierbleiben sollen? Sie wollte doch gar nicht länger mit ihm zusammen sein.«

Tanja trank in einem Zug ihr Glas leer. »Es war ja schließlich auch nicht wegen ihm, das dachte ich bloß im ersten Moment. Es war ein anderer Kerl. Der war schuld, dass sie alle unsere Pläne über den Haufen geworfen hat.«

»Und du hast nie erfahren, wer er war?«

»Nein, das war ja das Komische. Ich meine, sie hatte vor ihren Eltern Geheimnisse, klar, aber doch nicht vor mir! Dachte ich zumindest. Wir hatten danach lange Zeit keinen Kontakt mehr. Ich war sauer auf sie und dachte mir, soll sie doch in dem Kaff versauern. Aber als sie mich kurz vor ihrem Tod anrief und mich um Rat fragte, klang sie so verzweifelt, dass mein Ärger verflog. Ich konnte unsere Freundschaft nicht einfach wegwischen, nicht so wie sie es getan hatte. Ich habe ihr gesagt, sie müsse mit dem Vater des Kindes und auch mit ihren Eltern sprechen. So streng sie auch waren, sie hätten sie bestimmt nicht auf die Straße gesetzt. Und ihr dubioser Freund sollte endlich Farbe bekennen und zu ihr stehen. Zumindest finanziell hätte er sie unterstützen müssen, wenn er schon nicht bereit war, sich von seiner Frau zu trennen.«

»Und nicht einmal da hat sie dir verraten, wer der Vater des Kindes war?«

Tanja schüttelte den Kopf. »Nein, aber das habe ich deiner Freundin auch schon gesagt. Mir ist aber noch etwas eingefallen, nachdem ich mit Julia telefoniert hatte. Es schien mir nicht wichtig genug, sie deswegen noch einmal anzurufen.«

Meine Kehle wurde trocken. Endlich würde ich etwas erfahren, was Julia nicht gewusst hatte! Vielleicht war es das fehlende Puzzlestück, das ihr gefehlt hatte, um ihren Vater zu entlasten. Oder endgültig zu belasten. Meine Hand griff nach der Cappuccinotasse, doch der Kaffee war inzwischen kalt.

»Während unseres Gespräches ist Melissa einmal sein Vorname herausgerutscht. Thomas. Gleich darauf, als sie es gemerkt hatte, meinte sie, das sei ohnehin nicht sein richtiger Name, sondern sein zweiter Vorname. Niemand würde ihn so nennen, nur sie.«

»Du hast nie herausgefunden, wer dieser geheimnisvolle Thomas war?«

»Nein, denn ein paar Tage später brachte sie sich um.« Tanjas Stimme klang belegt und in ihren Augen schimmerte es. »Verdammt! Ich mache mir solche Vorwürfe. Ich hätte ihr anbieten müssen, zu mir zu ziehen. Irgendwie hätten wir das schon geschafft.«

Ich legte meine Hand auf Tanjas. »Du hast keine Schuld. Wenn sie wegen diesem Thomas nicht nach Graz wollte und sogar in Kauf genommen hat, weiterhin bei ihren Eltern leben zu müssen, dann hätte sie dein Angebot eh abgeschlagen.«

Tanja blickte mich traurig an. »Wahrscheinlich hast du recht. Aber wenn ich sie öfter angerufen hätte... vielleicht hätte ich sie nicht dazu drängen sollen, es ihm zu erzählen.«

»Tanja, du hast nichts falsch gemacht. Du bist für sie da gewesen, so gut du konntest. Du kannst doch nichts dafür, wenn sie dich ausgeschlossen hat. Abgesehen davon: Wie lange wäre es ihr möglich gewesen, die Schwangerschaft zu verheimlichen? Es war bloß eine Frage der Zeit, bis dieser Thomas oder ihre Eltern es gemerkt hätten.«

Thomas. Ich durchforstete mein Gedächtnis nach allen möglichen Männern, die ich in Kleinhardstetten kannte. Doch ich musste mir eingestehen, dass ich von den wenigsten wusste, ob sie überhaupt einen zweiten Vornamen hatten, geschweige denn, wie der lautete. Allerdings war ich mir ziemlich sicher, dass Herr Mechat nur Sebastian hieß.

Tanja putzte sich die Nase mit einer Serviette und lächelte mich schief an. »Danke.«

»Wofür denn? Ich muss dir dankbar sein, dass du dir die

Zeit genommen hast, dich mit mir zu treffen – obwohl das alles sicherlich nicht einfach für dich ist. Julia war meine beste Freundin und Melissas Tod hat sie so aus der Bahn geworfen, dass ich sie kaum mehr erkannt habe. Sie war von der Idee besessen herauszubekommen, wer an Melissas Selbstmord schuld war. Bloß hat sie sich da verrannt und den Falschen verdächtigt. Trotzdem müssen ihre Nachforschungen irgendjemand aufgescheucht haben. Anders kann ich es mir nicht erklären, dass sie an einem Ort gestorben ist, an dem sie gar nicht hätte sein dürfen.«

»Was meinst du denn, was passiert ist?«, fragte Tanja.

»Genau das versuche ich, die ganze Zeit herauszufinden.«

---

22. Februar 2012

Wieder einmal war ich die halbe Nacht wach. Eingeschlafen bin ich erst, als es draußen zu dämmern begann. Ich glaube, es ist die Dunkelheit, die mich nicht schlafen lässt. Sie lockt mich, doch ich weiß, sie ist nicht meine Freundin. Sie will mich verschlingen, wie sie es mit Melissa getan hat.

Schon als Kind hatte ich Angst im Dunkeln. Ich glaube, ich war 14, als ich auf mein Steckdosenlicht verzichten konnte, nicht weil ich mich plötzlich nicht mehr fürchtete, sondern weil ich meinte, in dem Alter müsste man die eigenen Ängste im Griff haben und sie überwinden. Natürlich ist nie etwas passiert. Was sollte auch geschehen? Ich war in meinem Zimmer sicher, meine Eltern waren da, und wenn sie ausgehen wollten, schlief ich meist bei Theresa. Zu zweit kann man der Angst besser ins Gesicht lachen. Mit jeder Nacht, die verstrich, ohne dass mich Einbrecher, Mörder, Grusel- oder Horrorgeschöpfe holen kamen, fühlte ich mich stärker.

Doch seit ich Melissa da draußen im Schnee fand, ist meine Furcht stärker denn je. Ich hasse es, im Dunkeln nach Hause zu fahren. Meiner Mutter macht das nichts aus, mich überall abzuholen, sagt sie. Ich glaube, sie ist sogar froh. So weiß sie immer, wo ich bin, was ich tue, mit wem ich mich treffe. Sie hat mein Leben voll unter Kontrolle – und ich lasse es zu, weil die Angst größer ist als der Wunsch nach Selbstständigkeit.

Gestern hat sie auf mich gewartet. Sie war sauer, weil ich nicht angerufen habe. Sie wäre sonst schlafen gegangen, behauptete sie, aber das glaub ich nicht. Dazu macht sie sich zu große Sorgen.

Sie hat ja recht. Ich hätte anrufen sollen. Ich konnte an ihrem Gesicht ablesen, wie erleichtert sie war, dass ich heil wieder zurückgekommen bin.

Ich sagte zu ihr, sie habe sich früher auch nicht solche Sorgen um mich gemacht. Da meinte sie, das sei eben früher gewesen. Ich hätte mich seit »dieser Sache« verändert, sei regelrecht depressiv, esse kaum, schliefe schlecht, sei fahrig und nervös. Ängstlich.

Es läge nicht daran, dass ich unterwegs war. Sie macht sich auch Sorgen um mich, wenn ich bloß eine Etage weiter oben in meinem Zimmer bin.

Ich brauchte einen Moment, bis ich verstand, was sie mir sagen wollte. Und dann schrie ich sie an, obwohl ich meiner Mutter gegenüber noch nie laut geworden bin. Sie solle mich gefälligst in Ruhe lassen. Ich hätte nicht vor, in Melissas Fußstapfen zu treten. Ich würde mich nicht umbringen, aber sie könne nicht erwarten, dass »diese Sache« spurlos an mir vorübergehen würde.

Dann lief ich die Treppe hoch und knallte meine Tür zu. Auch etwas, was ich sonst nicht mache. Später, als ich im Bett lag und alles im Haus ruhig war, hörte ich sie im Badezimmer die Nase putzen. Ich war mir sicher, dass sie geweint hatte.

Und das war der Augenblick, als ich beschloss, dass es so nicht mit mir weitergehen kann. Es ist wie damals, als ich mit 14 Jahren das Nachtlicht aus der Steckdose zog und in die Schublade verfrachtete. Dort war es griffbereit, aber ich wusste, dass ich es nur im äußersten Notfall verwenden würde.

Allerdings ist es leichter, einen Entschluss zu fassen, als ihn durchzuziehen. Gestern Abend nahm ich mir vor, mich nicht länger von meiner Angst bestimmen zu lassen. Ich will wieder ein normales Leben führen, ohne dass meine Mutter ständig hinter mir herläuft, weil sie sich Sorgen um mich macht. Da hilft jetzt nur die gleiche Konsequenz wie beim Nachtlicht.

Doch je mehr ich versuche, die Angst in den Hintergrund zu schieben, desto mehr ist sie da. Sogar die vor dem Dunkeln, die ich überwunden glaubte. Besonders die vor dem Dunkeln. Nachdem ich nicht einschlafen konnte, weil ich ständig hinaus in die Finsternis sah und mir vorstellte, wo Melissa wohl jetzt war, und ich sie plötzlich wieder vor mir sah, wie sie sich aus der Schwärze schälte, wollte ich sogar das Steckdosenlicht aus der Schublade holen. Natürlich lag es längst nicht mehr da. So starrte ich an die Decke und fürchtete mich davor, die Augen zuzumachen. Erst als es in meinem Zimmer ein wenig heller wurde, die Dunkelheit nicht mehr ganz so schwarz war, schloss ich meine Lider und wagte es, im Schlaf zu versinken. Ich wurde wach, weil jemand meine Zimmertür öffnete. Leise, um mich nicht zu wecken, aber ich bekam es trotzdem mit. Ich wusste, dass es meine Mutter war. Sie sorgt sich nach wie vor, ich könne etwas Unüberlegtes tun. Dabei bin ich mir sicher, dass Melissa nicht unüberlegt gehandelt, sondern ihren Plan voll durchdacht hatte, wieder und immer wieder. Je öfter und länger sie sich durch den Kopf gehen ließ, ob es nicht eine andere Möglichkeit für sie gab, desto sicherer wurde sie in ihrer Entscheidung. Sie hätte genug Zeit gehabt, es sich anders zu überlegen, sie hätte Hilfe rufen können. Sie hätte, verdammt noch mal, inkonsequent sein und dafür leben können. Aber ihr Selbstmord war eben keine spontane Entscheidung gewesen, sondern er war überlegt und durchdacht.

Eine Weile lag ich noch im Bett und versuchte, noch einmal einzuschlafen, vergeblich. Also zog ich mich an und verließ das Haus, um zum Baumhaus zu gehen. Ich schreibe meinen Eintrag und verschwinde gleich wieder. Erstens habe ich meiner Mutter gestern schon genug Kummer bereitet und zweitens ist es wirklich verdammt kalt. Nun will ich mit mir selbst einen Vertrag schließen. Ich mache einen Stufenplan, in dem ich schrittweise versuche, meine Angst in den Griff zu bekommen. Ich werde mich nicht länger verkriechen, mich nicht länger von ihr versklaven lassen – zumindest die meiste Zeit nicht. Theresa wird mir bestimmt helfen. Ich muss nicht alles alleine tun.

Besiegelt und unterschrieben. Gültig ab sofort.

Kapitel 17

Nach meinem Gespräch mit Tanja ging ich schnurstracks nach Hause. Diesmal zu Fuß, weil ich das Gefühl hatte, Bewegung zu brauchen, um in Ruhe nachdenken zu können. Wie konnte ich mich so lebendig fühlen, so voller Energie, so gut, wo meine beste Freundin morgen beerdigt wurde? Im Gehen sortierten sich meine Gedanken. Ich konnte den Vormittag mit Leon Revue passieren lassen, mich an seine Berührungen, seine Blicke und seine Küsse erinnern. Julia hätte sich bestimmt für mich gefreut.

Ohne es zu bemerken, weil ich so in Gedanken versunken war, stand ich wieder vor der Brücke, von der Julia gestürzt war. Natürlich konnte ich nicht davon ausgehen, dass bisher keine anderen Leute vorbeigekommen waren, aber im Winter war es unwahrscheinlich. Ich zumindest würde zum Spazierengehen lieber Wege wählen, auf denen es weniger matschig war. Dennoch sah ich neben meinen mittlerweile gefrorenen Schuhabdrücken andere, größere. Sie führten von der Brücke die Böschung hinab, dorthin, wo Julias Körper gelegen hatte. Vielleicht bloß ein Schaulustiger, überlegte ich. Ich schlang die Arme eng um meinen Körper, weil ich plötzlich fror. Es war bereits später Nachmittag und das Thermometer wieder um ein paar Grade gesunken.

Was wollte ich eigentlich hier? Plötzlich musste ich den Zwang unterdrücken davonzulaufen. Woher kam diese Angst? An Gespenster glaubte ich nicht. Auch nicht an Spuk oder daran, dass Julias Geist sich hier herumtrieb. Aber seit Tagen hatte ich immer wieder den Eindruck, beobachtet zu werden.

Denk nach, Theresa. Wer konnte ein Interesse daran haben, mich zu verfolgen, mir überall aufzulauern? Bis zu meinem Besuch bei Leon hatte ich noch keinen Zweifel daran gehabt, dass er es war. Dass er Julia verfolgt hatte. Doch jetzt? Vielleicht tat Leon nur so, als wäre er in mich verliebt? Aber was wollte er damit bezwecken? Wollte er mich in Sicherheit wiegen, obwohl er doch etwas mit Julias Tod…? Nein! Leons Augen, die konnten unmöglich gelogen haben, als er mir sagte, dass er mich mochte. Konnte jemand so küssen, wenn er keine echten Gefühle empfand? Ich musste aufhören, so misstrauisch zu sein. Trotzdem blieb das Gefühl, dass mich jemand beobachtete. Ich drehte mich um und stieg die Böschung wieder hinauf, indem ich mich an herunterhängenden Zweigen hochzog. Möglichst unauffällig versuchte ich dabei, meine Umgebung abzuchecken. Als ich oben stand, wischte ich mir die Hände an meiner Hose ab. Ich war mir nicht ganz sicher, aber ich glaubte, etwas in der untergehenden Sonne aufblitzen zu sehen. Und als ich in Richtung Horizont schaute, war mir, als hätte ich den Umriss einer Person erkannt. Doch die Sonne blendete mich, und als ich meine Augen wieder öffnete, war der Umriss verschwunden. Falls er nicht ohnehin nur in meiner Einbildung existiert hatte.

Als ich ganz außer Atem zu Hause ankam, war ich mir ziemlich sicher, dass mir das Licht und meine Fantasie einen Streich gespielt hatten. Natürlich war da niemand gewesen. Warum denn auch? Ich war mit Sicherheit eine der uninteressantesten Personen in ganz Kleinhardstetten und Umgebung. Nicht für jeden, widersprach ich mir. Leon findet dich zum Beispiel interessant genug. Ich musste lächeln. Leon. Genau, ich hatte versprochen, ihn anzurufen. Ich konnte es kaum erwarten, seine Stimme zu hören.

Noch bevor ich die Wohnungstür aufschloss, hörte ich die Stimmen meiner Mutter und Corinnas. Sie stritten unüberhörbar, doch erst als ich in der Diele stand, verstand ich, worum es ging. »Ich lass mich von dir nicht einsperren«, schrie Corinna und lief schluchzend in ihr Zimmer. Sie war so aufgebracht, dass sie mich gar nicht bemerkte.

Ich zog Jacke und Stiefel aus. Meine Mutter trat aus dem Wohnzimmer, sie hatte hektische rote Flecken auf ihren Wangen, wie immer, wenn sie aufgebracht war.

»Weißt du, wo die junge Dame war?«, fragte sie mich.

Daher wehte also der Wind. Offenbar hatte Corinna meine Mutter angelogen. Nicht dass es das erste Mal gewesen war, nur stellte sie es eigentlich meist recht geschickt an.

Ich zuckte mit den Schultern. »Ich dachte, bei einer Freundin.« Ich würde meiner Schwester nicht in den Rücken fallen und sie verpfeifen, dass sie vermutlich bei diesem Tim gewesen war. Ich wusste genau, dass sie umgekehrt auch dichtgehalten hätte.

»Sie hat auf jeden Fall die ganze nächste Woche Hausarrest. Nur Schule und retour. Keine Extras.«

Puh! Das war tatsächlich hart. »Was hat sie denn angestellt?«

»Sie hat mit irgendwelchen Leuten die ganze Nacht in einem Abbruchhaus Party gefeiert. Wahrscheinlich hätte ich gar nichts davon mitbekommen, wenn nicht Lenas Mutter angerufen und gefragt hätte, wann Lena denn wieder nach Hause kommt.«

Ich dachte an Melissa und Tanja. Auch sie hatten sich auf diese Weise ihre Freiheiten genommen. »Ich würde das jetzt nicht so dramatisch sehen. Sie ist bestimmt nicht die einzige Jugendliche, die ihre Eltern anlügt, um zu bekommen, was sie will.«

Meine Mutter zog die Brauen hoch. »Wie meinst du das? Hast *du* mich etwa auch schon mal so angelogen?«

Ich brauchte nicht lange zu überlegen, trotzdem ließ ich mir mit der Antwort Zeit, um meine Mutter ein wenig zappeln zu lassen. Schließlich sagte ich: »Nein, ich war tatsächlich immer dort, wo ich gesagt hab, dass ich bin.«

»Theresa, kannst du denn nicht mit ihr reden? Wenn ich ihr sage, dass ich mir Sorgen mache und nur ihr Bestes will, hört sie mir doch gar nicht zu.« Ich seufzte. Leon würde wohl noch warten müssen, meine Mutter war offensichtlich gerade dabei, eine Grundsatzdiskussion zu starten – die *ich* mit Corinna führen sollte. »Also gut, aber erwarte bloß keine Wunder. Auf mich hört sie nämlich auch nur selten.«

Vor Corinnas Zimmertür hörte ich schon meine Schwester schluchzen. Ich klopfte.

»Lass mich in Ruhe!«

»Corinna, ich bin's.« Ich öffnete die Tür. Meine Schwester lag auf dem Bett, ein Kissen vor die Brust gedrückt, und sah erbärmlich aus. Die Wimperntusche hatte sich in ihren Tränen aufgelöst und lief in grauen Schlieren die Wangen hinab. Ihr Haar hing wirr ins Gesicht. Sie schniefte, als sie mich sah, und noch ein paar Tränen versickerten in dem Kissen.

Ich schloss die Tür, setzte mich zu ihr und legte ihr einen Arm um die schmalen Schultern. Sie lehnte sich an mich. »Mama ist echt blöd«, sagte sie.

»Na ja. Von dir war es auch keine geistige Glanzleistung, sie anzulügen.«

»Sie hätte mir doch sonst nie erlaubt, zu dieser Party zu gehen.« Schon hörte ich den üblichen Trotz in ihrer Stimme.

»Mag sein. Dann hättest du zwar eine Party versäumt, aber dafür müsstest du nicht eine ganze Woche auf vieles verzichten. War es das denn wert?«

Sie lächelte. »Jaaaaaah.«

»Du hast doch nicht mit Tim…?«

»Er heißt Timo. Nein, ich habe nicht mit ihm geschlafen. Aber es war auch so schön. Wir wollten es nicht in so einem abgefuckten Haus tun, wo hundert Menschen herumlaufen. So habe ich mir mein erstes Mal nicht vorgestellt und er auch nicht.«

Gott sei Dank, dachte ich, während ich Corinna eine Haarsträhne aus dem Gesicht strich. »Weißt du, was alles hätte passieren können? Warum legst du es denn immer drauf an, dich in Gefahr zu bringen?«

»Warst du schon da? Es ist kein bisschen gefährlich dort. Wir wollten nur abhängen, ein bisschen feiern.«

»In einem Abbruchhaus, klar. Keine Heizung, ein leckes Dach, kaputte Fenster – sehr gemütlich. Ja, ich kenne es. Von außen. Mich würden keine zehn Pferde da reinkriegen. Braucht nur jemand laut husten und es stürzt ein. Es soll nicht umsonst abgerissen werden, Corinna.«

Corinna schaute mich von der Seite an. »Laute Musik hat es jedenfalls nicht zum Einstürzen gebracht.«

»Da bin ich echt froh, kleine Schwester. Ich würde es nicht aushalten, wenn dir auch noch was passiert.«

Sie umarmte mich ganz fest. »Tut mir leid, aber mach dir keine Sorgen. Es war da echt sicher.«

»Das glaube ich zwar nicht, aber bitte pass auf dich auf, ja? Du bist nach Julia die wichtigste Person in meinem Leben. Und Julia ist tot. Also bist du sogar die allerwichtigste.« Ich versuchte zu lächeln.

Mit einem tiefen Ernst in der Stimme erklärte sie mir: »Dann verspreche ich dir, dass ich in Zukunft vorsichtiger sein werde.«

Ich verstrubbelte ihr Haar. »Gut. Mehr will ich ja gar nicht.«

Eine Weile saßen wir nebeneinander, ohne ein Wort zu reden. Dann gab ich mir einen Ruck und stand auf. »Ich muss noch dringend wen anrufen«, sagte ich.

»Doch nicht etwa diesen Typen, von dem du mir erzählt hast?«

Es war unglaublich, wie gut Corinna manchmal Bescheid wusste. Fast schon unheimlich. »Gib's zu. Dein Dauergrinsen hat dich eh schon verraten.«

Jetzt musste ich lachen. »Ja, du hast recht. Es ist genau der. Er heißt Leon.«

»Schöner Name. Fast so schön wie Timo. Seid ihr zwei denn nun zusammen?«

Ich überlegte. Waren wir das? Leon und ich. Ein Paar? Das klang so fremd, so ungewohnt – aber schön. »Ja«, antwortete ich schließlich. »Ich denke, das könnte man so sagen.«

Meine Mutter wartete schon darauf, dass ich aus Corinnas Zimmer kam. »Und?«

Ich zuckte die Achseln. »Sie hat versprochen, in Zukunft vorsichtiger zu sein und keine Dummheiten zu machen.«

Das mit den Dummheiten hatte meine Schwester zwar nicht gesagt, aber hoffentlich so gemeint. »Danke«, flüsterte meine Mutter, bevor ich in meinem Zimmer verschwand.

Ich schmiss mich der Länge nach aufs Bett. Endlich! Endlich konnte ich Leon anrufen. Es war mir nur allzu bewusst, dass er erst vor ein paar Stunden hier neben mir gesessen und mit mir geredet, mich geküsst hatte. Plötzlich vermisste ich Leon so heftig, dass es mir fast den Atem nahm. Ich holte mein Handy aus meiner Hosentasche und wählte seine Nummer. Nach dem ersten Klingelton nahm er ab. Er hatte also auf meinen Anruf gewartet. Vielleicht vermisste er mich genauso sehr wie ich ihn.

»Ich dachte schon, du hättest mich vergessen.«

»Wie könnte ich? Ich denke die ganze Zeit an dich. Es kommt mir so vor, als hätte ich alles nur geträumt.«

»So, so. Du träumst von mir. Das ist ein gutes Zeichen.«

Ich musste lächeln. »Du weißt, wie ich das gemeint habe.«

Seine Stimme wurde ernst, fast feierlich. »Ja, ich weiß.«

»Ich wünschte, du wärst jetzt hier.«

»Ich könnte in zwanzig Minuten bei dir sein.«

»Dann müsstest du rennen. Es ist dunkel, du würdest dir das Bein brechen oder noch schlimmer, den Hals. Und das war's dann mit unserer vielversprechenden Beziehung. Nein, wir sehen uns morgen um zehn am Friedhof.«

»Wie war denn dein Gespräch mit Tanja?«, wollte er nun wissen.

Ich erzählte ihm alles, was Tanja mir gesagt hatte.

»Hm. Jetzt wird mir so einiges klar. Wenn ich bloß geahnt hätte, warum Melissa mich ihren Eltern nie vorgestellt hat... ich hätte sie nicht so sehr unter Druck setzen dürfen. Vielleicht wäre dann alles anders gekommen.«

»Sie hätte es dir ja auch erzählen können. Heißt das... also, trauerst du Melissa nach?«

»Nein, schon lange nicht mehr.« Und nach einer Pause setzte er hinzu: »Bloß, wenn ich sie nicht gedrängt hätte, ihren Eltern von mir zu erzählen, hätte sie nicht mit mir Schluss gemacht. Ich hätte mich nicht sinnlos betrunken, mein Bruder hätte mich nicht mit dem Motorrad abholen müssen. Vielleicht würde er dann noch leben. Und Melissa auch. Sie wäre dann nicht von irgendeinem windigen Typen schwanger geworden und hätte sich nicht umbringen...«

Ich atmete tief ein. »Leon«, unterbrach ich seinen Redefluss, »hinterher gibt es immer Dinge, die wir besser getan oder unterlassen hätten. Keiner ist schuld an dem, wie es gelaufen ist. Es sind oft nur die kleinen Dinge des Lebens, die eine Kettenreaktion in Gang setzen. Du hast keine Garantie dafür, dass sie nicht trotzdem mit dir Schluss gemacht hätte. Dein Bruder hätte genauso gut bei einem anderen Unfall sterben können. Melissa hätte mit Tanja nach Graz gehen können. Ist sie aber nicht.«

»Du meinst, es hätte keinen Unterschied gemacht?«

»Nein, ich meine, wir wissen es nicht. Und das ist gut so.

Du hast keine Schuld daran, dass die Dinge sich so entwickelt haben. Wir sind nur ganz kleine Rädchen im Getriebe des Lebens. Wir sollten unsere Rolle nicht unterbewerten, immerhin halten wir das Ganze am Laufen, aber wir dürfen unseren Einfluss auch nicht überbewerten.«

»Du bist ja fast schon philosophisch. Gefällt mir.«

»Wie gut, dass du mich wegen meines Köpfchens magst.«

»Ausschließlich deshalb. Wobei ich sagen muss, dass es ein äußerst hübsches Köpfchen ist.« Ich musste wieder lächeln.

Als ich auflegte, hätte ich singen können! Ich hätte vor Glück laut schreien können! Doch meine Mutter und Corinna hätten beide innerhalb von Sekunden in meinem Zimmer gestanden. Also begnügte ich mich damit zu summen. Später ging ich in die Küche und machte mir etwas vom Mittagessen warm. Corinna und meine Mutter saßen ebenfalls am Tisch und schwiegen sich an, während ich glaubte, vor Glück gleich platzen zu müssen.

Deshalb sah ich zu, mit dem Essen schnell fertig zu werden. Dann verzog ich mich wieder in mein Zimmer. Ich sagte, ich müsse mir noch überlegen, was ich zu Julias Beerdigung anziehen solle.

Ich fischte aus meinem Kleiderschrank eine schwarze Jeans, ein violettes Top und eine schwarze Weste heraus. Damit war die Kleiderfrage geklärt. Somit konnte ich mich endlich wieder Julias Tagebuchaufzeichnungen widmen. Ich erfuhr von ihrem Versprechen, sich ihrer Angst stellen zu wollen. Leon hatte sie nach Hause begleitet, nachdem ich sie so Hals über Kopf sitzen gelassen hatte, nur weil sie ihn an unseren Tisch eingeladen hatte. Ich war so blöd gewesen! Julia, verzeih mir, dachte ich immer wieder. Gleichzeitig wusste ich, dass sie es mir schon damals nicht krummgenommen hatte. So war sie. Jetzt saß sie bestimmt auf irgendeiner Himmelswolke, sah auf die Erde hinunter und lachte sich ins Fäustchen, weil sie es immer schon gewusst hatte, dass Leon und ich füreinander bestimmt waren.

Julia, du fehlst mir so.

---

24. Februar 2012

Es ist Freitag und die Ferien sind fast vorbei. Mir kommt es vor, als hätten sie erst angefangen. Die Zeit ist viel zu schnell vergangen, es wäre noch so viel zu tun. Seit ich mir versprochen habe, mich von meiner Angst nicht unterkriegen zu lassen, geht es mir besser. Nicht dass auf der Stelle eine Wandlung eingetreten ist, das habe ich gar nicht erwartet. Es ist nur so, dass ich jetzt, bevor ich zum Telefonhörer greife, erst mal nachdenke, ob es notwendig ist, meine Mutter zu bitten, mich abzuholen. Gestern war ich nahe dran, sie anzurufen, habe es aber nicht getan, weil ich mich selbst an der Nase genommen und mich an mein Versprechen erinnert habe. Ich glaube, ich werde auch zu bequem. Ein Anruf genügt und Mama kommt. Ich muss auf keinen Fahrplan Rücksicht nehmen oder den Heimweg in der Schweinekälte zu Fuß gehen. Klar, früher habe ich das auch getan, aber jetzt habe ich eine Entschuldigung, es nicht tun zu müssen. Normalerweise bin ich nicht so ein Waschlappen. Aber jetzt bin ich einer geworden.

Das Einzige, woran ich ständig denken muss, ist, wie die Leute reagieren würden, wenn sie wüssten, dass mein Vater eine Affäre mit einer 19-Jährigen hatte. Dass er sie geschwängert und dann von ihr verlangt hat abzutreiben und sie sich deshalb umbrachte. Es wäre eine Katastrophe! Jeder würde Bescheid wissen. So etwas spricht sich herum. Vielleicht haben meine Eltern deshalb die Affäre meines Vaters vor zwei Jahren geheim gehalten und danach so getan, als wäre nichts gewesen. Damit die Leute nicht tratschen. Ich möchte mir gar nicht vorstellen, wie es wäre, plötzlich nicht mehr die Tochter des Arztes, sondern die eines Mörders zu sein. Okay, manche würden einräumen, er habe Melissa ja nicht eigenhändig getötet. Sie *hat sich schließlich umgebracht. Aber das ändert nichts an der Tatsache, dass er Schuld an ihrem Tod hat. Zumindest in den Augen der meisten Leute, in meinen ja auch. Unser Leben würde zerstört werden. Das will ich auf keinen Fall. Nicht auszudenken, wenn wir von hier wegmüssten! Meine Mutter würde wahrscheinlich keine Aufträge mehr bekommen, mein Vater sowieso nicht. Und ich? Ich müsste die Blicke und das Tuscheln ertragen. Alles würde sich ändern. Das darf nicht passieren. Nicht jetzt, so knapp vor dem Schulabschluss. Irgendwann nach meinem Abschluss, wenn ich den Mut gefunden habe, werde ich meinen Vater mit seinen Taten konfrontieren. Er soll wissen, dass ich es weiß.*

Kapitel 18

Mein Handy weckte mich. Ich war über Julias Tagbuch eingeschlafen. Ich sah auf das Display. Leon. Gleichzeitig registrierte ich die Uhrzeit. 8.00 Uhr. Einen Moment lang wurde ich von Panik erfasst, im Glauben, ich hätte verschlafen. Gleich darauf fiel mir ein, dass ich heute nicht in der Schule, sondern um zehn am Friedhof sein musste. Erleichtert hob ich ab. »Guten Morgen«, klang Leons Stimme an mein Ohr.

»Was soll an dem Morgen gut sein?«, grummelte ich.

»Hm, bist du morgens immer so griesgrämig? Nur damit ich in Zukunft vorbereitet bin ...«

Ich gab einen Knurrlaut von mir.

»Ich wollte bloß fragen, wie es dir geht.«

»Es geht schon. Es gab bessere Tage. Ich werde es überstehen.... Leon? Kann ich dich was fragen?«

»Hm?«

»Es wird Gerede geben. Ich mein, wenn die anderen uns zusammen sehen.« Mir machte es nichts aus. Ich war es gewohnt, dass über mich geredet wurde, das heißt, eher über meine Mutter. Nur wie Leon dazu stand, wusste ich nicht. Wie so vieles, das ich noch nicht über ihn wusste.

»Das bleibt nicht aus. Möchtest du es lieber geheim halten?«

Ich dachte an unser gestriges Gespräch. Leon hatte seine Beziehung zu Melissa mehr oder weniger geheim halten müssen. Das wollte ich ihm kein zweites Mal antun.

»Nein«, sagte ich entschlossen. »Keine Heimlichkeiten. Es dürfen ruhig alle wissen, dass wir zusammen sind. Wir müssen ja nicht gleich am Schulhof rumknutschen. Das würde den Lehrern wohl auch nicht gefallen.«

»Kein Geknutsche am Schulhof? Jetzt bin ich aber enttäuscht«, antwortete Leon. Ich hörte das Lächeln in seiner Stimme.

»Dann bis später, ja? Ich muss mich noch für die Beerdigung fertig machen.« Seine Stimme zu hören machte mich zwar froh. Aber ausgerechnet heute kam es mir falsch vor, glücklich zu sein.

Als ich aus meinem Zimmer kam, stand meine Mutter im Bad und fönte sich die Haare. Ihre schlanke Gestalt war ganz in Schwarz gekleidet und sie sah richtig hübsch aus. Von hinten hätte man sie für sechzehn halten können.

Sie drehte sich zu mir um, als sie mich in der Tür bemerkte. »Ich bin gleich fertig. Du solltest dich beeilen, der Bus geht in dreißig Minuten.«

»Ich weiß. Keine Sorge, das schaffe ich locker.«

»Dieser Leon, er ist nett.«

»Ja, das ist er.«

»Seid ihr ...?«

Ich lehnte mich an den Türrahmen. »Ja, wir sind.« Ein Grinsen breitete sich über meinem Gesicht aus.

»Liebes, ich freue mich so für dich. Und ich geb dir einen Rat: Genieße das Hier und Jetzt.«

Mir lag schon eine patzige Entgegnung auf der Zunge. Genau das war es, was ich nicht wollte. Ich wollte nicht so sein wie sie. Nur im Hier und Jetzt leben, nicht über Konsequenzen nachdenken. Sie hatte ja zur Genüge demonstriert, wie es ausgehen konnte, wenn man nicht ein paar Schritte weiterdachte. Doch ich sagte nichts. Es hätte eine endlose Diskussion gegeben, wahrscheinlich sogar Streit. Und dafür war jetzt keine Zeit. Und auch nicht der richtige Tag.

Wir erwischten den Bus gerade so. Meine Mutter konnte sich nämlich nicht entscheiden, ob sie Stiefel oder Schuhe anziehen sollte.

Etliche Leute saßen schon drinnen, als wir zustiegen. Anhand ihrer dunklen Kleidung war es nicht schwer zu erraten, dass die meisten von ihnen ebenfalls zu Julias Beisetzung fuhren. Ich fragte mich, warum. Dass ihre Eltern, enge Verwandte, Freunde, Mitschüler sich von ihr verabschieden wollten, sah ich ein, aber all die anderen? Taten sie es aus Neugier? Langeweile? Oder weil Julias Eltern angesehen waren?

Vor dem Friedhofstor warteten etliche Schüler unserer Stufe und Herr Wennecker. Unser Stufenleiter hatte tatsächlich einen Riesenbund weiße Rosen in der Hand.

»Ich geh schon mal rein«, flüsterte meine Mutter, während ich mich zu den anderen gesellte und Ausschau nach Leon hielt. Ich sah auf mein Handy. Noch eine Viertelstunde bis zehn.

Nach und nach trudelten die restlichen meiner Mitschüler ein, nur von Leon war nichts zu sehen. Ich wurde nervös und überprüfte noch einmal die Uhrzeit. Bloß fünf Minuten noch. Hoffentlich würde er auftauchen. Mit ihm an meiner Seite würde ich mich viel sicherer fühlen.

Natürlich kam er. Natürlich ließ er mich nicht im Stich. Leon trug einen Anzug, darüber einen Mantel, den er offen gelassen hatte. Sogar eine Krawatte hatte er umgebunden. Damit sah er total anders aus. Sehr erwachsen, seriös. Aber auch andere Jungs unseres Jahrgangs waren im Anzug erschienen, sogar Jan, den ich bisher nur mit zerrissenen Jeans und T-Shirt oder Rollkragenpulli kannte, hatte sich in Stoffhose und Jackett gequält. Ich konnte mir Leon sehr gut als Banker oder Anwalt vorstellen – oder in irgendeinem anderen Beruf, bei dem man Anzüge tragen musste. Dabei hatte er ganz andere Vorstellungen von seinem Leben. Schade eigentlich. Ich konnte mir nicht vorstellen, dass Psychologen Anzüge trugen. Mein Herz schlug einen Takt schneller, als er mir ein kleines Lächeln schenkte. Leon stand nun vor mir und umarmte mich anstelle eines Kusses. Dann nahm er meine Hand. Claudia sprangen fast die Augen raus. Sie stieß Jennifer und Sandra an, die neben ihr standen, und flüsterte mit ihnen. Jennifer schaute zu Leon und mir, fing meinen Blick auf und lächelte uns zu. Sandra winkte herüber und sagte etwas zu Claudia. Ich konnte wegen der Entfernung nicht verstehen, was, aber Claudia ließ die beiden stehen und stellte sich zu einer anderen Gruppe Mitschüler, denen sie brühwarm die Neuigkeit über Leon und mich erzählen konnte. Na ja, es würde wohl nur ein paar Minuten dauern, bis alle wussten, dass wir jetzt ein Paar waren. Claudia würde schon dafür sorgen.

Seite an Seite gingen wir nun zu Wennecker rüber, der jedem von uns eine weiße Rose in die Hand drückte. Ich schnupperte an der Blüte. Sie roch nach nichts.

Geschlossen traten wir durch das Friedhofstor und gingen zur Aufbahrungshalle. Julias Eltern und die engsten Verwandten waren schon drinnen. Frau Mechat hatte geweint, das sah man an ihren geröteten Augen, aber nun hielt sie sich tapfer, als wolle sie vor all den Leuten ihren Gefühlen nicht freien Lauf lassen. Herr Mechat erblickte mich und nickte mir zu. Sein Gesicht schien erstarrt zu sein. Keine einzige Regung konnte man an ihm ablesen.

In der Menge entdeckte ich Karin Zauner, die Polizistin, die ebenfalls gekommen war.

Der Saal füllte sich schnell. Nicht nur unsere Stufe, sondern auch viele andere Schüler waren gekommen. Unglaublich, wie viele Menschen Julias Tod berührte. Irgendwo, weiter hinten, sah ich meine Mutter, die sich mit jemandem unterhielt. Einen Augenblick später schob sich jemand vor sie und ich konzentrierte mich auf die Worte des Pfarrers, die gleichermaßen einstudiert wie austauschbar waren. Wie hätte er denn auch wissen sollen, was Julia ausgemacht hatte? Welche Träume und Wünsche sie gehabt hatte? Trotzdem schienen die anderen Trauergäste es nicht so zu empfinden, denn einige von ihnen weinten oder schluchzten leise.

Danach kamen die Sargträger und hoben den Sarg auf einen Wagen. Die Kränze und Gestecke wurden auf einen eigenen Handwagen geladen. So marschierten wir zum ausgehobenen Grab. Mit einem Flaschenzug wurde der Sarg langsam hinuntergelassen. Julias Eltern warfen als Erste mit einer Schaufel Erde auf den Sarg, danach die anderen Trauernden. In einer endlosen Kolonne schoben sich die Gäste an dem offenen Grab vorbei, Erde oder Blumen fielen auf Julias Sarg. Nur langsam bewegte sich die Menge vorwärts und ich ließ meinen Blick schweifen. Leon hielt noch immer meine Hand. Da sah ich hinter einem Grabstein etwas aufblitzen. Schon wieder. Es war nicht das erste Mal, dass ich das Gefühl hatte, jemand würde mich beobachten. Immer wieder hatte ich es als Hirngespinst oder als Lichtreflexion abgetan. Aber sollte ich meinem Gefühl nicht endlich trauen?

Vielleicht machte mich Leon an meiner Seite mutig. Entschlossen löste ich mich aus der Gruppe und murmelte Leon zu, ich sei gleich wieder da.

Ich bahnte mir den Weg durch die Trauergäste, was mir einige empörte Blicke einbrachte, aber das war mir egal.

Nur noch wenige Meter bis zum Grabstein, hinter dem ich meinen Beobachter vermutete. Mit einem großen letzten Schritt war ich auf der Rückseite des Marmorsteines. Verblüfft starrte ich den Mann an, der sich mit einer Kamera in der Hand dort versteckt hielt.

Ich wusste nicht, wen oder was ich erwartet hatte, aber die Überraschung verschlug mir mit einem Mal die Sprache.

Unmittelbar hinter mir hörte ich Leons Stimme. »Wer zum Teufel…?« In der Hand hielt er immer noch die weiße Rose, als er neben mir zum Stehen kam.

»Die Frage ist weniger wer, sondern was zum Teufel er hier macht«, warf ich ein.

»Kennst du ihn etwa?«

»Ja. Darf ich vorstellen? Das ist Klaus, Mamas neuer Freund.«

»Sind Sie ein Spanner, oder was?«, wollte Leon wissen. Er dachte nicht einmal daran, leise zu sein.

Klaus hob abwehrend die Hände. »Nein, nein. Das bestimmt nicht.«

»Was dann?« Leons Stimme hatte einen drohenden Unterton. Mittlerweile waren die anderen Trauergäste auf uns aufmerksam geworden. Ausgerechnet meine Mutter hatte mich entdeckt und kam zu uns herüber.

Mit hochgehobenen Brauen und offenem Mund blickte sie uns an. »Klaus?«

Erst jetzt bemerkte ich, dass Leon Klaus am Arm gepackt hatte. »Also. Ich höre. Warum verstecken Sie sich hier und was wollten Sie mit der Kamera?«

Klaus' Blick wanderte von einem zum anderen und sagte dann mit zu Boden gerichtetem Blick. »Ich bin Reporter«, sagte er schließlich.

Immer noch verstand ich nichts. »Ja und? Warum die Heimlichkeiten?« Ich begriff nicht, warum er sich für ein paar Fotos von der Beerdigung hinter einem Grabstein versteckte, es sei denn ... Moment! Es ging ihm gar nicht um die Beerdigung.

»Es ist nicht das erste Mal, dass du mich beobachtest, nicht wahr?«

Leon und meine Mutter sahen mich an. Dann stemmte meine Mutter die Arme auf die Hüften und trat einen Schritt auf Klaus zu. »Wie bitte? Du hast meine Tochter verfolgt? Wie lange geht das schon?«

Klaus seufzte, meine Mutter ignorierend. »Ich dachte, du würdest es nicht merken. Angefangen hat es nach dem Selbstmord dieses Mädchens.«

»Melissa. Sie hieß Melissa«, presste ich hervor.

»Wie auch immer, mein Chefredakteur meinte, er will ein paar Fotos von Julia Mechat, die die Leiche gefunden hatte. Schließlich sind ihre Eltern fast wie Prominente in Kleinhardstetten. Doch weder sie noch ihre Eltern waren damit einverstanden, also hab ich heimlich ein paar Fotos gemacht.«

Eine brennende Wut stieg in mir hoch. Am liebsten hätte ich ihm meine Faust in den Magen gerammt oder diese blöde Kamera auf den Boden geschmettert. Er hatte Julia in Panik versetzt, hatte ihr so viel Angst gemacht, dass sie sich kaum mehr traute, allein unterwegs zu sein. Wer weiß, vielleicht war sie vor ihm geflohen und kam deshalb so weit abseits von ihrem Heimweg bis zur Brücke. Das erschien mir sogar sehr plausibel. Wenn es sich so abgespielt hatte, dann war Klaus derjenige, der Schuld an Julias Tod hatte!

Eine rote Wolke schob sich vor meine Augen. Das Nächste, was ich wahrnahm, war Leon, der mich von Klaus wegzerrte, und meine Mutter, die einen Schrei ausstieß.

Mein Atem ging schwer. »Du Mistkerl! Schwein! *Du* hast Julias Tod zu verantworten!« Der Arsch hatte sich unser Vertrauen erschlichen, nur damit er ein paar Fotos bekam? Enttäuschung schmeckt bitter. Mir wurde schlecht, wenn ich daran dachte, dass ich mich von ihm hatte einwickeln lassen.

Es war mir egal, dass mittlerweile einige der Trauergäste zu uns herübergekommen waren. Ich riss mich aus Leons Umklammerung los. Tränen schossen in meine Augen. Voller Genugtuung nahm ich die Kratzer auf Klaus' Wangen wahr. Er hatte es nicht anders verdient.

Ich drehte mich um und lief los. Noch vor dem Friedhofstor hatte mich Leon eingeholt. Er ging stumm neben mir her, die Hände in seine Jackentasche versenkt. Er musste weit ausholen, um mit mir Schritt zu halten.

Erst als ich ein bisschen langsamer wurde, weil meine Lungen brannten, hatte er mich erreicht. »Theresa, bleib stehen. Bitte.«

Ich dachte nicht daran. Aber ich drosselte mein Tempo ein wenig. Er legte seinen Arm um mich. Das reichte, um meine Fassung vollends zu verlieren. Tränen rollten über meine Wangen, ich schluchzte und konnte gar nicht mehr aufhören. Leon hielt mich fest und strich über mein Haar und meinen Rücken. Ich weiß nicht, wie lange wir so gestanden hatten, bis ich endlich ruhiger wurde und meine Tränen versiegten. »Ich weiß, es ist schwer«, murmelte er in mein Haar. »Aber es wird besser, das verspreche ich dir.«

»Wann?«

»Es braucht Zeit«, war seine Antwort. Im Gegensatz zu mir hatte er nicht einmal die Gelegenheit bekommen, sich von seinem Bruder zu verabschieden.

»Glaubst du, die Leute sind schon weg?«, fragte ich und zog die Nase hoch.

Leon kramte in seinem Mantel nach einem Taschentuch. Ich lächelte ihn schief an. »Ich sollte mir endlich angewöhnen, selber Taschentücher einzustecken. Jedes Mal musst du mir aushelfen.«

Er lächelte zurück. »Ich glaube, wir können wieder zurück. Egal, ob noch wer da ist oder nicht.«

Als wir den Friedhof wieder betraten, standen die Menschen in kleinen Grüppchen zusammen. Wenn jemand Notiz von mir nahm, ließen sie es sich nicht anmerken. Nur meine Mutter kam auf mich zu, als sie mich entdeckte. Sie hielt zwei Rosen in der Hand. Ich nahm an, sie hatte meine aufgehoben. Die zweite gehörte wahrscheinlich Leon, der ihr seine in die Hand gedrückt hatte, bevor er mir nachgegangen war. »Es tut mir so leid«, sagte sie leise.

»Du kannst doch nichts dafür«, sagte ich. Oder doch? Immerhin hatte sie Klaus mit in die Familie gebracht.

Als hätte sie meine Gedanken gelesen, fuhr sie fort: »Ich wusste nicht, woran er arbeitet. Er hat mir nur gesagt, er fotografiere für die Zeitung.« Sie raufte ihre Haare. »Wie konnte ich nur so blöd sein, war doch alles zu schön, um wahr zu sein!... Es tut mir leid, meine Kleine. Es tut mir so leid.«

Ich trat einen Schritt auf sie zu und drückte meine Mutter fest an mich. Sie schluchzte laut auf. Wenigstens in diesem kurzen Moment konnten wir füreinander da sein. Denn ich war mir sicher, sie würde ihren Kummer wie immer ertränken. Die gute Phase war vorbei. Und diesmal hatte sie verdammt kurz angehalten.

Endlich stand auch ich vor Julias Grab. Ich warf meine Rose zu den anderen Blumen. Das alles war nicht sie, dachte ich. Ein Loch in der Erde, ein Sarg, der, so schön er auch gearbeitet war, letztendlich doch nur eine Holzkiste war. Ein Haufen Blumen, die schon morgen verwelkt sein würden. Ich spürte, wie sich Leons Arm um meine Schultern legte. »Komm«, flüsterte er.

Alles, was ich wollte, war, jetzt in Ruhe gelassen werden. »Lass mich bitte eine Weile allein«, wisperte ich.

Leon nickte. »Wir sehen uns später, vielleicht in der Schule.«

Schule? Keine Ahnung, ob ich heute überhaupt noch hingehen würde. Im Moment war alles andere weit weg von mir.

»Theresa?« Meine Mutter stand jetzt unmittelbar neben mir. »Ich fahre jetzt nach Hause.«

In ihrer Stimme hörte ich, dass sie hoffte, ich würde sie begleiten. Aber ich hatte keine Lust, mir den Rest des Tages ihre Entschuldigungen wegen Klaus anzuhören. Meine Kraft war aufgebraucht.

Wie lange ich vor Julias Grab stand, wusste ich nicht. Irgendwann merkte ich, dass es ruhig am Friedhof wurde. Die Gäste waren gegangen. Alle, bis auf Herrn und Frau Mechat, die noch mit dem Priester etwas zu bereden hatten.

Der Zeitpunkt war falsch, aber gäbe es überhaupt je einen richtigen? Also konnte ich es genauso gut jetzt hinter mich bringen und Herrn Mechat von Julias Tagebuch und ihrem Verdacht erzählen. Jemand hatte Julia zur Brücke gebracht und es war total unlogisch, dass es sich dabei um Julias eigenen Vater gehandelt hatte. Blieb nur noch Klaus. Julia hatte das Gefühl gehabt, verfolgt zu werden, so viel konnte ich den Tagebuchaufzeichnungen entnehmen. Klaus hatte ja zugegeben, sie seit ihrem Leichenfund beobachtet zu haben. Wahrscheinlich war es auch er bei der Bushaltestelle und später bei der Brücke gewesen, der mir auf den Fersen gewesen war. Er hatte mir eine Heidenangst eingejagt. Doch je länger ich darüber nachdachte, desto unwahrscheinlicher schien es mir, dass Klaus tatsächlich Schuld an Julias Tod hatte. In der Nacht, als Julia starb, war meine Mutter spät nach Hause gekommen und ich hätte wetten können, dass sie mit ihm zusammen gewesen war. Ich war krank gewesen und alles, woran ich mich erinnern konnte, war schwammig. Ich würde also meine Mutter fragen müssen, ob sie und Klaus gemeinsam unterwegs gewesen waren und ob sie noch wusste, um welche Uhrzeit sie heimgekommen war. Allerdings stand die Chance schlecht, von ihr über diesen Abend etwas zu erfahren. Auch wenn ich fiebrig gewesen war, wusste ich eines noch sehr gut: Meine Mutter war ziemlich betrunken gewesen.

»Theresa!«, wurde ich aus meinen Überlegungen gerissen. Ich hatte gedacht, alle seien schon gegangen, doch Frau Mechat stand neben mir und schenkte mir ein zaghaftes Lächeln. Einmal mehr bewunderte ich sie für ihre Stärke und die Wärme, die sie trotz des Todes ihrer Tochter anderen geben konnte.

»Wir haben ein Buffet arrangiert. Du kommst doch auch?«

Ich dachte an jede Menge Leute, die dort herumstehen und

sich der Situation total unangemessen mit Essen vollstopfen würden. Darauf konnte ich gut verzichten. Wahrscheinlich wären ohnehin nur die engsten Freunde und Familienmitglieder da. Ich würde nur stören.

Als hätte sie meine Gedanken erraten, meinte sie: »Wenn jemand dabei sein sollte, dann du. Du warst ihre beste Freundin.« Herr Mechat nickte. »Natürlich kommt sie mit, nicht wahr, Theresa?«

Ich seufzte. Vor so viel geballter Überzeugungskraft konnte ich nur resignieren. »Also gut.«

Sie verabschiedeten sich von dem Geistlichen, nahmen mich in die Mitte und wir gingen gemeinsam zum Auto. Vielleicht würde sich die Gelegenheit ergeben, mit Herrn Mechat ungestört zu reden.

Die Einfahrt der Mechats war zugeparkt, als wir ankamen. »Dürfen die denn einfach so rein?«, fragte ich. Ich hatte immer gedacht, die Gastgeber müssten ihre Gäste erwarten.

»Meine Mutter und Frau Valis haben die Leute in Empfang genommen«, sagte Frau Mechat. Frau Valis war ihre Nachbarin. Sie war so etwas wie ein Großmutterersatz gewesen, da Julias eine Oma zu weit weg wohnte und die andere, Herrn Mechats Mutter, bereits gestorben war, bevor Julia auf die Welt kam.

Jemand hatte Blumen in der Diele arrangiert und ich meinte, die Handschrift meiner Mutter zu erkennen. Es wäre naheliegend gewesen, sie damit zu beauftragen.

»Hat deine Mutter das nicht schön gemacht?«

»Ja, das hat sie.«

Das Erste, was mir auffiel, als ich ins Wohnzimmer trat, waren noch mehr Blumen und Leute, die sich angeregt miteinander unterhielten. Die meisten hatten Brötchen oder Weingläser in der Hand. Nie im Leben wäre ich darauf gekommen, es könne sich hier um eine Trauerfeier handeln, hätten die

Gäste nicht vorwiegend schwarze Kleidung getragen. Es sah eher nach einer langweiligen Party aus. Wie konnten sie den Anlass vergessen haben? Julia war tot und es wurde getrunken und gegessen, ja sogar hin und wieder gelacht. Ich holte mir einen Orangensaft und stellte mich abseits an eine Wand. Dort, so hoffte ich, würde mich niemand ansprechen.

Frau Mechat hatte sich zu zwei Frauen gesellt und unterhielt sich mit ihnen. Ich stellte mein Glas ab. Es war an der Zeit, Julias Vater zu suchen. Was ich ihm zu sagen hatte, wäre ein Schock für ihn. Noch einer mehr. Zuerst das Verschwinden, dann die Nachricht vom Tod seiner Tochter. Am liebsten hätte ich meinen Entschluss verworfen, hätte das Ganze für mich behalten. Doch das wäre nicht richtig gewesen. Julia hatte ihre Aufzeichnungen dort hinterlassen, wo nur ich sie finden könnte, im Wissen, dass ich dafür sorgen würde, dass ihr Vater von allem erfährt. Sie selbst hatte es nicht geschafft, ihn mit ihren Vorwürfen zu konfrontieren. Wenn ich noch etwas für sie tun wollte, dann war jetzt der Zeitpunkt gekommen.

Ich fand ihn in der Küche, wo er gerade ein Telefonat beendete. »Theresa, kann ich dir helfen?«, fragte er, als er mich sah.

Ich atmete tief ein. »Herr Mechat, ich würde gerne unter vier Augen mit Ihnen sprechen.«

Er konnte seine Überraschung über meine Bitte nicht verbergen, doch sofort sagte er: »Ja, sicher. Komm, wir gehen in mein Arbeitszimmer.«

Wenig später saß er hinter seinem Schreibtisch und sah mich abwartend und wohlwollend an. Ich setzte mich ihm gegenüber. Wahrscheinlich dachte er, ich bräuchte seinen Rat. Verdammt, ich hätte mir zuerst überlegen müssen, was ich sagen und wie ich anfangen sollte. Vielleicht wäre mein Hals dann nicht so trocken und ich würde die richtigen Worte finden.

»Also, worum geht es, Theresa? Hast du ein Problem? Kann ich etwas für dich tun?« Ich schüttelte den Kopf. Tu es, feuerte ich mich an. Sag's ihm!

»Ich habe Julias Tagebuch gefunden«, brachte ich hervor.

Er sah mich verständnislos an.

»Sie hatte es im Baumhaus versteckt. Der Camcorder war übrigens auch da.«

Herr Mechat schüttelte den Kopf. »Ja, aber warum? Wir hätten niemals ...«

Mit festem Blick sah ich Herrn Mechat an. »Das weiß ich. Aber Julia hatte dafür einen guten Grund.« Nun kamen die Worte ganz leicht über meine Lippen. »Sie hat geglaubt, Sie und Melissa hätten eine Affäre. Julia dachte, Sie wären der Vater von Melissas Baby gewesen.«

Herr Mechat riss die Augen auf und schüttelte heftig den Kopf. »Wie, um Himmels willen, ist sie auf so eine Idee gekommen? Wie kommt sie denn auf so etwas?«

»Wie sie darauf kommt? Stimmt es denn nicht, dass Sie vor zwei Jahren schon mal eine Affäre hatten? Julia hat davon geschrieben.«

Herr Mechat war aufgestanden und presste sich die Hände vor die Augen. Stockend sprach er weiter: »Ich weiß nicht, wie ...« Er seufzte. »Ja. Das stimmt.« Er ließ sich auf den Schreibtischstuhl fallen und sackte in sich zusammen. Dann blickte er mich an. »Wir haben versucht, Julia mit unseren Problemen nicht zu belasten. Sie hat's wohl trotzdem mitbekommen.« Herr Mechat sprach leise und fast wie zu sich selbst. »Vera und ich hatten uns auseinandergelebt. Keine Ahnung, wann das passiert ist. Wir hatten uns einfach nicht mehr viel zu sagen. Jeder von uns war mehr mit der Arbeit beschäftigt, als uns guttat. Auf einem Kongress lernte ich jemanden kennen. Sie ist ebenfalls Ärztin und auch verheiratet. Mehrere Monate lief es, wir telefonierten, dann trafen wir uns öfter. Wir beiden wollte keine geheime Beziehung, aber ich wollte auch nicht meine Familie verlassen. Also machten wir Schluss. Ich habe Vera alles erzählt und sie war verletzt, bestürzt, gekränkt. Schließlich beschlossen wir, dass wir diese Krise als Chance sehen wollten. Wir gingen zur Eheberatung. Seither verstehen wir uns besser. Vera hat mir verziehen.«

»Und Melissa?«, fragte ich. Herr Mechat schaute auf. Er wirkte, als sei er in den letzten fünf Minuten ganz woanders gewesen.

»Melissa? Sie war eine Patientin. Mehr nicht.«

»Julia hat aber geglaubt, dass Melissa mehr war als Ihre Patientin. Sie schreibt, Melissa trug Ihre Handschuhe, als Julia sie fand.

»Was? Julia dachte, ich hätte etwas mit Melissa Schikol, nur weil sie meine Handschuhe anhatte?«

Ich schlug die Beine übereinander. »Es waren nicht bloß die Handschuhe. Julia hat Sie und Melissa gemeinsam gesehen. Sie hatten die Handynummer gespeichert. Julia hat das herausgefunden und in ihrem Tagebuch dokumentiert. Außerdem hat Julia Melissas Eltern besucht. Melissa hatte seit Jahren ihren Arzt in Tiezen. Doch plötzlich tauchte sie in Ihrer Praxis auf. Das hat Julia stutzig gemacht.... So hat alles angefangen mit ihrem Verdacht.«

»Ich kann nicht viel über Melissa sagen, sie war meine Patientin. Alles, was sie mir anvertraut hat, unterliegt der Schweigepflicht. Aber es ist natürlich Blödsinn, dass ich der Vater ihres Kindes gewesen sein soll. Die ganze Geschichte ist kompletter Schwachsinn. Herrgott, sie war bloß ein Jahr älter als Julia!«

Alles, was mir Herr Mechat erzählte, klang glaubwürdig. Er war ernsthaft erschüttert, alles, was Julia sich zusammengereimt hatte, hatte sich plötzlich in Luft aufgelöst.

»Aber wie sind Ihre Handschuhe dann an Melissas Hände gekommen?«, hakte ich nach. Eine Erklärung musste es schließlich dafür geben. Melissa hatte die Handschuhe ja wohl nicht geklaut!

Herr Mechat seufzte. »Das ist eine längere Geschichte.«

»Das macht nichts. Ich will sowieso nicht da draußen bei den anderen sein«, sagte ich und deutete mit dem Kopf zur Tür.

»Irgendwie schon seltsam, nicht wahr?«, sagte er. »Da ist Julia tot und die Leute benehmen sich wie bei einem Kaffeekränzchen.«

Offensichtlich war uns beiden nicht danach, zu den anderen Leuten zurückzugehen, daher sah ich ihn erwartungsvoll an. Ich wollte jetzt endlich die Wahrheit hören. Er stieß die Luft aus und begann zu erzählen.

---

25. Februar 2012

Ich glaube, langsam merkt mein Vater etwas. Heute hat er mich gefragt, warum ich mich ihm gegenüber so komisch benehme.

Ich schrie ihm ins Gesicht, es sei wegen Melissa. Ich schwöre, dass er zusammengezuckt ist. Mehr Schuldeingeständnis werde ich von ihm nicht bekommen. Denn anstatt dass er mir endlich die Wahrheit gesagt hätte, meinte er nur, er habe Verständnis für meine emotionale Aufgewühltheit. Emotionale Aufgewühltheit! Genau so hat er sich ausgedrückt. Dann meinte er noch, Mama und er hätten sich darüber unterhalten, ob es nicht besser wäre, psychologische Hilfe für mich in Anspruch zu nehmen. Super! Ich werde wie eine Bekloppte behandelt und er? Wenn jemand einen Psychologen braucht, dann bin das wohl nicht ich! Wer hatte denn eine Geliebte, die seine Tochter hätte sein können? DAS finde ich krank.

Auf seine Bemerkung hin knallte ich die Tür zu und verkroch mich in meinem Zimmer. Doch nicht einmal dort hatte ich Ruhe. Mein Vater kam mir nach und wollte noch einmal wissen, was mit mir los sei. Ich habe aber kein Wort mehr mit ihm gesprochen. Ich habe im Bett gelegen und an die Decke gestarrt, bis er wieder weg war. Erst später, als er das Haus verließ, lief ich zum Baumhaus. Ich zittere immer noch vor Zorn und Bitterkeit. Okay, vielleicht liegt es auch an der Kälte, aber wütend bin ich trotzdem. Dass ich meine Mutter letztens angeschrien habe, tut mir leid. Aber mein Vater hat es nicht besser verdient.

Schön langsam bin ich froh, dass die Schule wieder anfängt. Ein wenig Normalität wird mir guttun, auch wenn ich jetzt schon weiß, dass ich mir nach zwei Tagen wünsche, es könnten wieder Ferien sein. Das ist jedes Mal so. Obwohl, diesmal vielleicht doch nicht. Sandra hat mich angerufen und mich gefragt, ob ich Lust habe, an der Abizeitung mitzuarbeiten. Da sind Fotos und Anekdoten von uns Schülern und den Lehrern, die sich so im Laufe der Jahre angesammelt haben, drin. Eigentlich gäbe es ja genug Begebenheiten, um zwei Zeitungen zu füllen.

Ich glaube, das ist die richtige Ablenkung für mich. Heute Abend wollen wir uns im Grätzel treffen, um die Einzelheiten zu besprechen und Aufgaben zu verteilen. Und gleich am Montag machen wir die erste »Redaktionssitzung«, damit wir abklären können, wie wir die Zeitung aufziehen wollen. Die Ausgabe des Vorjahres war echt witzig gestaltet. Die Stufe vor uns hatte die Lehrer als Comicfiguren gezeichnet und die Lebensläufe der Schüler waren in Reimform geschrieben. Die große Lyrik war es nicht, schon klar, aber es war lustig zu lesen.

Da fällt mir ein, dass ich die Zeitung vom letzten Jahr noch irgendwo habe. Da muss ich unbedingt nachlesen, was über

Melissa drinsteht. Gleich wenn ich zu Hause bin, werde ich zusehen, dass ich diese Zeitung finde. Abgesehen davon, dass ich wirklich wissen will, wie Melissa von ihren Mitschülern beschrieben wurde, hoffe ich, dass ich Sandra mit einigen Ideen zu unserer Ausgabe überraschen kann.

Kapitel 19

Die Handschuhe gab ich Melissa. Sie war bei mir, hat mir voll Freude das erste Ultraschallfoto des Babys gezeigt und erzählt, sie würde sich gleich anschließend mit dem Vater des Kindes treffen, um ihm endlich reinen Wein einzuschenken. Es war beißend kalt und sie hatte keine Handschuhe, also drängte ich sie dazu, meine zu nehmen. Julia hatte sie mir erst zu Weihnachten geschenkt. Wenn ich geahnt hätte, was das bei Julia auslöst!« Herr Mechat fuhr sich mit beiden Händen durchs Haar.

Ich hätte ihm dieses Gespräch gerne erspart, aber wenn ich Julias Verdächtigungen aus dem Weg räumen wollte, musste ich alles erfahren.

»Sie wissen nicht, wer der Vater von Melissas Baby war?«

»Nein, aber selbst, wenn, könnte ich dir das nicht sagen.«

»Was hatte es denn damit auf sich, dass Julia Sie und Melissa gemeinsam in Ihrem Auto gesehen hat?«

Herr Mechat runzelte die Stirn und dachte nach. »Ich habe Melissa tatsächlich einmal mitgenommen. Das war unmittelbar nachdem ich ihre Schwangerschaft diagnostiziert hatte. Ich riet ihr, zu einem Gynäkologen zu gehen, aber sie traute sich nicht alleine. Es ist unglaublich, wie viele Ängste so ein junges Mädchen hat. Also habe ich bei Dr. Szabó angerufen, einen Termin für sie ausgemacht, und bevor sie es sich anders überlegen konnte, habe ich sie dorthin begleitet. Melissa hat mir einfach leidgetan. Sie hatte ja niemand, dem sie sich anvertrauen konnte.«

Ja, das klang nach Herrn Mechat, stets hilfsbereit, selbstlos und großherzig. Wie es aussah, hatte Julia alles falsch interpretiert, wahrscheinlich verblendet von ihrer Angst. Ich wünschte, sie hätte sich diese Erklärungen anhören können.

»Was heißt, sie hatte niemand? Was war denn mit ihren Eltern? Oder mit dem Vater des Kindes?«, fragte ich, obwohl ich genau wusste, welche Beziehung Melissa zu ihren Eltern gehabt hatte.

»Darüber darf ich nicht sprechen«, antwortete er.

Ich stützte mich auf und sah ihm direkt in die Augen. »Dr. Mechat, finden Sie wirklich, dass diese Dinge unter die ärztliche Schweigepflicht fallen? Es ist toll, dass Sie Ihren Patienten gegenüber so loyal sind, aber Melissa ist tot. Sie ist nicht mehr Ihre Patientin. Ich versuche immer noch herauszufinden, was mit Julia passiert ist. Die Unfallversion glaube ich nämlich nicht.«

»Bitte, Theresa. Ich weiß, wie schwierig es für dich ist, aber du musst sie loslassen können. Es hat keinen Zweck, Hirngespinsten ...«

»Hirngespinsten nachzujagen? Wollten Sie das sagen? Julia ist einem Hirngespinst nachgelaufen. Ich bin sicher, sie ist gestorben, weil sie versucht hat, die Wahrheit über Ihre Beziehung zu Melissa herauszufinden. Sie hat Leute gefragt, ist zu Melissas Eltern gefahren und hat sogar Melissas Freundin kontaktiert.« Dass Julia in der Praxis herumgeschnüffelt hatte, erwähnte ich wohlweislich nicht. Herr Mechat musste schließlich nicht alles wissen.

Ich holte Luft und sprach weiter, bevor mich Julias Vater unterbrechen konnte: »Vielleicht hat sie dabei etwas entdeckt, das ihr gar nicht bewusst war. Was, wenn Julia deshalb sterben musste?«

»Sie hätte mich jederzeit fragen können«, flüsterte Herr Mechat. In seinen Augen schimmerten Tränen. Er tat mir leid, aber jetzt konnte ich nicht lockerlassen. Ich war ganz nahe dran zu erfahren, wer Melissa's Liebhaber war.

»Julia wusste, dass sie Sie nicht fragen brauchte. Sie hätten ihr gegenüber nichts gesagt. Hab ich recht? Sie haben ihr ja schon damals Ihre Affäre verschwiegen.«

Herr Mechat antwortete nicht. War ich zu weit gegangen? Vielleicht sollte ich mal anfangen zu denken, bevor ich wild drauflosplapperte. Ich hätte mich nicht gewundert, wenn er mich hochkant hinausgeworfen hätte.

Endlich räusperte er sich. Seine Stimme klang wie die eines Fremden. »Es gibt nichts, was deine Theorie stützt. Die Polizei ist der Meinung, es sei ein Unfall gewesen.«

»Und was denken Sie?«

Er hob die Schultern. »Ich weiß es nicht. Es ist leichter, an der Unfallversion festzuhalten. Unfälle passieren. Mir will einfach nicht in den Kopf, dass jemand... Julia...« Dann straffte er die Schultern und setzte sich aufrecht hin. »Theresa, du musst mir glauben, wenn ich dir sage, dass ich den Namen des Vaters von Melissas Baby nie erfahren habe. Sie hat ihn kein einziges Mal erwähnt. Das Einzige, was sie von ihm erzählt hat, war, dass er verheiratet ist und diese Affäre deshalb geheim bleiben müsse. Sie wollte ihm zuerst nicht mal sagen, dass sie schwanger war, aber ich habe ihr zugeredet, es doch zu tun. Nachdem sie keine Ausbildung hatte und Melissa sich sicher war, dass ihre Eltern sie vor die Tür setzen würden, hab ich sie davon überzeugt, wie wichtig es ist, wenigstens Alimente zu bekommen. Es ging ja nicht darum, sich zu bereichern. Sie sollte einfach ihrem Kind das Notwendigste kaufen können.«

»Das hilft mir nicht weiter«, murmelte ich. »Ich hatte gehofft, Sie wüssten den Namen.«

Herr Mechat zuckte die Schultern. »Ich wünschte, ich hätte mehr Informationen. Aber... warte, jetzt fällt mir doch etwas ein. Melissa hatte ein Notizbuch dabei, als sie das letzte Mal bei mir war. Der Einband war aus schwarzem Leder – na ja, es war kein echtes Leder, sondern sah nur so aus. In Silber waren handschriftlich die Initialen MTS daraufgeschrieben. Ich dachte mir noch, was das T zu bedeuten hatte. M für Melissa und S für Schikol, aber das T?«

Mir rieselte es kalt über den Rücken. MTS. Das war doch der Name von dem Typ aus dem Chat gewesen, mit dem ich gesprochen hatte. Ich hielt den Atem an. »Und? Haben Sie herausgefunden, was das T bedeutet?«, brachte ich mühsam hervor. Meine Stimme zitterte. Das war bloß ein komischer Zufall, versuchte ich mir einzureden. Ein riesengroßer Zufall. Was sonst? M für Melissa, S für Schikol. Vielleicht hatte Melissa ja einen zweiten Vornamen. Theresa, wie ich. Tina, Tatjana, Thea, Trudi. Ich ging im Geiste alle weiblichen Namen durch, die mir spontan mit T einfielen. Besonders viele waren es nicht. Da unterbrach Herr Mechat meine Gedanken. »Nein, das nicht«, sagte er. »Aber Melissa meinte, das Notizbuch sei ein Geschenk für ihren Freund, mit *seinen* Initialen darauf. Sie hatte das Ultraschallbild ihres Babys hineingelegt und wollte es ihm schenken. – Alles in Ordnung mit dir?«, fragte Julias Vater.

»Ja, mir geht's gut. Ich glaube, ich muss das alles erst einmal verdauen. Danke für Ihre Hilfe«, sagte ich und stand auf. In meinem Kopf jagte ein Gedanke den nächsten. Dann fand darin nur noch ein einziger Gedanke in ihm Platz: Ich hatte mit MTS Kontakt gehabt. Im Chat. Es war noch gar nicht lange her. Mit Schaudern dachte ich daran, was ich ihm über mich erzählt hatte. Er war so verständnisvoll gewesen. Dieser Mistkerl! Dabei war er wahrscheinlich schuld an Melissas Selbstmord – und womöglich auch an Julias Tod.

Ohne mich von Frau Mechat oder den anderen Gästen zu verabschieden, verließ ich das Haus. Mir fiel ein, dass Leon in der Schule auf mich wartete. Aber erst mal musste ich nach Hause, um den Rest der Tagebuchaufzeichnungen zu lesen.

Vielleicht fand ich dort einen Hinweis, wer MTS sein konnte. Immerhin. Von Tanja wusste ich, dass das T wahrscheinlich Thomas hieß. Würde ja auch passen, wenn es der zweite Vorname von Melissas Liebhaber war. Besser als nichts.

Der Fußweg tat mir gut. Ich versuchte, an gar nichts zu denken, meinen Kopf leer zu kriegen, aber das gelang mir nicht. Wie sollte ich bloß die vielen Gedankensplitter sinnvoll ordnen? Es wäre gut, mit jemand zu sprechen. Leon.

Ich holte mein Handy hervor und schrieb ihm eine SMS: *Komme nicht mehr in die Schule. Sehen wir uns nachher? Muss mit dir reden. hdl*

Nur einen kurzen Moment später kam die Antwort: *Ich ruf dich an. hdal*

Unwillkürlich musste ich lächeln, als ich Leons Nachricht las. Hab dich auch lieb, schrieb er. Langsam konnte ich meine Schwester mit ihrem Timo verstehen. Das »Hab-dich-auch-lieb« vertrieb für den Moment die sorgenvollen Gedanken.

Völlig außer Atem kam ich zu Hause an, dabei hatte ich gar nicht bemerkt, wie schnell ich gelaufen war. Als ich in unsere Wohnung kam, hätte ich mit allem gerechnet, nur nicht mit dem, was mich tatsächlich zu Hause erwartete. Meine Mutter war nach der Beerdigung heimgefahren. Eigentlich dachte ich, sie würde sich nach dem Desaster mit Klaus betrinken. Doch wie es aussah, hatte sie sämtliche Schränke und Schubladen in der Küche ausgeräumt. Teller, Gläser, Tupperdosen und Küchenutensilien befanden sich auf der Arbeitsfläche. Sie selbst stand auf einer Leiter, immer noch in derselben Kleidung, die sie zum Begräbnis getragen hatte. Ihre Hände steckten in gelben Gummihandschuhen, mit denen sie gerade einen Putzlappen auswrang.

»Was wird das denn?«, fragte ich, unfähig, mich zu rühren.

»Oh, du bist zu Hause«, schniefte sie und wischte sich mit dem Handrücken über die Wange. Ich sah, dass sie geweint hatte, und hielt möglichst unauffällig Ausschau nach einem benutzten Weinglas oder einer offenen Flasche.

Meine Mutter schrubbte so heftig den oberen Küchenschrank, dass ich mir Sorgen machte, sie könne von der Leiter fallen. »Mama, was machst du da?«

»Gib mir mal bitte das Geschirrtuch«, sagte sie statt einer Antwort. Ich reichte ihr das trockene Tuch hinauf.

»Danke! Und jetzt die Teller!«

Sie drückte mir das Geschirrtuch wieder in die Hand und räumte die Teller in den Schrank ein, die ich ihr gab.

»War es noch nett bei den Mechats?«

Jetzt waren die Suppenteller dran. »Nein. Nett ist nicht der richtige Ausdruck. Ich finde es eigenartig, dass man nach einem Begräbnis isst und trinkt, so als wäre man froh, selbst am Leben zu sein.«

»Wahrscheinlich macht man das gerade deshalb«, sagte meine Mutter und kam jetzt endlich die Leiter herunter.

»Ist es wegen Klaus?«, fragte ich und machte eine ausholende Armbewegung durch die Küche. Sie seufzte. »Ich hatte das Gefühl, ich platze gleich, also wollte ich mich abreagieren. Und das hier musste ohnehin mal gemacht werden.«

Sie drehte sich zu mir und sah mich mit traurigen Augen an. »Theresa, ich weiß selbst, dass ich oft zu viel getrunken habe. Manchmal fühl ich mich so verdammt einsam, verstehst du? Das hat nichts mit dir oder deiner Schwester zu tun. Es ist nur ... ach, ich weiß nicht. Ich wollte nie allein sein müssen. Ich wollte eine Familie, einen Partner, jemand, der für mich und für euch da ist. Die meiste Zeit habe ich damit verbracht, diesen Jemand zu suchen, anstatt mich um dich und Corinna zu kümmern. Fast immer stellte sich heraus, dass ich ohnehin keine gute Wahl getroffen hatte. Aber mit Klaus hätte es was werden können. Zumindest dachte ich das. Es tut mir sehr, sehr leid.«

Diesmal kullerte eine Träne ungehindert über ihre Wange. Spontan legte ich einen Arm um sie.

»Mama, wir sind doch eine Familie. Auch ohne Mann.«

Meine Mutter strich mir übers Haar. »Manchmal vergesse ich das, aber ja, du hast recht. Bloß seid ihr zwei Mädchen schon so groß. Sieh dich an! Du bist siebzehn und fast volljährig. Es wird nicht lange dauern, bis du dein eigenes Leben führst. Und Corinna? Sie wird erst fünfzehn und ist jetzt schon kaum zu Hause.«

Ich schwieg. Gewissermaßen hatte sie mich ertappt. Wie oft hatte ich mir in letzter Zeit gedacht, dass ich so bald wie möglich ausziehen wollte. Einzig die Tatsache, dass ich mit der Schule noch nicht fertig war, und die Sorge, was mit Corinna wäre, wenn ich fortging, hatten mich bisher davon abgehalten.

»Noch bin ich da«, sagte ich schließlich.

Meine Mutter drückte mich ein Stück von sich weg und sah mir in die Augen. »Ja, aber wie lange? Du wolltest an die Uni. Du hast das Zeug dazu.«

Sicher war das mein Wunsch gewesen, aber das hatte immer Julia mit eingeschlossen. Wir hatten unsere Pläne zusammen gemacht. Jetzt, wo Julia nicht mehr da war, wusste ich nicht mal, was morgen sein würde, geschweige denn, welche Pläne ich für die Zukunft hatte.

»Tja, manche Wünsche erfüllen sich wohl nicht«, sagte ich.

»Das heißt aber nicht, dass man sie aufgeben soll«, gab meine Mutter zurück. »Klaus kann mir in Zukunft gestohlen bleiben, aber ich glaube immer noch daran, dass ich den Mann meines Lebens treffen werde.« Sie lächelte zaghaft.

»Mama, weißt du noch, als ich letztes Wochenende krank war? An dem Abend, an dem Julia verschwand und du erst mitten in der Nacht heimgekommen bist? Ich hatte geduscht und mir die Haare getrocknet, als du ins Bad kamst.«

Sie runzelte die Stirn. »Hm, ich fürchte, ich kann mich nicht mehr an Einzelheiten erinnern.«

Nein, natürlich nicht. Sie war ziemlich voll gewesen.

»Aber vielleicht weißt du noch, ob du mit Klaus zusammen warst?«

»Doch. Ich hatte ihn erst ein paar Tage zuvor in der Blumenhandlung kennengelernt. Warum? Ich würde am liebsten nie wieder seinen Namen hören!« Sie zog die gelben Handschuhe aus und schleuderte sie auf die Küchenzeile.

Ich war ganz nah an der Wahrheit dran, das spürte ich. Mein Herz klopfte heftig. »Mama, ich muss wissen, wann ihr euch an dem Abend getrennt habt.«

Ich kam mir vor, als stünde ich unter Strom – und obwohl meine Mutter keine Ahnung hatte, worauf ich hinauswollte, fragte sie nicht nach, sondern überlegte. Dann endlich sagte sie: »Um sieben habe ich das Geschäft zugeschlossen und Klaus hat mich abgeholt. Danach waren wir etwas essen.«

»Wo?«, fragte ich. Es war ein Unterschied, ob sie in Kleinhardstetten gewesen waren oder weiter weg.

»In Warthstein. In dem neuen mexikanischen Lokal.« Schnell rechnete ich die Wegstrecke nach. Warthstein lag eine gute halbe Autostunde von uns entfernt. »Und danach?«

»Es war ziemlich voll«, erzählte meine Mutter weiter. »Ich habe keine Ahnung, wie lange wir warten mussten, aber ich war dem Verhungern nahe, bis das Essen kam. Es muss schon nach acht gewesen sein.«

»Das heißt, bis ihr fertig wart, war es sicher schon neun, oder?«

Meine Mutter nickte. »Wenn nicht sogar später. Danach überlegten wir, wohin wir gehen konnten, und Klaus schlug einen Bummel durch Graz vor. Dort sind wir in einem Lokal hängen geblieben. Keine Ahnung, wie spät es war, als mich Klaus heimgebracht hat.«

»Und er war die ganze Zeit über bei dir?«, vergewisserte ich mich. Denn wenn das alles so abgelaufen war, dann war Klaus zwar ein Blödmann, weil er sich für ein paar Fotos für die Zeitung an meine Mutter rangemacht hatte – aber mit dem Tod von Julia hatte er nichts zu tun. Sie war nach zehn aus dem Grätzel weggegangen. Da musste sie zu jemand ins Auto gestiegen sein. Und dieser Jemand war mit Sicherheit nicht Klaus, der in Graz mit meiner Mutter unterwegs gewesen war.

»Vielleicht war er kurz auf dem Klo, aber sonst ist er mir nicht von der Seite gewichen. Ach und ich dumme Kuh hatte gedacht, er sei so romantisch und in mich verliebt. Dabei ging es ihm nur darum, sich bei mir einzuschleimen, damit er diese Fotos für seine Story machen kann.« Ihre Augen funkelten vor Wut.

»Klar, Klaus ist einfach mies und feige. Aber zumindest weiß ich jetzt, dass er mit Julias Tod nichts zu tun hatte.«

»Für mich ist die Geschichte trotzdem zu Ende. So oder so.«

In diesem Moment klingelte mein Handy und sofort machte mein Herz einen Sprung. Leon! »Ich helfe dir später beim Einräumen«, rief ich meiner Mutter zu und lief in mein Zimmer, um in Ruhe reden zu können.

Leon fragte, ob er vorbeikommen dürfe. Ja, ja, ja!

Es gab so viel, was ich ihm erzählen musste. All das, was ich von Herrn Mechat erfahren hatte. Vielleicht fiel ihm ja etwas zu den rätselhaften Initialen ein.

Julias Tagebuch lag auf meinem Nachttisch und eigentlich hatte ich noch mal die Einträge lesen wollen. Doch dafür blieb jetzt keine Zeit mehr. Das würde ich später nachholen.

Ich ging zu meiner Mutter in die Küche und half ihr beim Einräumen der Küchenschränke. »Leon kommt vorbei«, sagte ich, als ich ihr die Zuckerdose reichte.

Sie lächelte. »Wenigstens scheint es bei dir in puncto Liebe gut zu laufen.«

»Ja, sieht so aus. Wir lernen uns ja erst richtig kennen. Julia wollte uns schon länger verkuppeln, aber ich war so blöd und hab's nicht gemerkt. Erst jetzt.«

»Lieber spät als nie«, sagte sie. »Ich geh was einkaufen. Glaubst du, Leon bleibt zum Abendessen?«

»Wir können ihn ja fragen«, gab ich zur Antwort, denn eben läutete es an der Tür. Ich ging, um zu öffnen.

Leon beugte sich zu mir herunter und küsste mich. »Hallo du. Wie geht's dir denn?«

»Jetzt schon besser«, sagte ich und schmiegte mich an ihn. Meine Mutter steckte den Kopf zur Küche heraus, begrüßte Leon und fragte, ob er mit uns essen wolle. Er war einverstanden und freute sich über die Einladung.

Da meine Mutter ohnehin wegging, machten wir es uns im Wohnzimmer gemütlich. Ich erzählte ihm von Melissas Notizbuch.

»Also, sie hatte keinen zweiten Vornamen, das weiß ich genau. Sie hatte einmal erwähnt, dass sie gerne einen gehabt hätte.«

»Dann waren es wohl wirklich die Initialen von ihrem Freund. Ich fasse mal zusammen: Er ist verheiratet. Das hatte schon Tanja vermutet, aber Herr Mechat hat es mir noch einmal bestätigt. Du sagtest, er sei wesentlich älter. Was heißt das? Ist er dreißig? Vierzig?«

»Vergiss nicht, dass sie ihn Thomas genannt hat«, erinnerte er mich.

»Ja, Thomas, wie das T in der Mitte von MTS. Dann brauchen wir nur noch den Rest.«

Ich sprang auf, weil ich das Gefühl hatte, nicht ruhig sitzen zu können. »Es ist zum Haareraufen«, sagte ich und ließ mich frustriert wieder auf das Sofa neben Leon plumpsen. Er nahm mich in den Arm und küsste mich. »Ich verspreche dir, wir finden heraus, wer der Kerl ist. Keine Ahnung, wie. Aber uns fällt bestimmt was ein.«

Nur allzu gern wollte ich ihm glauben. »Danke«, flüsterte ich an sein Ohr.

»Für den Kuss?«

»Ja, für den auch. Eigentlich dafür, dass du einfach da bist. Und dafür, dass du mich nicht für durchgeknallt hältst, weil ich denke, dass Julia nicht einfach Opfer eines Unfalls wurde.«

Leon grinste mich an. »Na, ein wenig durchgeknallt bist du schon.«

Ich stieß ihn mit meinem Ellenbogen sanft in die Rippen. »He!«

»Wie kannst du nur sagen, ich wäre durchgeknallt?!«

»Ich meinte natürlich liebenswert-durchgeknallt. Ich soll dich übrigens fragen, ob du vielleicht bei der Abizeitung mitarbeiten willst. Das hätte eigentlich Julia machen wollen, und da du ihr wahrscheinlich eh geholfen hast, könntest du ihre Aufgaben übernehmen.«

»Sagt wer?«

»Sandra und Jennifer. Die beiden wollten dich heute fragen, aber da du nicht mehr in die Schule gekommen bist, sollte ich es dir ausrichten.«

Ich überlegte kurz. Ich hatte tatsächlich mit Julia schon einige Fragen für die Lehrerquizbögen ausgearbeitet, die sie stellen wollte. Vielleicht würde ich während der Lehrerinterviews auch etwas Neues über Melissa erfahren. Ich musste mir bloß noch überlegen, wie ich das am besten anstellte.

»Wenn du willst, helfe ich dir«, sagte Leon.

»Okay.« Ich sah ihn mit hochgezogenen Augenbrauen an. »Du weißt aber, dass das für dich heißt, noch mehr Zeit mit mir zu verbringen.«

Er grinste. »Klar, genau das war ja mein Hintergedanke dabei…«

Ich hörte, wie die Wohnungstür aufgeschlossen wurde. Kurz darauf flogen Schuhe durchs Vorzimmer und ein Rucksack plumpste mit dumpfem Knall auf den Boden. Corinna war zu Hause – und sie hatte schlechte Laune, was angesichts des Hausarrests verständlich war. Sie ging schnurstracks in ihr Zimmer und wenig später dröhnte der Bass irgendeiner Heavy-Metal-Band durch die Wohnung.

»Komm.« Ich fasste Leon an der Hand und zog ihn hoch. »Ich will dir meine kleine Schwester vorstellen.«

Er stand auf und ließ sich von mir zu Corinnas Zimmer führen. Ich klopfte an, obwohl mir klar war, dass sie es ohnehin nicht hören würde. Wie erwartet kam keine Antwort, also öffnete ich die Tür und zog Leon mit mir hinein.

Sofort drehte meine Schwester die Lautstärke zurück. Mit verschränkten Armen stand sie vor uns und sah neugierig von einem zum anderen.

»Corinna, das ist Leon, von dem ich dir erzählt habe.«

Leon hob lässig die Hand. »Hi!«

Ich deutete auf Corinna und sagte an Leon gewandt: »Und das ist meine kleine Schwester Corinna. Wenn du schon mich für durchgeknallt hältst, dann solltest du sie erst mal näher kennenlernen.«

Wir grinsten uns an. Corinnas Laune hatte sich schlagartig gebessert. »Ich kenne dich von der Schule. Weißt du, dass du einen Fanclub in meiner Klasse hast?«

»Also, äh… nein.« Leon blinzelte überrascht. »Wieso das denn?«

»Die meisten Mädchen finden es cool, dass du eine eigene Wohnung hast und Motorrad fährst.«

Leons Gesicht verdüsterte sich, als sie das Motorrad erwähnte. »Danke, aber du kannst deinen Freundinnen ausrichten, dass ich erstens schon vergeben bin und zweitens nicht mehr Motorrad fahre.... Nie mehr«, setzte er leise hinzu.

Corinna sah mich fragend an und ich zuckte mit den Schultern. Dann schob ich Leon aus Corinnas Zimmer in meines. Die Musik aus dem Nebenraum wurde wieder lauter, allerdings nicht mehr ganz so laut wie zuvor.

»Ich finde es übrigens auch cool, dass du eine eigene Wohnung hast«, sagte ich. »Dort werden wir uns nämlich das nächste Mal treffen, um ungestört an der Abizeitung zu arbeiten.«

Endlich lächelte Leon wieder. »Na schön! Dein ›ungestört‹ hat mich gerade überzeugt.«

Ich drehte mich zu ihm und gab ihm einen Kuss. Einen sehr langen Kuss. »Wow, wofür war der denn?«, fragte er außer Atem.

»Ach, nur so«, sagte ich leichthin. »Du hast gerade ziemlich traurig gewirkt, als Corinna das Motorrad erwähnt hat«, sagte ich.

Leon seufzte. »Ja, es erinnert mich eben an den Unfall und an meinen Bruder. Ich bin seitdem nie mehr gefahren.«

»Willst du mir davon erzählen?« Ich nahm seine Hand und streichelte mit dem Daumen über seinen Handrücken.

»Ich bin nicht gerade stolz auf das, was an dem Abend passiert ist.«

»Das ist egal. Es gibt auch einiges, worauf ich nicht stolz bin.«

Leon blickte mich an. »Ach ja? Was ist das?«

»Lenk nicht ab. Jetzt bist du dran.«

»Gut, aber das nächste Mal will ich deine schwarzen Geheimnisse erfahren... abgesehen von dem, dass du gerne mal die Polizei auf unschuldige Mitbürger ansetzt.« Ich gab ihm einen leichten Klaps auf die Schulter. Aber nun wollte ich endlich wissen, was bei diesem Motorradunfall passiert war.

»Ich habe dir ja erzählt, dass Melissa kurz vorher mit mir Schluss gemacht hat. Ich dachte, der Grund dafür sei mein Druck auf sie gewesen, mich doch endlich ihren Eltern vorzustellen. Ich wollte diese Heimlichkeiten einfach nicht mehr. Dann hatte ich Geburtstag. Zu meiner Fete im Bierfassl kam auch Melissa. Ich hatte gedacht, das sei ein Zeichen dafür, dass sie es sich anders überlegt hatte. Aber sie sprach die meiste Zeit mit anderen. Irgendwann wurde es mir zu blöd und ich stellte sie zur Rede. Sie sagte, sie sei nur gekommen, weil sie sich mal amüsieren wollte. Sonst hätte sie kaum dazu Gelegenheit. Dann ließ sie mich stehen. Ein Freund von mir hatte die Abfuhr mitbekommen und brachte mir ein Bier. Wir tranken. Zuerst das Bier, dann härtere Sachen. Zum Schluss war ich so voll, dass irgendjemand meinen Bruder anrief, er solle mich abholen.«

Leons Stimme klang belegt, als koste ihn jedes Wort große Überwindung. Wahrscheinlich war es tatsächlich so. Nun verbarg er sein Gesicht in beiden Händen, sprach aber weiter. »Jakob, das war mein Bruder, kam natürlich, obwohl er für diesen Abend eigentlich andere Pläne hatte. Er musste alle Überredungskünste aufbringen, um mich davon abzuhalten, auf mein Motorrad zu steigen. Ich weiß noch, dass ich mich mit ihm stritt, weil ich das Bike nicht stehen lassen wollte, und mich weigerte, ins Auto zu steigen. Schließlich erklärte er sich bereit, mich auf meinem Motorrad heimzubringen.«

Leon stockte. Tränen schimmerten in seinen Augen, als er mir auch noch den Rest der Geschichte erzählte. »Ich saß hinten und machte irgendwelche blöden Spiele. Jakob mahnte mich mehrmals, ich solle mich festhalten. Doch ich hörte nicht auf ihn. Ich weiß noch, dass ich in dem Moment das Gefühl der totalen Freiheit gespürt hatte. Ich fühlte mich wie ein Vogel und hob die Arme, als wolle ich fliegen. Jakob drehte sich nur einen kurzen Moment um, nur eine Sekunde – aber die reichte, um die Kontrolle zu verlieren. Das Nächste, woran ich mich erinnern konnte, waren meine Eltern, die neben meinem Bett im Krankenhaus saßen. Meine Mutter schluchzend, mein Vater stumm. Da wusste ich noch nicht, dass Jakob tot und beerdigt war. Ich hatte drei Wochen im Koma gelegen und es grenzte an ein Wunder, dass ich überlebt hatte.«

Nachdem Leon fertig war, lehnte ich nur an ihm, ohne ein Wort. Der einzige Trost, den ich ihm geben konnte, war meine Nähe.

Ich war nicht die Einzige, die einen lieben Menschen verloren hatte. Ob er auch das Gefühl dieser Leere kannte? Es kam mir manchmal vor, als wäre ich unvollständig. So als würde man ein 1000er-Puzzle zusammenbauen, und wenn man fertig war, sah man, dass ein Teil fehlte. So ging es mir, wenn ich an Julia dachte. Sie würde in Zukunft in meinem Leben immer dieses fehlende Puzzlestück sein.

»Ich habe so oft darüber nachgedacht, was gewesen wäre, wenn ich an diesem Abend nicht getrunken oder bei einem Freund gepennt hätte. Jakob würde noch leben«, sprach Leon weiter.

»Du gibst dir die Schuld.«

»Ich gebe sie mir nicht, ich habe sie und sie wird mich mein Leben lang begleiten. Da nützt kein Schönreden. Tatsachen sind Tatsachen und lassen sich nicht verleugnen.«

Ganz leise, sodass ich ihn kaum verstand, setzte er hinzu: »Eine Weile habe ich an Selbstmord gedacht – wie Melissa.«

Ich drehte mich zu ihm und bemühte mich, mein Entsetzen über seine Worte nicht zu zeigen. »Aber jetzt? Denkst du immer noch daran, dich… umzubringen?«

Leon schüttelte den Kopf. »Nein, nicht mehr. Aber das Gefühl, an Jakobs Tod schuld zu sein, das hab ich immer noch.«

Ich drückte ihn an mich. Eine Weile saßen wir da. Ich war froh, dass Leon mir alles erzählt hatte.

»Soll ich dir auch von den Dingen erzählen, auf die ich nicht stolz bin?« Es kostete mich Überwindung, ihn zu fragen, weil ich wusste, dass er Ja sagen würde. Aber er war so offen gewesen, auch wenn es ihm wehtat, über den Unfall und seine Schuld zu sprechen. Jetzt war es Zeit, Leon gegenüber ehrlich zu sein.

»Klar. Wenn ich Seelenstrip mache, dann kannst du das auch.« Er lächelte schon wieder. Zwar noch zaghaft, aber immerhin.

Ich schluckte. Mein Mund war trocken. Wo sollte ich bloß anfangen?

»Wenn man mit dem Reden mal beginnt, geht der Rest ganz leicht. Und man fühlt sich nachher besser. Mir zumindest geht es so.«

»Okay«, gab ich nach. »Es ist aber schlimmer, als du denkst.«

Er warf mir einen beruhigenden Blick zu.

»Okay, du hast es nicht anders gewollt. Kannst du dich noch erinnern, wie wir uns vor dem Grätzel getroffen haben? An dem Tag, nachdem Julia verschwand?«

»Ja, sicher. Du hast mich ziemlich beschimpft, glaube ich mich dunkel erinnern zu können.« Ich wurde rot, als er mich daran erinnerte.

»Das kam nur daher, weil ich wirklich davon überzeugt war, dass du Julia gestalkt hast. Und ich dachte, dass du ... dass du ihr etwas angetan haben könntest.« Ich biss mir auf die Lippen. Wie würde Leon auf mein Geständnis reagieren?

Er hatte seinen Arm um meine Schultern gelegt und behielt sie noch dort. Gut. Hieß das, er war mir nicht böse?

»Dann wurde Julias Leiche gefunden. Für mich war klar, dass du etwas damit zu tun haben musstest. Also sprach ich zuerst mit Karin Zauner über meinen Verdacht. Sie meinte, sie würde sich noch mal mit dir unterhalten. Doch schließlich meinte sie, sie würde ausschließen, dass du mit Julias Tod etwas zu tun hast. Ich war verzweifelt, also wollte ich auf eigene Faust deine Schuld beweisen.«

Immer noch lag Leons Arm um mich. »Das weiß ich doch schon alles – mehr oder weniger. Das ist also dein schreckliches Geständnis?«

»Für mich ist es schon ziemlich schlimm, dir gegenüber einzugestehen, dass ich dich für einen richtig üblen Burschen gehalten habe. Solche Vorurteile passen gar nicht zu ...«

Leon streichelte mein Haar. »Dann hätten wir das ja geklärt. Ehrlich, eigentlich bin ich sogar froh, dass alles so gekommen ist.«

Ich drehte mich zu ihm. »Echt?«

»Dass Julia tot ist, darüber natürlich nicht. Aber dass du so hartnäckig versucht hast, die Wahrheit rauszufinden, schon.«

»Warum?«, fragte ich ihn verblüfft.

»Na, weil du mich wahrscheinlich immer noch nicht leiden könntest, wenn du nicht gezwungen gewesen wärst, dich mit mir auseinanderzusetzen.«

Das stimmte. Ich war Leon gegenüber wirklich mehr als abweisend gewesen. Sogar, als Julia versuchte, meine Meinung zu ändern. Und nun hatte sich alles geändert.

Ich schmiegte mich enger an Leon. »Motorräder sind also Horror für dich. Gut. Ich würde mich wahrscheinlich eh nicht trauen, auf einem mitzufahren. Aber hast du wirklich kein Auto?«

»Nein.«

»Und einen Führerschein?«

Leon schob mich ein wenig von sich und starrte mich an. »Fängst du jetzt wieder an?«

Ich gluckste. »Nein, keine Sorge. Wollte nur mal schauen, ob du doch noch ein Geständnis ablegst.«

Er wuschelte mir durch die Haare. »Ich hab's ja gleich gesagt: durchgeknallt.«

»Selber durchgeknallt! Wie verrückt muss man sein, um sich auf mich einzulassen, eine offensichtlich Durchgeknallte?!«

Er kitzelte mich, bis ich keine Luft mehr bekam. Keuchend schubste ich Leon von mir weg, nur um mich dann als Revanche auf ihn zu stürzen.

---

27. Februar 2012

Nachdem ich den gestrigen Tag in meinem Zimmer verbracht habe, freute ich mich auf die Schule. Der Vormittag war langweilig, auch wenn die Lehrer das neue Halbjahr recht locker anfingen. Sogar Müller in Englisch ließ uns zum Auftakt einen Film ansehen. Der war weder spannend noch lustig. Mir hätte er nicht einmal gefallen, wenn ich ihn auf Deutsch gesehen hätte. Auf jeden Fall müssen wir bis zur nächsten Stunde eine Zusammenfassung schreiben.

Nach dem Unterricht traf ich mich mit Sandra. Ich bekomme eine ungefähre Vorstellung davon, wie wir die Abizeitung gestalten wollen. Ein paar Lehrerinterviews, ein paar nette Anekdoten, jeder Schüler unserer Stufe bekommt einen Fragebogen, den er ausfüllen soll. Was da genau drinstehen soll, muss ich mir noch überlegen. Ich habe auf dem Nachhauseweg schon mit Theresa ein paar Ideen gesammelt.

Es tut gut, eine Aufgabe zu haben. Vielleicht, aber nur vielleicht, schaffe ich es, wieder zu fotografieren – und wenn es nur Porträts meiner Mitschüler für die Zeitung sind. Ich will mich nicht unter Druck setzen, aber es ist ein Funken Hoffnung da, dass ich mein Leben wieder in den Griff bekomme.

Stück für Stück lasse ich meine Ängste hinter mir. Ich weiß, dass es Rückschritte geben wird. Davon darf ich mich nur nicht demotivieren lassen. Manchmal wünsche ich, ich könn-

te die Zeit zurückdrehen. Fragt sich nur, wie weit? Wäre alles anders gekommen, wenn ich mich gegen dieses Videoprojekt entschieden hätte? Oder hätte es ausgereicht, den Tag, an dem ich Melissa fand, zu Hause zu bleiben? Das Schwierige ist, dass alles irgendwie ineinandergreift und es nichts bringt, zu fragen, was wäre, wenn… und trotzdem tue ich genau das. Die ganze Zeit über. Genauso die Frage nach dem »Warum ausgerechnet ich?«. Hätte nicht jemand anderes Melissas Leiche finden können?

Auf manche Fragen ist es einfach, Antworten zu finden. Man benutzt seinen Menschenverstand oder beruft sich auf Erfahrungen. Man googelt oder schaut in einem Lexikon nach. Aber auf manche gibt es keine eindeutigen, befriedigenden Antworten – und auf einige Fragen gibt es gar keine. Das zu akzeptieren, fällt mir schwer. Ich war schon als Kind eine, die meinen Eltern Löcher in den Bauch gefragt hat und immer alles genau wissen wollte.

Ich werde jetzt nach Hause gehen und meine Arbeit für Englisch schreiben. Dann habe ich morgen und übermorgen Zeit, mich um die Interviewfragen zu kümmern. Vielleicht fallen mir sogar solche ein, die sich beantworten lassen.

Kapitel 20

Leon blieb bis nach dem Abendessen. Es war irgendwie schön, ihn dabeizuhaben. Ich könnte mich bestens daran gewöhnen und ich wusste nicht, ob ich das gut finden oder Angst davor haben sollte. Mein Leben wurde gerade ziemlich umgekrempelt. Zu viel Neues war über mich hereingebrochen und ich konnte nur wenig davon beeinflussen. Natürlich freute es mich, Leon zu gefallen. Es war schön, mit ihm zusammen zu sein, ihn zu küssen, zu spüren und mich auf ihn verlassen zu können. Andererseits hatte ich die Erfahrung gemacht, dass Glück ein flüchtiger Besucher bei mir war. Kaum lief etwas gut, ließ die nächste Katastrophe nicht lange auf sich warten. Wenn ich einen Fünfeuroschein fand, verlor ich eine halbe Stunde später garantiert das ganze Portemonnaie. Freute ich mich darüber, dass ich einen Zug auf den letzten Drücker erwischte, kam ich trotzdem zu spät, weil der Zug auf der Strecke Verspätung hatte. Und jedes Mal, wenn ich das Gefühl hatte, meine Mutter hätte sich endlich geändert, passierte irgendetwas und sie fiel in ihre Trinkerei zurück. So hatte ich es schon etliche Male erlebt. Auch jetzt lauerte ich darauf, dass irgendetwas passierte. Etwas Schlimmes, das alles wieder aus den Angeln heben würde. Vielleicht war ich deshalb so vorsichtig, weil es für mich immer erträglicher war, nicht zu viel zu erwarten und vorbereitet zu sein.

Als ich Leon zum Abschied küsste, nahm ich mir ganz fest vor, nicht immer so schwarz zu sehen. Wenn ich immer nur daran dachte, was passieren konnte, würde ich alles Schöne, das ich gerade erlebte, nicht richtig genießen können. Hatte

Mama das gemeint, als sie sagte, ich solle mehr im Hier und Jetzt leben?

Kaum war Leon weg, vermisste ich ihn bereits. Meine Mutter sah sich irgendeine romantische Liebesschnulze im Fernseher an. Länger als fünf Minuten hielt ich den Film nicht aus. Corinna hatte sich in ihr Zimmer verzogen und die Musik aufgedreht. Einen Moment überlegte ich, zu ihr zu gehen, doch sie hatte einen Zettel an ihre Tür geklebt, dass sie nicht gestört werden wollte. Also wäre es jetzt der richtige Zeitpunkt, mich weiter mit Julias Tagebuch zu beschäftigen. Wenn ich damit durch war, konnte ich mir Gedanken um die Abizeitung machen. Ich würde Julia würdig vertreten, nahm ich mir vor. Solche Aufgaben waren ihr wichtig gewesen. Halbe Sachen gab es für sie nicht. Ich konnte mich erinnern, wie viele Gedanken sie sich gemacht und wie viel Zeit sie für die Zeitung investiert hatte. In all ihren Unterlagen, die ich durchgesehen hatte, waren keine Aufzeichnungen über die Interviews gewesen. Hatte sie überhaupt schon mit Lehrern gesprochen? Am Montag auf dem Heimweg nach der Schule hatten wir Ideen gesammelt, welche Fragen sie stellen könnte. Dienstag und Mittwoch hatten wir kaum Zeit gehabt, miteinander zu reden. Julia war an beiden Tagen nach dem Unterricht wegen der Abizeitung länger geblieben, sodass ich allein heimgegangen war. Wir hatten abends zwar kurz telefoniert, aber nur über Belangloses gesprochen. Am Donnerstag fing ich bereits an zu kränkeln. Ich fühlte mich wie erschlagen, sodass ich froh war, schnell nach Hause zu kommen, und am Freitag blieb ich nur bis nach der zweiten Stunde, weil es mir elendig ging und Julia mich eigenhändig nach Hause tragen wollte, wenn ich nicht sofort nach Hause fuhr. Seufzend nahm ich das Tagebuch aus der Schublade. Unschlüssig drehte ich es in der Hand. Es waren nur noch ein paar Seiten übrig. Ich hätte gerne noch mehr gelesen.

Doch selbst tausend Seiten mehr hätten mir Julia nicht wieder zurückgebracht.

Würde ich noch etwas Wichtiges finden? Etwas, das mir helfen würde, ihren Tod zu verstehen? Etwas, das einen Hinweis darauf gab, wer dieser geheimnisvolle MTS war?

Julia schrieb von Hoffnung. Sie schrieb davon, dass sie ihre Angst in den Griff bekommen wollte. Ich war sicher, dass sie auf dem richtigen Weg gewesen war. Wie schrecklich, dass sie in dem Glauben gestorben war, ihr Vater sei ein Ehebrecher gewesen und hätte schuld an Melissas Tod gehabt.

Als Julia schließlich merkte, dass sie die ganze Zeit über den Falschen verdächtigt hatte, war es zu spät gewesen. Was musste in ihr vorgegangen sein, als sie erkannte, dass sie auf dem Holzweg war? Hatte sie es bereut, ihren Vater beschuldigt zu haben? Mit Sicherheit. Warum hatte sie bloß mit niemandem darüber gesprochen? Weil der Verdacht so ungeheuerlich war, weil ihr keiner geglaubt und sie nicht ernst genommen hätte. Im Nachhinein betrachtet konnte ich ihr Schweigen verstehen. Ich hätte nicht anders gehandelt.

Ich knipste das Licht aus, es war bereits nach Mitternacht. Ich war so aufgewühlt, dass ich lange nicht in den Schlaf finden konnte.

Als in der Früh mein Wecker klingelte, kam es mir so vor, als wäre ich gerade erst eingeschlafen. Ich wäre am liebsten liegen geblieben. Aber das kam natürlich nicht infrage. Corinna knallte ihre Tür zu, trampelte in die Küche. Meine Mutter sagte etwas zu ihr, sie trampelte wieder zurück. Der morgendliche Wahnsinn im Hause Kleistner. Im Bad blickte ich in den Spiegel und streckte meinem Spiegelbild die Zunge raus. Genauso wie ich mich fühlte, sah ich auch aus. Übernächtigt, zerzaust, dunkle Ringe unter den Augen. Ich klatschte mir reichlich Wasser ins Gesicht und bürstete mein Haar. Viel besser wurde es davon auch nicht, aber immerhin hatte ich das Gefühl, einen halbwegs klaren Kopf zu bekommen. Und den würde ich heute auch brauchen.

Wie immer verließ Mutter vor uns die Wohnung. Ich trank Kaffee und machte mir ein Wurstbrot zum Mitnehmen, es würde ein langer Schultag werden.

Corinna war untypisch wortkarg und in sich gekehrt. Ich fragte mich, ob sie mit Timo gestritten hatte, wollte sie aber nicht darauf ansprechen. Sie würde mir von selbst davon erzählen, wenn sie Lust dazu hatte. Ich war in der Früh sowieso froh, in Ruhe gelassen zu werden. Im Bus schloss Corinna sich ihren Freundinnen an und von einem Augenblick auf den nächsten merkte man nichts mehr von ihrer schlechten Laune.

Auch aus meiner Stufe waren ein paar Leute im Bus, doch ich begnügte mich nur mit einem halbherzigen Winken und blieb ganz vorne bei der Tür stehen. Ich hasste diese überfüllten Schulbusse. Morgen, nahm ich mir vor, würde ich auf den Bus verzichten. Ich würde Julias und meine Tradition fortführen und wieder zu Fuß gehen. Manches würde nie wieder so sein wie früher, aber einige Dinge durften auch so bleiben, wie sie waren, ohne dass man dabei ein schlechtes Gewissen bekommen oder wehmütig werden musste. Julia war ja schließlich zu der gleichen Erkenntnis gelangt.

Als ich aus dem Bus stieg, wartete Leon bereits vor der Schule auf mich. »Guten Morgen!«, begrüßte er mich mit einem strahlenden Lächeln.

»Morgen«, brummte ich. Wo um Himmels willen nahm er bloß in aller Frühe diese gute Laune her?

Er hob eine Braue. »Du bist ja ein richtiger Morgenmuffel.«

»Ich hab nicht gut geschlafen. Außerdem ist ›morgens‹ einfach immer zu früh«, versuchte ich mich zu rechtfertigen.

»So, so. Zu früh also. Wofür genau? Bist du heute etwa nicht um sechs Uhr aufgestanden und joggen gegangen?«

»*Heute* ausgerechnet nicht. Normalerweise steh ich um halb sechs auf und schwimme fünfzig Bahnen, um in die Gänge zu kommen. Aber nur unter der Woche. An den Wochenenden reicht es, wenn ich um sieben aufstehe.« Gegen Leons Witze hatten kurze Nächte und miese Laune einfach keine Chance. Ich konnte mir das Grinsen nicht verkneifen.

»Komm«, sagte ich und nahm seine Hand. »Gehen wir rein. Vielleicht kann ich noch vor der Stunde mit Sandra und Jennifer wegen der Abizeitung sprechen.«

Doch viel Zeit hatte ich nicht, weil Jennifer verschlafen hatte und erst mit dem Läuten in die Klasse gehuscht kam. So wie sie aussah, hatte die Zeit nicht mal fürs Haarebürsten gereicht, allerdings konnte man das bei ihr nie so genau sagen. Ihre Frisur sah sonst auch ziemlich verwuschelt aus. Sandra hingegen war erleichtert, als ich ihr sagte, ich würde bei der Zeitung mitarbeiten. »Ehrlich, ich hätte sonst nicht gewusst, wie wir das schaffen sollen, rechtzeitig fertig zu werden. Danke!« Sie erklärte mir was sie, Jennifer und Julia abgesprochen hatten, welche Aufgaben wer übernehmen wollte und wie sie sich vorgestellt hatten, dass die Zeitung aufgebaut werden sollte.

»Ich dachte, du übernimmst einfach Julias Arbeit – also die Schülerfragebögen und Lehrerinterviews. Aber natürlich kannst du auch Ideen einbringen. Du bist nicht nur Lückenfüller. Wer mitarbeitet, darf auch mitentscheiden.«

»Schon gut«, winkte ich ab. »Ich finde euer Konzept super. Es wird ohnehin Zeit brauchen, bis ich mit allen Lehrern durch bin. Den Fragebogen für uns übernehme ich einfach so, wie Julia ihn vorbereitet hat. Ich lass ihn kopieren und verteile ihn morgen, spätestens übermorgen.«

»Super! Ich glaube, das wird großartig! Etwas, was man sich aufhebt und nicht gleich in den nächsten Papierkorb wirft.«

Das wollte ich allerdings hoffen! Bei der Arbeit, die wir uns mit dieser Zeitung antaten! »Sag mal, gibt es nicht ein paar ältere Ausgaben der vergangenen Jahre? So zur Inspiration?«

»Hm, ich frag in der Schulbücherei, die haben bestimmt noch welche«, meinte Sandra. Dann läutete es und jede von uns ging an ihren Platz.

Die Mittagspause verbrachte ich mit Leon. Wir teilten mein Wurstbrot und gingen Händchen haltend zurück zum Nachmittagsunterricht. Einige Mädchen der unteren Jahrgänge warfen mir neidische Blicke zu. Corinna hatte recht gehabt. Leon war offenbar der Schwarm vieler jüngerer Mädchen. Jan und seine Freunde konnten es nicht lassen und pfiffen und grölten uns hinterher.

»Da sorgen wir ja für Furore«, meinte Leon.

»Stell dir vor, wie sie reagieren würden, wenn wir auch noch vor allen rumknutschen würden«, lachte ich. Im Moment war ich einfach so glücklich, dass mich selbst die blöden Blicke nicht erschüttern konnten.

»Willst du es ausprobieren?«, fragte Leon mit einem verschmitzten Grinsen.

»Nein, lieber nicht. Gewöhnen wir die anderen lieber schrittweise an unseren Anblick.«

Fünfzehn Minuten vor dem Läuten gingen wir in die Schule zurück, weil es uns draußen zu kalt geworden war. Da wir in verschiedenen Kursen waren, mussten wir uns trennen.

»Sehen wir uns später?« Mir gefiel der hoffnungsvolle Klang in seiner Stimme. Trotzdem sagte ich: »Weiß nicht. Ich muss länger bleiben, um die Fragebögen fertig zu machen. Kopieren muss ich sie auch noch. Vor halb sechs komme ich heute wohl nicht raus.«

Leon hatte schon um vier Schluss. »Das macht nichts. Ich hol dich ab und bring dich nach Hause.« Sein Ton duldete keinen Widerspruch. Abgesehen davon, dass ich mich freute, weil er so viel Zeit mit mir verbringen wollte, war mir wohler, wenn ich nicht allein gehen musste. Wer konnte schon sagen, wann Klaus oder wer auch immer mir wieder nachstellte? Ich konnte es immer noch kaum fassen, was der Exlover meiner Mutter bereit war, für ein paar Fotos zu tun. Er war echt das Letzte!

Auf dem Weg zum Werkraum traf ich Steinmenger. Vielleicht konnte er ein paar Minuten für das Interview erübrigen. Er war überrascht, als ich ihn um ein Gespräch bat. »Es geht auch ganz schnell!«, bettelte ich.

Ich kramte meinen Notizblock hervor und nahm einen Kugelschreiber zur Hand. »Keine Sorge. Sie sind bloß der erste, die anderen Lehrer müssen mir auch noch Rede und Antwort stehen. Es ist für die Abizeitung«, erklärte ich ihm.

Ich beschloss, ein wenig zu improvisieren, wieder einmal. Ich wünschte, ich hätte mich besser vorbereitet, aber nun musste es so gehen. Ich fragte ihn nach seinen Hobbys, was ihn dazu bewogen hatte, Lehrer zu werden, und was das Geheimnis seines Erfolges war. Er beantwortete mir alles geduldig. »Sie sind der absolute Mädchenschwarm in der Schule. Ist Ihnen das bewusst? Wie gehen Sie mit so viel Interesse des weiblichen Geschlechts um?«

Steinmenger fuhr sich durchs Haar. »Also, ehrlich gesagt, ist mir das unangenehm. Immerhin bin ich verheiratet. Meine Frau meint allerdings, die Schülerinnen würden sich wahrscheinlich mehr anstrengen, um einen guten Eindruck bei mir zu hinterlassen.« Er lächelte.

»Stimmt das denn? Lernen sie wirklich mehr?«

»Manche schon. Ich habe den Eindruck, dass Biologie sowieso höher im Kurs steht als andere Fächer.« Ich musste an Corinna denken, die zwar über die Hausaufgaben gemault hatte, sie aber trotzdem immer gewissenhaft erledigte. »Vielleicht liegt das einfach an Ihrer Art, Ihren Schülern den Stoff näherzubringen. Es sind ja viele, die bei Ihnen ihre Prüfungen machen. Melissa Schikol zum Beispiel, letztes Jahr. Und dieses Jahr sind es allein in meinem Jahrgang acht Leute.«

Steinmenger sah auf seine Uhr. »Ich muss jetzt zum Unterricht. Falls du noch was wissen willst, komm einfach in einer der großen Pausen zu mir. Ansonsten müssen wir bald einen Termin ausmachen, um über *deine* Prüfung bei mir zu sprechen.« Er hob die Augenbrauen und grinste.

Irritiert blieb ich zurück. Warum hatte er es denn plötzlich so eilig? Bis zum Klingeln dauerte es noch fünf Minuten. Wie es aussah, war ich wohl nicht besonders gut im Improvisieren. Ich hätte die Fragen, die Julia vorbereitet hatte, lieber auswendig lernen sollen. Na ja, ganz dumm war es nun auch nicht gelaufen, tröstete ich mich. Schließlich würde die meisten Mädchen *alles* interessieren, was Steinmenger zu sagen hatte.

Von drei bis fünf stand Werken auf dem Stundenplan und ich war mit Sägen und Leimen beschäftigt. Mein hüttenartiges Gebilde hatte nicht einmal entfernt Ähnlichkeit mit einem Schlüsselschränkchen. Aber ich konnte nicht überall begabt sein, sagte ich mir. Das Ding würde ich mit Sicherheit nirgends aufhängen. Es taugte höchstens als Hamsterunterschlupf, bloß blöd, dass ich gar keinen Hamster besaß. Ich ärgerte mich, weil der Leim nicht halten wollte, und Herr Senner half mir mit den Schraubzwingen.

»Du weißt aber schon, dass du den Leim zum Kleben und nicht zum Baden verwenden sollst«, meinte er schmunzelnd. Ich blickte an mir herab. Verdammt, nicht nur meine Hände waren voll Kleber, auch mein Pullover sah aus, als hätte ich mich in Kleister und Sägespänen gewälzt.

»Geht das beim Waschen wieder raus?«, fragte ich.

»Solange er noch nicht eingetrocknet ist, ja. Geh dich waschen, ich mach das für dich fertig. Für heute ist eh Schluss.«

Jennifer lieh mir ihre Weste. Zum Glück musste ich nicht den restlichen Tag im T-Shirt verbringen. Auf dem Klo zog ich meinen Pullover aus und Jennifers Weste an. Der Leim klebte wirklich überall, sogar meine Haare hatten etwas abbekommen. Ich würde den Kleber nachher ausbürsten oder die Strähne notfalls rausschneiden müssen.

In meinem Rucksack fand ich eine Plastiktüte. Da steckte ich den nassen Pullover rein. Super! Durch die Waschaktion hatte ich eine Menge Zeit verloren. Ich musste doch noch die Fragebögen kopieren, damit wir sie morgen verteilen konnten.

Obwohl es nicht das erste Mal vorkam, dass ich länger in der Schule blieb, war die Stille unheimlich. Wo sonst Scharen von Schülern umherliefen und ihr Krakeelen die Gänge erfüllte, war es nun menschenleer und totenstill. Ich überlegte, was wohl passieren würde, wenn mich der Schulwart versehentlich einsperrte – und ob so was schon einmal passiert war. Aber dann fiel mir ein, dass es fast jeden Tag irgendwelche Veranstaltungen und Kurse gab, die hier in der Schule stattfanden. Schon allein deswegen wurde die Eingangstür der Schule erst abends abgeschlossen. Dennoch blieb das mulmige Gefühl und ich beeilte mich, in den zweiten Stock zum Kopiergerät zu kommen.

Ich legte den Fragebogen in das Fach und steckte meine Kopierkarte in den Schlitz. Ich gab bei Anzahl der Kopien automatisch 28 ein, doch dann korrigierte ich auf 27. Julia würde keine mehr brauchen. Ich schluckte, aber der aufkeimende Kloß in meinem Hals verschwand nicht. Ich hoffte, dass ich mich nie einfach so an den Gedanken gewöhnen würde, dass Julia nicht mehr da war.

Während ich darauf wartete, dass das Gerät ein Blatt nach dem anderen ausspuckte, überkam mich ein jähes Frösteln und die Härchen in meinem Nacken stellten sich auf. Ich blickte mich um. Das Gefühl, beobachtet zu werden, nahm überhand, doch ich konnte niemand entdecken. Keine Menschenseele. Komm mal wieder runter, Theresa, sprach ich mir zu. Die Tatsache, dass Klaus mich verfolgt hatte, nahm mich stärker mit, als ich wahrhaben wollte. Aber nachdem ich ihn auf dem Friedhof entdeckt und entlarvt hatte, würde er es nicht wagen, mir weiter nachzustellen. Mein Nervenkostüm war einfach zu dünn. Ich redete mir Dinge ein, die nicht da waren.

Endlich blinkte das Symbol, dass der Kopierer fertig war. Ich raffte die Blätter an mich und ging, so schnell ich konnte, Richtung Treppe.

Ich lenkte meine Gedanken auf Leon, der wahrscheinlich schon draußen auf mich wartete. Und ich war viel zu spät dran! Ich legte noch einen Zahn zu, lief beschwingt den Gang entlang. Ich konnte es nicht mehr abwarten, ihn endlich wiederzusehen!

Gerade hatte ich den ersten Stock passiert, als ich hinter mir eine flüchtige Bewegung wahrnahm. Bevor ich mich umdrehen konnte, spürte ich einen Stoß im Rücken und sah im nächsten Augenblick die Treppen auf mich zurasen. Verzweifelt ruderte ich mit den Armen, doch ich hatte keine Chance, das Gleichgewicht wiederzuerlangen. Stöhnend kam ich am Fuß der Treppe zum Liegen. An meinem ganzen Körper spürte ich nichts anderes als Schmerz. Um mich herum lagen die Kopien verstreut. Unfähig, mich aufzurichten, drehte ich ächzend den Kopf in Richtung Treppe. Die Schmerzen in meinem Kopf pochten. Ich sah jemanden hochlaufen, konnte aber nicht erkennen, wer es war. Die jähe Bewegung meines Kopfes schickte einen stechenden Schmerz in meinen Rücken, mein Kopf sackte zu Boden. Das Letzte, woran ich mich erinnern konnte, war, dass mich jemand gestoßen hatte. Und dieser Jemand hatte schwarze Turnschuhe mit einer rotweißen Sohle getragen. Dann wurde alles dunkel um mich.

Als ich wieder zu mir kam, lag ich angeschnallt auf einer Trage in einem Krankenwagen. Eine Sirene war zu hören, eine braune Decke über meinen Körper gebreitet, Leon saß neben mir. Er war leichenblass.

Ich wollte etwas sagen, doch ich brachte kein Wort heraus. Leon sah, dass ich bei Bewusstsein war, und drückte sofort meine Hand. »Theresa, was machst du für Sachen? Ich dachte im ersten Moment, du wärst tot, so verrenkt wie du dagelegen hast.«

Mein Kopf, nein, mein ganzer Körper tat weh und eine Welle der Übelkeit kam in mir hoch. Ich schloss die Augen. Doch auch das brachte nur geringe Linderung, doch immerhin drehte sich nicht mehr alles um mich herum. Irgendetwas war passiert. Doch was? Es war ... es lag ganz knapp unter der Oberfläche, ich musste es bloß zu fassen kriegen. »Wohin ...?«, krächzte ich mühsam.

»Wir bringen dich ins Krankenhaus«, antwortete Leon. Ich wollte protestieren. Ich hasste Krankenhäuser, doch nicht einmal das schaffte ich. Mir war einfach kotzübel, ich fühlte mich schwach. Gleich darauf spürte ich, dass der Wagen zum Stillstand kam, ich wurde mit der Trage hochgehoben und aus dem Wagen geschoben. Die ganze Zeit über hielt Leon meine Hand, als würde er sie nie wieder loslassen wollen.

Ich wünschte, ich hätte die Augen aufmachen können. Ich hasste es, nur auf meine anderen Sinne angewiesen zu sein, aber schon beim Blinzeln hatte ich das Gefühl, in meinem Kopf hätte ein Blitz eingeschlagen, also ließ ich meine Augenlider zu.

»Sturz von der Treppe«, hörte ich einen der Sanitäter sagen. Jemand tastete mit geübten Fingern meine Gliedmaßen ab, drehte sie ein wenig hin und her und meinte, es sei wenigstens nichts gebrochen. »Hörst du mich? Wie heißt du?«

Leon antwortete statt meiner. »Ihr Name ist Theresa Kleistner. Sie ist meine Freundin, ich hab sie vorhin in der Schule gefunden.«

»Theresa, ich werde jetzt mit einer Taschenlampe in deine Augen leuchten«, warnte mich die Ärztin. Ich wappnete mich auf das Licht, das mir mit Sicherheit wieder Kopfschmerzen bereiten würde.

»Kannst du dich aufsetzen?«, fragte die Ärztin.

»Ja«, murmelte ich und spürte Leons Hand in meinem Rücken, die mich stützte. »Ich habe Kopfschmerzen.«

»Das glaub ich«, meinte die Ärztin. »Gott sei Dank ist dir nicht mehr passiert.«

Ich schaffte es nun endlich, die Augen aufzumachen. Mit ernster Miene leuchtete eine blonde, große Frau in weißem Kittel zuerst ins eine, dann ins andere Auge. »Scheint alles in Ordnung zu sein. Wir werden vorsichtshalber ein CT machen und dich über Nacht zur Beobachtung hierbehalten.«

»Was hab ich denn?« Ich merkte selbst, wie verzagt und weinerlich meine Stimme klang. Schon der Gedanke, dass ich über Nacht bleiben musste, machte mir Angst.

»Eine leichte Gehirnerschütterung. Du wirst dich schonen müssen. Kein Fernsehen, nichts lesen, Bettruhe. Wie ist es denn passiert?«

»Alles, woran ich mich erinnern kann, ist, dass ich Kopien gemacht habe.« Ich schüttelte den Kopf und wünschte, ich hätte es nicht getan. Vor Schmerz zuckte ich zusammen. Mit einer Hand tastete ich vorsichtig meinen Hinterkopf ab und fand eine dicke Beule unter meinem Haar. »Ich weiß es nicht mehr genau.«

Die Ärztin tätschelte mir den Arm. »Macht nichts. Die Erinnerung kommt bestimmt wieder.«

Ein wenig später lag ich in einem Zweibettzimmer. Der typische Krankenhausgeruch nach Desinfektionsmittel und Früchtetee bewirkte, dass mir wieder übel wurde. Ich hatte

Leon gebeten, meine Mutter anzurufen, ihr zu sagen, dass es mir gut ging und es nicht notwendig sei, dass sie vorbeikam. Beim CT war nichts festgestellt worden und Leon hatte gewitzelt, dass mein Dickkopf wohl doch Vorteile mit sich brachte.

»Kann ich dir was holen? Brauchst du etwas?« In seinem Gesicht stand immer noch der Schrecken.

»Danke, nein. Mir tut einfach nur alles weh, jeder Knochen, mein ganzer Körper. Mein Kopf fühlt sich an, als wäre er mit einem Vorschlaghammer bearbeitet worden. Ich muss in diesem Bett liegen, darf nicht fernsehen und nicht lesen. Ich kann froh sein, dass mir das Reden nicht auch noch verboten worden ist.«

Leon strich mit seiner Fingerkuppe über mein Handgelenk. Ein leichter Schauer durchlief meinen Körper. Er beugte sich über mich und drückte sanft seine Lippen an meine. »Meinst du, Küssen ist erlaubt?«, fragte er.

»Hm, die Ärztin hat nichts Gegenteiliges gesagt«, flüsterte ich. »Und weißt du, was? Plötzlich fühl ich mich viel besser!«

Also tat Leon sein Bestes, dass es mir noch besser ging. Dann strich er mir sanft das Haar aus der Stirn. »Ich dachte, mein Herz würde stehen bleiben, als ich dich unten an der Treppe liegen sah. Du hast so ... leblos ausgesehen«, sagte Leon.

»Wolltest du denn nicht draußen auf mich warten?«

»Hab ich ja, aber als es Viertel vor sechs wurde und ich es schon auf deinem Handy versucht hatte, dachte ich mir, ich schau nach dir. Bitte versprich mir, das nächste Mal musst du besser aufpassen. Du hättest dir sonst was brechen können.«

Bei Leons Worten tauchte ein Bild in meinem Gedächtnis auf, zwar war es merkwürdig verschwommen, doch eines blieb: das Gefühl einer Hand in meinem Rücken, die mir einen Stoß versetzt hatte.

Ich drückte Leons Hand so fest, dass er überrascht zusammenzuckte. »Leon, ich weiß zwar nicht mehr genau, was passiert ist – aber ich bin mir sicher, dass ich gestoßen wurde.«

---

1. März 2012

Donnerstag. Ich hab seit Anfang der Woche kaum an Melissa oder an meinen Vater gedacht. Das liegt daran, dass ich mit der Abizeitung so beschäftigt bin. Gott sei Dank! Ich habe nicht erwartet, dass sie so viel Arbeit macht, die neben dem Unterricht laufen muss, aber ich will mich nicht beschweren. Das Eigenartige ist, je weniger Zeit ich damit verbringe, darüber nachzudenken, was ich tun soll, desto mehr merke ich, dass es nur einen Weg gibt: Ich muss mit irgendjemandem darüber reden. Ich überlege ja schon länger, ob ich Steinmenger ansprechen soll. Selbst wenn er kein Vertrauenslehrer wäre, könnte ich mir keinen anderen vorstellen, dem ich mich anvertrauen könnte.

Und Theresa werde ich auch einweihen und hören, was sie von allem hält. Vielleicht hat sie ja einen ungetrübten Blick und sieht klarer als ich. Wäre ja nicht das erste Mal. Möglicherweise weiß sie, was zu tun ist. Das ist so wie bei dem Sprichwort ›Man sieht den Wald vor lauter Bäumen nicht‹. Genauso komme ich mir vor, ich sitze in diesem Wald voller gruseliger Bäume und bewege mich nicht, vor lauter Angst, was passieren könnte.

Wahrscheinlich hätte ich das schon viel eher tun sollen – mit Theresa reden, meine ich. Aber noch ist es nicht zu spät. Blöd nur, dass sie jetzt krank ist. Ich habe ihr gesagt, sie soll zu Hause bleiben, aber ich fürchte, sie wird nicht auf mich hören.

Sie meinte, sie muss eh nur mehr den morgigen Tag überstehen und dann ist Wochenende. Da könne sie sich auskurieren. Aber ich finde, gerade weil morgen Freitag ist, sollte sie daheimbleiben. Sie sagte, aus mir spricht die Arzttochter und dass es sich halt nicht jeder leisten kann, einfach einen Tag blauzumachen. Wir hätten fast angefangen zu streiten. Was soll das denn heißen, sie könne es sich nicht leisten, einen Tag zu Hause zu bleiben. Ausgerechnet sie, die eh lauter Einser schreibt. Ich habe einfach nichts darauf erwidert.

Immerhin waren die letzten Wochen für sie auch kein Zuckerschlecken mit mir. Egal, dann reden wir eben, wenn sie wieder gesund ist. Auf ein paar Tage mehr oder weniger kommt es jetzt nicht an. Hauptsache, ich habe den Entschluss gefasst. Wenn ich mir das vorgenommen habe, dann ziehe ich es auch durch.

Kapitel 21

Was?! Aber warum sollte jemand ...? Vielleicht ... glaubst du, es ist der gleiche Täter, der auch Julia auf dem Gewissen hat? Weil er dich zum Schweigen ...?« Leon drückte meine Hand ganz fest an sich. »Wir müssen die Polizei rufen, sofort.« Leon stand auf und lief vor Aufregung neben meinem Bett auf und ab.

Ich wusste es zu schätzen, dass er nicht versuchte, mich zu beschwichtigen, oder behauptete, der Sturz hätte mein Gedächtnis umnebelt. Auch wenn ich mich nicht an alle Details erinnerte, die Hand, die mich gestoßen hatte, war keine Einbildung gewesen.

»Gib mir mein Handy bitte. Dann ruf ich Karin Zauner an. Sie weiß doch über Julias Fall Bescheid und sie hat meine Sorgen schon letztens ernst genommen. Sie wird mich nicht für verrückt halten, wenn ich ihr erzähle, was passiert ist. Hoffe ich zumindest.«

Er blieb abrupt an meinem Fußende stehen. »Nein, lass mich telefonieren. Du solltest dich möglichst schonen.«

Ich hatte immer noch ziemliche Kopfschmerzen. Leon sah mich erwartungsvoll an und wartete darauf, dass ich seinem Anruf bei Karin zustimmte. Also nickte ich vorsichtig. Er nahm mein Handy und ging auf den Flur, um Karin Zauner anzurufen.

Wenig später kam er wieder herein und gab mir das Telefon zurück. »Sie ist in einer halben Stunde hier.«

Er setzte sich auf die Bettkante und strich mir eine Strähne aus dem Gesicht. »Mensch, Theresa. Du bist offenbar jemandem gewaltig auf die Zehen gestiegen. Nicht auszudenken, was … kannst du dir denn gar nicht vorstellen, wer es gewesen sein könnte?«

Ich versuchte nachzudenken, doch bei diesen höllischen Kopfschmerzen war es unmöglich, auch nur einen klaren Gedanken zu fassen. Wer hatte mich gestoßen? Jemand, mit dem ich über Melissa und Julia gesprochen hatte und der wollte, dass nie ans Licht kam, wie die beiden wirklich ums Leben gekommen waren. Aber diese Erkenntnis half mir nicht weiter. Es waren einfach zu viele gewesen.

Leon blickte mich ernst an. »Wenn ich diesen Mistkerl in die Finger kriege, dann …«

»Zuerst müssen wir ihn finden.«

»Wen müsst ihr finden?«, fragte Karin, die in diesem Moment ins Zimmer gekommen war. »Ach, sieh mal an, Leon Thalmayer. Ich habe mich schon gewundert, dass Sie mich angerufen haben. Bedrängt der Kerl dich etwa?«, wandte Karin Zauner sich an mich.

Ich blickte verschämt zur Seite. Nur zu gut konnte ich mich an meine wilden Beschuldigungen erinnern. »Nein, ich hab mich in Leon geirrt. Ziemlich gewaltig sogar. Julia wurde tatsächlich verfolgt, aber nicht von Leon.«

»Das habe ich mir gleich gedacht. Gut, dass sich nun alles aufgeklärt hat zwischen euch beiden.« Sie zwinkerte mir kaum merklich zu. »Aber Leon sagt, du wurdest die Treppe hinuntergestoßen? Wie geht es dir denn?«

»Mir geht es ganz okay, zum Glück haben sie beim CT nichts gefunden. Aber ich muss über Nacht hierbleiben. Und ich … ich kann mich zwar nicht mehr an viel erinnern, aber ich weiß ganz genau, dass ich nicht einfach so die Treppe runtergestürzt bin. Da war ein Stoß in meinem Rücken.«

»Und wahrscheinlich war das derselbe Kerl, der Julia und nun auch Theresa permanent beobachtet hat«, erklärte Leon. Ich nickte zustimmend.

Karin nahm sich einen Stuhl und setzte sich ans Bett. »Julia wurde also beobachtet und du auch, Theresa? Wie lange geht das schon?«, fragte Karin.

»Keine Ahnung, doch wie es sich herausstellte, war das zum Teil Klaus, der neue Exfreund meiner Mutter.«

»Das ist der Typ mit der Kamera, der am Friedhof war, oder?«

Ich nickte. »Er hat auch Julia nachgestellt. Aber ich glaube nicht, dass er mit ihrem Tod zu tun hatte. In der Nacht ihres Verschwindens war er mit meiner Mutter zusammen. Scha de eigentlich. Das ganze Vorgehen, eine Affäre mit einem Mädchen, die ungewünschte Vaterschaft – all das hätte ganz wunderbar zu diesem Arschloch gepasst.«

»Nur dass Wunschvorstellungen als Indizien nicht ausreichen«, meinte Karin nachdenklich. »Hätte ein Fremder überhaupt die Möglichkeit gehabt, ungehindert in die Schule reinzukommen?«

»Die Eingangstür war nicht abgeschlossen. Es kommt oft vor, dass schulfremde Leute sich im Gebäude aufhalten. Da wird niemand stutzig.«

Karin schüttelte bloß den Kopf. »Ziemlich leichtsinnig. Gerade in letzter Zeit häufen sich die Zeitungsmeldungen, dass Schulen ausgeraubt wurden.«

Ich zuckte bloß mit den Schultern. Die Bewegung reichte aus, dass ein heller Schmerz meinen Nacken durchzuckte.

»Es könnte also auch Klaus gewesen sein«, überlegte Karin laut.

»Theoretisch schon. Ich habe ihn ja nicht gesehen. Aber ich glaube es nicht. Warum sollte er mich die Treppe hinunterstoßen?«

»Vielleicht weil er wütend darüber ist, dass die Beziehung zu deiner Mutter kaputtgegangen ist? Weil er seinen Job als Reporter los ist, nachdem du ihn überführt hast? Oder weil er sich für die Kratzer in seinem Gesicht rächen wollte?« Leon ging wieder im Zimmer auf und ab. Er machte mich ganz nervös. Karin hingegen schien seine Rastlosigkeit nicht zu stören. »Ich sage dir, was ich tue: Als Erstes werde ich diesen Klaus befragen und nachprüfen, wo er heute am späten Nachmittag war. Nur zur Sicherheit. Außerdem werde ich in der Schule mit den Leuten sprechen. Vielleicht hat ja doch jemand was beobachtet. Und du ...«, sie zeigte mit dem Finger auf mich, »... du passt auf dich gut auf. Ich mache mir langsam Sorgen. Irgendwie scheint die Sterblichkeitsrate bei den weiblichen Teenagern in eurem Ort ziemlich hoch zu sein. Also, ich melde mich wieder. Und jetzt erst mal gute Besserung, Theresa.« Mit diesen Worten verabschiedete sie sich und ging zur Tür hinaus.

»Und jetzt?«, fragte Leon.

»Keine Ahnung. Ich kann im Moment nicht denken.«

Er grinste. »Wie gut, dass mir was einfällt, wobei du garantiert nicht denken musst.«

Meine Mutter kam natürlich doch. Sie hatte Corinna im Schlepptau, die ein mürrisches Gesicht zog, als hätte sie etwas Besseres vorgehabt, als mich zu besuchen. Doch als sie mich im Bett liegen sah, kam sie auf mich zugestürmt. »Nicht zu heftig«, warnte ich sie. Also setzte sie sich bloß auf die andere Seite des Bettes und nahm meine Hand. »Und da heißt es immer, *ich* soll auf mich aufpassen.«

»Ich bin über meine eigenen Füße gestolpert«, sagte ich. Leon runzelte die Stirn, ich hoffte, er verstand, dass ich auf keinen Fall Corinna und meine Mutter auch noch beunruhigen wollte.

»Es ist ja nichts passiert, außer einer Megabeule und ein paar Abschürfungen und blauen Flecken. Morgen darf ich wieder nach Hause.«

Meine Mutter setzte sich auf den Stuhl, auf dem Karin gesessen hatte. »Ich hole dich natürlich ab. Aber danach musst du bis zum Abend selbst klarkommen. Ich bin diese Woche alleine im Geschäft und …«

»Das ist nicht notwendig, Frau Kleistner. Ich kümmere mich um Theresa«, bot Leon an.

Meine Mutter zögerte, doch dann stimmte sie erleichtert zu. »Danke, Leon. Ich komme dann, so schnell es geht, nach Hause.«

Corinna legte sich zu mir aufs Bett und kuschelte sich an mich. »Hättest du heute eigentlich nicht was Besseres zu tun gehabt, als mich zu besuchen? Der erste Tag, an dem du dich wieder mit deinen Freunden treffen kannst – und stattdessen … ich finde es lieb von dir, dass du darauf verzichtet hast«, sagte ich zu ihr.

»Na ja, mir fiel ein, dass du vor ein paar Tagen gesagt hast, ich sei der wichtigste Mensch in deinem Leben – und da konnte ich halt nicht anders.«

Ich musste lächeln. Corinna machte manchmal Fehler, aber sie hatte das Herz auf dem rechten Fleck, wenn es drauf ankam.

Etwa eine Stunde später war ich mit Leon wieder allein. Ich schloss die Augen. Es fiel mir schwer zuzugeben, dass ich total erledigt war und mich danach sehnte, ein wenig schlafen zu können.

Ich musste wirklich kurz eingedöst sein, denn das nächste, was ich spürte, war, dass Leon mir einen Kuss aufs Haar drückte. »Ich geh jetzt, damit du dich ausruhen kannst. Morgen bin ich wieder da.«

Sogar zum Antworten war ich zu müde. Wer glaubt, dass man sich in einem Krankenhaus ausruhen und erholen kann, der irrt gewaltig. Es ist ein ständiges Kommen und Gehen – kaum war ich eingenickt, wurde mein Abendessen gebracht, die Krankenschwester kam mit dem Fieberthermometer, als ob eine Gehirnerschütterung die Körpertemperatur beeinflussen würde. Ein Arzt sah nach mir, danach noch mal die Nachtschwester, die mir eine Tablette brachte. Ich hoffte bloß, dass das zweite Bett bis morgen frei blieb.

Am nächsten Morgen hatte ich das Zimmer zwar zum Glück immer noch für mich, aber ich fühlte mich alles andere als erholt. Schon um sechs, halb sieben weckten mich Geräusche vom Flur, keine Chance, wieder einzuschlafen. Wenigstens hatten die Kopfschmerzen über Nacht weitgehend nachgelassen. Auch wenn mir der Rest des Körpers immer noch wehtat, konnte ich wieder klarer denken. Nur was nach dem Treppensturz passiert war, blieb wie in einen Schleier gehüllt. Dabei wusste ich, dass es etwas Wichtiges war. Wenn ich mich bloß daran erinnern könnte! Wieder und wieder versuchte ich mir die Abläufe des gestrigen Nachmittags ins Gedächtnis zu rufen. Doch nach dem Stoß klaffte eine Lücke in meiner Erinnerung bis zu dem Zeitpunkt, als ich im Krankenwagen aufwachte.

Bei der Visite sah ich die blonde Ärztin vom Vortag wieder. »Na, wie geht es dir heute?«, fragte sie.

»Wie durch den Fleischwolf gedreht. Aber meinem Kopf geht es besser«, sagte ich. »Ich kann mich immer noch nicht an alles erinnern, was gestern passiert ist. Gibt sich das wieder?«

Die Ärztin las in meinem Krankenblatt, schrieb etwas drauf und steckte beide Hände in ihren Kittel. »Hm, mit Sicherheit kann man das nicht sagen. Bei den meisten kommen die Erinnerungen wieder, manche erinnern sich an Fragmente und bei einigen bleibt ein schwarzer Fleck. Ansonsten sieht bei dir alles wunderbar aus. Du darfst später nach Hause. Kommt dich jemand abholen?«

»Ja, mein Freund. Er sollte schon da sein.«

Sie gab mir die Hand und wünschte mir alles Gute, bevor sie das Zimmer verließ. Ich holte meine Kleidung aus dem Schrank und zog mich langsam an. Gerade als ich versuchte, mein Haar zu bürsten, ohne an die Beule zu kommen, kam Leon herein.

»Hi du.« Er umschlang mich von hinten, hob mein Haar hoch und gab mir einen Kuss in den Nacken. Sehr kribbelig, aber nicht unangenehm. Ich drehte mich zu ihm. »Auch hi, du. Wir können übrigens gleich gehen«, sagte ich.

»Gut. Ich soll dir schöne Grüße vom Müller ausrichten.«

»Vom Müller? Du warst in der Schule?«

»Ja, ich dachte, vor der Visite kannst du eh nicht heim. Außerdem habe ich Bescheid gegeben, dass du ein paar Tage zu Hause bleiben wirst.«

»Danke. Aber ich habe gar nicht vor, zu Hause zu bleiben. Morgen geh ich wieder in die Schule.«

»Darüber reden wir noch. – Zu mir oder zu dir?«, fragte Leon und hob vielsagend die Augenbrauen. Ich brach in Gelächter aus. »Hör auf, albern zu sein. Lachen tut weh!«

»Eigentlich war es vollkommen ernst gemeint«, protestierte Leon und sah mich an. »Ich biete dir einen Rundum-Service, eine Couch, ein paar DVDs, meine Gesellschaft, meine Kochkünste ... aber wenn du lieber nach Hause willst, dann fahren wir dorthin und ich bleibe bei dir, bis deine Mutter kommt.«

»Oh, dann zu dir. Ich möchte mich nur zu gern von deinen Kochkünsten überzeugen. Und deine DVDs sind bestimmt auch interessanter als meine, die ich schon tausendmal gesehen habe.«

3. März 2012

Theresa ist gestern doch in die Schule gekommen, obwohl ich auf sie eingeredet hab wie auf eine kranke Kuh, dass sie ins Bett gehört und dass es ihr nicht besser gehen wird, wenn sie in der Schule sitzt. Schließlich wirkte das Argument, sie würde in ihrem fiebrigen Zustand ohnehin nichts vom Stoff mitbekommen. Sie hat dann doch eingesehen, dass ich recht hatte. Am liebsten hätte ich sie heimbegleitet. Aber das wollte sie nicht. Sie meinte, es wäre besser, ich würde mitschreiben, was sie versäumt. Sie sagte, soooo schlecht ginge es ihr auch wieder nicht, dass sie nicht heimfände, und sie versprach, den Bus zu nehmen. Was sonst? In dem Zustand hätte ich ihr nicht geraten, zu Fuß zu gehen.

Ganz unerwartet ergab sich die Gelegenheit, gleich mit zwei Lehrern das Interview zu führen. Wennecker hatte in der Mittagspause Gangaufsicht und ich nutzte die Gelegenheit. Er meinte, die Fragen seien jedes Jahr die gleichen. Aber dann überraschte ich ihn doch. Zum Beispiel wollte ich wissen, als welches Tier er sich sehen oder in welche Romanfigur er gerne schlüpfen würde. »Hut ab«, sagte er nachher. »Da erfahre ja selbst ich noch was Neues über mich.«

Das zweite Interview führte ich mit Steinmenger, das würde sicher nett werden – dachte ich. Nachdem er mir meine Fragen beantwortet hatte, gab ich mir einen Ruck. Warum sollte ich ihm von meinem Problem denn nicht berichten? Rein hypothetisch natürlich. Immerhin ist er nur unwesentlich jünger als mein Vater und verheiratet ist er auch, also hat Steinmenger im Grunde die gleichen Voraussetzungen. Theoretisch zumindest.

Ich fiel natürlich nicht mit der Tür ins Haus. Und natürlich sagte ich ihm nicht, dass ich damit meinen Vater meine. Ich fragte nur ganz allgemein, nachdem wir mit dem Interview durch waren. Recherche für eine Kurzgeschichte, behauptete ich. Ich glaube, es war ihm ziemlich unangenehm, und er sagte, da könne er mir leider auch nicht weiterhelfen. Wie denn auch? Er war nie in solch einer Situation. Ich lächelte ihn an und argumentierte, er könne doch mal in so eine Situation geraten. Schließlich wird er von den meisten Schülerinnen umschwärmt wie das Licht von den Motten. Was müsse also passieren, dass er so einer Versuchung nachgäbe. Er meinte, das wäre absolut unvorstellbar für ihn. Es handelt sich dabei um Schutzbefohlene, für die er Verantwortung trägt. Man dürfe doch die Autorität, die man als Lehrer hätte, nicht ausnutzen.

Und dann sagte er allen Ernstes, dass es ihm leidtut, wenn ich romantische Gefühle ihm gegenüber hege!!! Na toll! Jetzt glaubt er, ich *wäre in ihn verliebt. Natürlich hab ich ihm gleich gesagt, dass das nicht stimmt. Er hat meine Frage wohl falsch interpretiert. Da klopfte er mir auf die Schulter. »Dann ist ja gut!«, sagte er. Irgendwie wirkte er tatsächlich erleichtert, aber ob er mir wirklich geglaubt hat?*

Na ja, jetzt bin ich genauso schlau wie zuvor. Von Steinmenger habe ich mir, ehrlich gesagt, mehr erwartet. Wahrscheinlich war es eh eine Schnapsidee, ihn damit zu behelligen. Vielleicht hätte ich doch lieber mit offenen Karten spielen sollen, schließlich ist er ja der Vertrauenslehrer. Aber ich habe Angst, die Affäre meines Vaters und all das an die große Glocke zu hängen. Was wird dann mit unserer Familie passieren, wenn die Leute erst mal Bescheid wissen?

Sobald ich mit meinem Eintrag hier fertig bin, mache ich mich auf den Weg ins Grätzel. Ich habe mir überlegt, ob ich ohne Theresa überhaupt hingehen soll. Es macht mir ein schlechtes Gewissen, dass ich mich amüsiere, während sie krank im Bett liegt. Doch das ist Blödsinn. Sie würde mir zureden auszugehen. Außerdem habe ich mir selbst versprochen, mich nicht länger zu verkriechen. Dazu gehört, auch alleine unterwegs zu sein. Ein wenig mulmig ist mir schon zumute. Mir ist klar, wie oft Theresa in letzter Zeit an meiner Seite war, wie häufig sie mich gehalten und getröstet hat, wenn ich eine Panikattacke hatte. Ihre bloße Gegenwart hat dafür gesorgt, dass ich mich sicherer fühlte. Aber nun ist es Zeit, den nächsten Schritt zu wagen.

Ob ich es schaffe? Wer weiß, aber vorgenommen habe ich es mir – und ich bin zuversichtlich. Weil die letzte Woche so gut lief und ich das Gefühl habe, dass endlich alles gut wird. Nach und nach. Und wenn ich eines Tages die Beweggründe meines Vaters verstehe, wenn ich weiß, was in ihm vorgegangen ist, warum er getan hat, was er tat, und unterlassen hat, was er unterließ – vielleicht kann ich ihm dann vergeben. Weder heute noch morgen. Aber irgendwann.

Ich habe vieles verloren: das Urvertrauen in meinen Vater; meine naive Vorstellung, dass Väter keine Fehler machen; den Glauben, dass alles Schlimme nur bösen Menschen passiert. Doch ich habe auch etwas gewonnen: Ich habe gelernt, dass Väter auch nur Menschen sind und ihre Schwächen und Fehler haben. Außerdem habe ich bemerkt, dass Zeit wirklich Wunden heilt. Ich hätte es nicht gedacht. Aber es stimmt. Und wenn schon nicht heilt, dann legt sie eine Decke über die Verletzungen, nach dem Motto: »Aus den Augen, aus dem Sinn« – und irgendwann vergisst man sie tatsächlich. Vielleicht nicht ganz. Aber sie sind nicht mehr allgegenwärtig und bestimmen alles Handeln und Denken. An diesem Punkt bin ich gerade angelangt. Wenn noch ein bisschen Zeit verstreicht, werde ich ein annähernd normales Leben führen können.

Kapitel 22

Ich lag bei Leon auf der Couch. Er hatte mir ein Kissen und eine Decke gebracht und sich zu mir gekuschelt. Zusammen sahen wir uns eine DVD an. Der Film lief noch, doch Leon war neben mir eingeschlafen. Ich hörte sein tiefes, regelmäßiges Atmen und selbst im Schlaf hielt er mich umarmt, als wolle er mich nie wieder loslassen. Ich drehte mich zu ihm um, betrachtete sein Gesicht.

Vorsichtig, um ihn nicht zu wecken, löste ich mich aus Leons Armen. Doch der stechende Schmerz in meinen Rippen ließ mich aufstöhnen und Leon wurde wach. Verschlafen sah er mich an.

»Wie geht es dir?«, fragte er. Er strich über mein Haar, vorsichtig darauf bedacht, meinen schmerzenden Hinterkopf nicht zu berühren.

»Ich glaube, ich muss mal aufstehen«, stöhnte ich.

Leon erhob sich und streckte mir die Hände entgegen, um mir hochzuhelfen.

»Au, Scheiße. Das tut noch mehr weh als gestern.«

»Mir gefällt es, dass du nicht so mobil bist. Da kannst du mir wenigstens nicht davonlaufen.« Leon grinste.

Ich warf ihm einen bösen Blick zu. »Das ist nicht lustig. Ich weiß nicht, wie ich liegen soll, ich weiß nicht, wie ich sitzen soll, und stehen kann ich auch nicht.«

Leon nahm mich in den Arm und drückte seine Lippen auf mein Haar. »Tut mir leid, ich habe eine Sportsalbe da. Die hilft vielleicht.«

Ich begleitete ihn ins Badezimmer, er kramte im Schrank und drückte mir eine Tube in die Hand. »Hier! Ich lass dich mal allein. Und wenn du Hilfe beim Einreiben brauchst, dann ruf mich einfach. Ich warte gleich hinter der Tür.«

»Danke für dein selbstloses Angebot.« Ich legte den Kopf schief und grinste ihn an. »Aber ich schaff das schon alleine.«

Als er die Tür hinter sich geschlossen hatte, zog ich mir den Pullover hoch und erschrak. Mein ganzer Oberkörper sah furchtbar aus. Überall blaue Flecken. Kein Wunder, dass alles schmerzte, als hätte mich ein Pferd getreten! Ich rieb die Salbe vorsichtig auf die verletzten Stellen. Leon könnte mir später noch den Rücken eincremen, aber fürs Erste wollte ich nicht zu viel von dieser stinkenden Salbe auf mir verschmieren. Erst wenn sie auch wirklich wirkte.

Leon wartete natürlich nicht vor der Badezimmertür, sondern hatte sich in die Küche verzogen. Dort hatte er schon ein paar Zutaten zusammengesucht, um uns etwas zu kochen. Mein Magen knurrte. Erst jetzt merkte ich, wie hungrig ich war.

Leon drehte sich zu mir um. »Fertig? Ich dachte, ich verwöhn dich mit meiner weltberühmten Spiegeleikreation.«

»Oh Herr Meisterkoch. Auf deine *Kreation* bin ich ja gespannt! Spiegelei ist Spiegelei.«

»Nein, meine Liebe. Du wirst sehen, so gute Spiegeleier hast du noch nie gegessen. Und nun, husch, husch! Ab ins Wohnzimmer. Das Essen ist gleich fertig«, scheuchte mich Leon aus der Küche.

Während ich im Bad gewesen war, hatte Leon den Tisch im Wohnzimmer gedeckt. Auf einem Teller lagen vier Scheiben Toastbrot, auf einem anderen aufgeschnittene Tomaten und Gurken.

Ich nahm die Decke von der Couch, legte sie zusammen und setzte mich.

Ein paar Minuten später kam Leon mit zwei Tellern herein. Einen stellte er vor mich hin. Als ich die Spiegeleier sah, musste ich über beide Ohren grinsen. Er hatte versucht, ihnen eine Herzform zu geben. Wie süß!

Es waren tatsächlich die besten Spiegeleier, die ich je gegessen hatte. Daran änderte auch nichts, dass sie auf der Unterseite ein ganz klein wenig angebrannt waren.

Nachdem wir noch ein bisschen auf der Couch herumgelegen und er mir tatsächlich noch den Rücken eingeschmiert hatte – die Salbe hatte Wunder gewirkt –, brachte er mich nach Hause.

Als wir dort ankamen, roch es bereits verführerisch im Flur. Mama hatte selbst gemachte Pizza in den Ofen geschoben. Wir hatten zwar beide keinen rechten Hunger, aber meine Mutter hatte sich so viel Mühe gegeben. Sogar den Teig hatte sie selbst gemacht.

»Siehst du, DAS ist Pizza. Nicht einfach eine tiefgekühlte in den Ofen schieben«, neckte ich Leon.

Er grinste. »Das lern ich schon noch. Vorerst steht halt nur Spiegelei auf der Menükarte.«

Meine Mutter lächelte Leon an. »Na, immerhin kannst du damit schon mal behaupten, kochen zu können. Viele Männer, die ich kenne, schaffen es ja nicht mal, ein Spiegelei zu braten!«

»Das liegt halt daran, dass deine Lasagne und auch deine Pizza so verdammt gut schmecken. Was brauchen wir da einen Mann, der Spiegeleier machen kann?« Corinna biss herzhaft in ihr Stück Salamipizza und fügte dann mit vollem Mund hinzu: »Anwesende Männer natürlich ausgenommen.«

Schon bald nach dem Essen verabschiedete sich Leon. »Ich muss noch Hausaufgaben nachholen«, sagte er. Ich wusste, dass mir das ebenso bevorstand, aber das schaffte ich morgen auch noch locker.

Nachdem Leon gegangen war, machten Corinna, meine Mutter und ich es uns noch im Wohnzimmer gemütlich. Der

Abend verlief erstaunlich harmonisch. Wir kochten uns eine Kanne Tee und spielten Karten. Es machte Corinna nicht mal etwas aus, dass sie zweimal gegen mich verlor. Die Wogen zwischen ihr und meiner Mutter schienen sich geglättet zu haben – wahrscheinlich weil der Hausarrest ja nun vorbei war. Schließlich schaffte ich es trotzdem nicht länger, das Gähnen zu unterdrücken. »Tut mir leid, aber ich bin total geschafft. Ich geh ins Bett.«

»Gute Nacht, mein Spätzchen. Und falls du etwas brauchst, dann ruf mich einfach, ja?«

»Danke, Mama, aber es geht schon, denke ich.« Ich warf Corinna einen fragenden Blick zu – sollte etwa die gute Phase wirklich noch andauern? Corinna zuckte grinsend mit den Schultern.

In meinem Zimmer lag Julias Tagebuch auf meinem Nachttisch. Allein der Anblick bereitete mir schlechtes Gewissen. Ich sollte es wirklich zu Ende lesen, doch ich konnte nicht. Nicht mehr heute. Es würde mir nicht davonlaufen.

Bevor ich wegdämmerte, fiel mir ein, dass Karin Zauner nicht angerufen hatte. Sie wollte sich doch melden, sobald sie Klaus überprüft hatte. Egal, morgen war auch noch ein Tag.

Als ich in der Früh erwachte, fühlte ich mich richtig fit. Der Schlaf hatte mir gutgetan: Die blauen Flecken spürte ich kaum mehr und die Beule auf meinem Hinterkopf tat zwar noch weh, war aber immerhin kleiner geworden. Der Blick durch das Fenster steigerte meine gute Laune noch. Strahlend blauer Himmel und Sonnenschein. Fast schon wie Frühling. Deshalb beschloss ich, zu Fuß zur Schule zu gehen. Alles in mir lechzte nach frischer Luft und Bewegung. Corinna wollte lieber den Bus nehmen, was mir nur recht war. So konnte ich meinen Gedanken nachhängen und ungestört an Leon denken.

Als ich bei der Schule ankam, wartete er schon vor dem Gebäude auf mich. Mit einem Grinsen kam er auf mich zu, hob mich hoch und wirbelte mich herum, bevor er mich küsste. »Hast du mich vermisst?«, fragte er.

»Und wie.«

»Geht es dir besser?«

»Ja, Gott sei Dank. Ich glaube, das habe ich deiner Wundersalbe zu verdanken. Hat sich Frau Zauner bei dir gemeldet? Bei mir nämlich nicht.«

Er schüttelte den Kopf. »Ne, aber das tut sie bestimmt noch. Jetzt komm. Alle haben sich ziemliche Sorgen um dich gemacht.« Leon nahm meine Hand und gemeinsam schlenderten wir ins Schulgebäude. Vor der Direktion entdeckte ich Karin. Was für ein Zufall! Sie winkte mich zu sich. Die Schulglocke läutete. »Wir sehen uns dann oben«, sagte Leon und ging in Richtung Treppe, während ich mich zu Karin gesellte.

»Theresa, ich hatte nicht damit gerechnet, dass du schon wieder in der Schule bist. Alles okay?«, fragte sie.

»Ja, danke. Haben Sie mit Klaus gesprochen?«

»Hab ich. Er war ziemlich bestürzt von deinem ›Unfall‹. Wahrscheinlich aber noch mehr, weil ich ihn um ein Alibi für gestern Nachmittag gebeten habe.« Sie grinste.

»Und hat er eins?«

»Er sagt, er war von vier bis sechs in einer Redaktionssitzung. Ich muss das noch überprüfen, aber ich denke, er wäre nicht so dumm, mir eine Lüge aufzutischen, die so leicht nachzuweisen wäre.«

»Hm, das stimmt. Aber suchen Sie weiter? Ich muss jetzt zum Unterricht«, sagte ich.

»Dann viel Spaß. Ja, ich rede jetzt erst mal mit dem Direktor. Wir bleiben in Verbindung, okay?«

»Okay. Bis dann«, verabschiedete ich mich. Ich musste mich beeilen. Bis auf einige Nachzügler, die in ihre Klassen hetzten, war alles menschenleer.

Ich ging die Treppe hinauf und hielt mich am Handlauf fest. Mein Herz klopfte laut.

Hier ist niemand, Theresa, sprach ich mir Mut zu. Aber ich wusste, dass ich meinen Treppensturz nicht so schnell würde vergessen können.

Ich war schon fast oben, als mich eine Stimme zusammenzucken ließ.

»Theresa, warte!« Steinmenger hastete mir nach, nahm gleich zwei Stufen auf einmal. Unterm Arm hatte er Schulbücher und ein Modell einer menschlichen Niere. »Gut, dass ich dich treffe«, sagte er etwas außer Atem. »Letztens habe ich dir ja gesagt, dass wir über deine Prüfung reden müssen. Hättest du heute Nachmittag Zeit? Gegen vier? Dann könnten wir die Literaturliste durchgehen.«

»Ja, sicher. Wo wollen wir uns treffen? In der Schule?«

»Besser bei mir. Dann kann ich dir gleich einige der Bücher mitgeben – sonst müsstest du sie dir selbst besorgen. In der Schulbibliothek gibt es nicht alle, die du brauchst.«

»Okay. Dann bis um vier.«

Ich ging die letzten Stufen rauf und wandte mich dann nach links.

Frau Steif nickte mir zu, als ich zur Tür hereinkam. »Schön, dass du da bist, Theresa. Wir wollten gerade eine kleine Meditation machen.«

Die Steif und ihre Meditationsübungen! Ich war mir sicher, zwei Drittel der Leute taten nur so, als würden sie mitmachen. Ich setzte mich neben Leon, der mir einen Platz frei gehalten hatte. Die Steif nahm es mit der Sitzordnung nicht so genau.

»Wo warst du denn so lange?«, flüsterte er.

Ich antwortete genauso leise: »Zuerst hab ich mit Frau Zauner gesprochen und dann hat mich Steinmenger aufgehalten.«

»Was wollte der denn?«

»Mir die Bücher für die Prüfung geben. Ich hole sie am Nachmittag bei ihm ab«, gab ich zurück, was mir einen tadelnden Blick von Frau Steif einbrachte. Ich hob entschuldigend die Hand und versuchte, mich auf die flackernden Teelichter zu konzentrieren und gleichmäßig zu atmen. Es gelang mir nicht besonders gut. Ich musste an die Bio-Prüfung denken. Würde sie heftig werden? Wie viele Bücher musste ich dafür lesen? Hoffentlich fand ich ein Thema, das mich interessierte. Gott sei Dank war Steinmenger so nett, mir einen Teil der Bücher zur Verfügung zu stellen. Kaufen hätte ich sie mir nämlich nicht können. Er war halt einfach ein echt cooler Lehrer. Wir waren schon einige Male bei Steinmenger zu Hause gewesen. Einmal hatte er die ganze Klasse zu einem Adventsnachmittag zu Tee und Keksen eingeladen.

Dann hatten wir voriges Jahr einen Wandertag und er hat uns in seinen Garten eingeladen, zu einem Lagerfeuer und Würstchen. Vielleicht machten ihn genau solche Aktionen beliebt. Seine Tür stand für uns Schüler stets offen.

Ich hörte Claudia kichern und blickte möglichst unauffällig auf. Jan, der hinter ihr saß, kitzelte sie am Nacken mit einem Papiertaschentuch. Genervt stand Frau Steif auf und blies die Kerzen aus. »Lassen wir es gut sein. Wir versuchen es nächste Stunde noch einmal. Ich habe den Eindruck, ihr seid gar nicht bei der Sache.«

»Frau Steif, ich glaube, wir wollen alle lieber wissen, wie es Theresa geht.« Das kam von Jennifer.

»Also gut. Dann lassen wir Theresa erzählen«, stimmte Frau Steif zu. Lieber wäre es mir gewesen, wenn ich nicht so viel Aufmerksamkeit gehabt hätte. Aber ich verstand, dass alle neugierig waren.

»Ich bin einfach blöd die Treppe runtergestürzt. Gestern hat mir noch jeder Knochen wehgetan. Na ja. Ich kann froh sein, dass nicht mehr passiert ist.«

Nun redeten alle durcheinander und ich hatte Mühe, den

Fragen zu folgen. Als es endlich zur Pause läutete, hatte ich einen Brummschädel.

Sandra kam zu mir und legte mir mitfühlend die Hand auf den Arm. »Du Arme. Ich würde es verstehen, wenn du jetzt an der Zeitung nicht mehr mitarbeiten willst. Zumindest in den nächsten paar Tagen. Du hättest noch zu Hause bleiben sollen. Leon hat erzählt, du wärst sogar im Krankenhaus gewesen.«

»Keine Sorge. Mir geht's gut. Ehrlich. Sie haben mich nur zur Beobachtung dagelassen. Mehr als ein paar Prellungen und eine scheußliche Beule habe ich nicht abbekommen.«

»Trotzdem. Übertreib's nicht.«

»Versprochen!«

»Gut, wir sehen uns später.« Sie winkte mir zu und verschwand dann aus dem Klassenraum.

Leon kam zu mir herübergeschlendert und setzte sich auf die Tischkante. »Warum hast du nicht gesagt, dass dich jemand gestoßen hat?«, flüsterte er.

»Keine Ahnung. Ich wollte einfach nicht zwei unterschiedliche Versionen in die Welt setzen. Stell dir vor, das sickert zu meiner Mutter oder Corinna durch und Leute sagen zu ihr, dass mich jemand umbringen wollte. Die würden beide voll austicken«, gab ich ebenso leise zurück.

»Ja, vielleicht hast du recht. Und was hat dir die Zauner Neues erzählt?«

»Nur, dass Klaus wahrscheinlich ein wasserdichtes Alibi hat. Sie muss es noch überprüfen, aber wie es aussieht, war er in einer Sitzung. Sie befragt jetzt die Lehrer und meldet sich bei mir, wenn sie Neuigkeiten hat.«

»Und Steinmenger?«

»Der hat mich auf dem Weg in die Klasse aufgehalten und gemeint, er leiht mir ein paar Bücher für die Prüfung, die es in der Schulbücherei nicht gibt. Ist doch super von ihm.«

Leon nickte. »Wusstest du, dass er letztes Jahr die Vorbereitungsstunden bei ihm zu Hause gemacht hat?«

»Ja, hab ich gehört. Find ich gut, ist ja auch gemütlicher, als in der Schule zu sitzen. In Ethik macht die Steif das ja auch so. Und die Meinhardt verlegt die Theoriestunden ins Café. Nur bei den praktischen Arbeiten bleibt sie lieber im Kunstraum, weil man sich dort ausbreiten kann. Bloß der Müller ist einer, der sich keinen Millimeter aus seiner Klasse bewegt.«

Leon lachte. »Der ist mit der Schule verwachsen, der hat wahrscheinlich gar kein Zuhause!«

Ich grinste. Ja, ich freute mich schon, wenn alles im Zeichen der Abschlussprüfungen stand und wir durch die Vorbereitungszeiten keinen regulären Unterricht mehr hatten. Alles war viel lockerer. Eigenverantwortlicher. Erwachsener.

Als Wennecker eintrat, setzten wir uns auf unsere Plätze. »Theresa, ich hatte nicht damit gerechnet, dass du schon wieder da bist. Wie geht es dir?«

»Ganz gut, danke. Ich hatte Glück.« Würde ich jetzt ständig gefragt werden, wie es mir ging? Am besten sollte ich mir ein Schild um den Hals hängen, auf dem stand: MIR GEHT'S GUT!

Mit keinem Wort erwähnte er die Polizei in der Schule. Gott sei Dank!

Wir konzentrierten uns auf den Stoff. Die Leiden des jungen Werther. Vielleicht konnte man dieses Werk nur verstehen, wenn man selbst depressiv war. Ich jedenfalls konnte gar nichts damit anfangen.

In der Pause drückte mir Sandra einen Packen alter Abizeitungen in die Hand. »Hier, die Ausgaben der letzten fünf Jahre. Es sind je zwei Exemplare. Damit hast du einen Überblick, wie die anderen es gemacht haben. Vielleicht fällt dir zum Aufbau noch was Gutes ein. Aber lass dir bloß Zeit damit. Ich wollte sie dir nur geben, damit ich das später nicht vergesse.«

»Schon gut. Zeitungen durchzublättern, ist ja nicht gerade

ein Kraftakt. Außerdem kann Leon mir helfen. Bloß die Fragebögen hab ich durch den Sturz im ganzen Treppenhaus verstreut.«

»Macht nichts. Ich kümmere mich drum. Dann hab ich wenigstens eine Ausrede, warum ich keine Zeit hatte, Werther zu lesen.« Sie zwinkerte mir zu und zog in ihrem typischen Eilschritt davon.

Leon trat aus der Klasse hinter mich und pustete mir in den Nacken. »Arbeit?«, fragte er, als er die Abizeitungen sah.

Ich nickte. »Was hältst du davon, wenn wir sie nachher gemeinsam durchsehen und uns ein Konzept überlegen. Außer den Lehrerinterviews und den Fragebögen für uns Schüler, die ja immer noch nicht fertig sind, haben wir nicht viel, womit wir die Zeitung füllen können.«

»Gut. Aber das machen wir bei mir, einverstanden?«

Ich musste lächeln. »Einverstanden. Aber nur, wenn du mir wieder was Gutes kochst.«

»Hm, da muss ich erst mal überlegen, was. Wie du weißt, ist mein Repertoire ziemlich begrenzt.«

Ich musste an diesem Tag immer wieder Fragen nach meinem Sturz beantworten, aber dank Leons Hilfe – er trug meinen Rucksack mit dem Packen Zeitungen – brachte ich die Stunden einigermaßen gut hinter mich. Nach der Schule liefen Leon und ich Hand in Hand den Weg zu seiner Wohnung.

»Ich habe echt Hunger, was kannst du mir heute anbieten?«, fragte ich, als wir bei ihm angekommen waren.

Er zog mich spielerisch an einer Haarsträhne. »Komm mit in die Küche und sieh selbst. Ich mach uns erst mal Kaffee, sonst kann ich dir nur ...«

»Ja, ich weiß. Sonst gibt's nur Tee oder Mineralwasser. Kaffee ist eine gute Idee. Und ich guck mal in den Kühlschrank«, sagte ich.

Ich machte die Kühlschranktür auf. Himmel, der war nahezu leer. Außer einer Packung Margarine, etwas Schinken und einer angefangenen Colaflasche war nichts drin. »Ich fürchte, wir werden uns mit ein paar Broten zufriedengeben müssen.«

Gemeinsam bestrichen wir Brotscheiben mit Margarine, belegten sie mit Schinken und ein paar sauren Gurken, die Leon noch in einem Küchenschrank fand. Aus einer Schinkenscheibe schnitt er ein Herz und reichte es mir. »Fast zu schön, um gegessen zu werden«, befand ich, biss aber trotzdem hinein.

Bis wir die Brote aufgegessen hatten, war es fast drei, weil wir immer wieder herumalberten. »Langsam sollten wir uns um die Abizeitung kümmern«, sagte ich. »Dafür bin ich schließlich hier.«

»Und ich dachte, wegen des wunderbaren Mittagessens! Gut, dass ich jetzt Bescheid weiß. Du bist halt ein Arbeitstier, da kann ich Brote mit Schinkenherzen belegen, wie ich will!«

Ich streckte ihm die Zunge raus und holte die Zeitungen aus meinem Rucksack, gab ihm die älteste Ausgabe und schlug eine weitere auf.

»Wonach suchen wir eigentlich?«, fragte er.

»Nach guten Ideen, mein Lieber. Wir gucken, wie die anderen es gemacht haben – und machen es noch besser.«

»Alles klar.«

Bevor ich zu Steinmenger aufbrechen musste, schaffte ich leider nur halb so viel, wie ich geplant hatte. Aber wenn ich nicht zu spät kommen wollte, musste ich jetzt echt los, es war schon Viertel vor vier. Ich gab Leon einen Kuss auf den Mund. »Hier, ich hab angefangen, Notizen zu machen. Du kannst sie ja weiterführen, wenn du willst. Und dann sehen wir uns morgen, ja?«

Steinmenger wohnte fast am Waldrand. Als ich das erste Mal sein Haus sah, hatte ich mir sofort vorgestellt, dass ich auch mal so eines haben wollte. Wenn ich hier leben würde, wäre ich wahrscheinlich jede freie Minute im Wald. Ich liebte den Geruch. Theresa, der Waldmensch. Vielleicht konnte ich Leon mal zu einem Picknick überreden, sobald es wärmer war.

Ich war etwas zu spät dran, aber das würde wohl nichts ausmachen. Also nahm ich den Türklopfer und pochte damit dreimal an die massive Holztür. Auch so eine Eigenheit meines Lehrers. Er hatte keine Klingel, sondern nur diesen Türklopfer, der die Form eines Steigbügels hatte. Außerdem war fast die gesamte Einrichtung im Haus antik. Musste ein Schweinegeld gekostet haben.

Ein paar Augenblicke später ging die Tür auf. Steinmenger lächelte mir entgegen. »Theresa, da bist du ja. Komm rein.«

Ich schlüpfte aus der Jacke und hängte sie auf einen Kleiderbügel. Dann zog ich mir die Schuhe aus und stellte sie neben seine. Obwohl ich schon ein paar Mal hier gewesen war, blickte ich mich neugierig um. Anstatt eines Schuhschrankes gab es eine große Truhe aus irgendeinem dunklen Holz. Sie sah richtig wertvoll aus. Der Fußboden bestand nicht aus normalen Fliesen sondern aus Steinplatten. Neben der Tür stand ein Schirmständer aus Messing, der wohl nur Dekorationszwecken diente, denn er war leer.

»Willst du Hausschuhe?«, fragte Steinmenger und wollte schon den Deckel der Truhe anheben.

»Nein danke«, beeilte ich mich zu sagen. Mir graute schon beim Gedanken, er könne mir Filzpantoffel geben, die vor mir von irgendwem getragen worden waren.

»Na dann, hereinspaziert.« Er hielt mir die Tür zum Wohnzimmer auf.

»Als wir uns heute Morgen getroffen haben, wusste ich noch gar nichts von deinem Sturz. Ich hoffe, du hast es noch nicht bereut, heute wieder zur Schule gegangen zu sein?«

»Nein… ich hätte es zu Hause nicht ausgehalten, ich bin einfach schlecht im Rumliegen.«

»Willst du etwas trinken? Ich bin noch nicht dazu gekommen, die Bücher rauszusuchen, das dauert leider ein bisschen.« Er machte einen Schritt in Richtung der angrenzenden Küche.

»Nein danke. Ich warte einfach hier.«

Ich ging hinüber zur Terrassentür und sah hinaus. Steinmenger hatte einen herrlichen Blick auf den Wald, der direkt hinter seinem Grundstück anfing.

»Was hast du gestern eigentlich beim Kopierer gemacht?«, fragte er, während er noch immer wie angewurzelt im Zimmer stand.

Ein Knoten ballte sich in meinem Magen zusammen. Woher wusste er, dass ich beim Kopierer gewesen war? Niemand hatte mich gesehen. Es sei denn…

»Äh, nur ein paar Fragebögen kopiert, Sie wissen schon, für die Abizeitung«, antwortete ich und versuchte, wieder runterzukommen. Schon wieder sah ich Gespenster, wo es keine gab. Hey, das hier war Steinmenger! Mein Lehrer, der nur nett war und mir die Bücher für die Abschlussarbeit leihen wollte. Karin hatte wahrscheinlich im Lehrerzimmer erzählt, dass ich vom Kopieren kam. Kein Grund, gleich in Panik zu verfallen. Ich holte tief Luft. Doch ein Kribbeln im Bauch blieb.

»Wollten Sie nicht die Bücher…?«, erinnerte ich ihn. Es konnte ja nicht so lange dauern, mir die rauszusuchen, und dann würde ich mich bedanken und gehen. Über mein Thema für die Abschlussarbeit konnten wir uns ein anderes Mal unterhalten.

»Ja, natürlich«, sagte er, machte aber keine Anstalten, sich zu bewegen. »Ich glaube, es ist wohl doch besser, ich bringe sie dir in die Schule mit«, sagte er nun langsam. Er schien mit den Gedanken plötzlich ganz woanders.

»Okay.« Ich bemühte mich um einen möglichst normalen Tonfall, merkte aber, dass meine Stimme höher klang als sonst. Steinmenger war mir jetzt richtig unheimlich, wie er mich anstierte. Wie er reglos dortstand.

Ich durchquerte das Wohnzimmer und öffnete die Tür zum Flur. Steinmenger kam mir nach und blieb im Türrahmen stehen. Noch immer bewegte er sich fast wie ferngesteuert.

Ich bückte mich, um meine Schuhe anzuziehen.

Da fiel mein Blick auf die Turnschuhe, die neben meinen standen. Schwarz. In meinem Kopf wirbelte alles durcheinander. Rot-weiße Sohle. Ich spürte die Hand, die mich die Treppe hinunterstieß, sah mich fallen und plötzlich war die Erinnerung da. Schwarz, mit rot-weißer Sohle. Langsam richtete ich mich auf. Mein Blick flackerte unsicher zu Herrn Steinmenger. Könnte *er* mich die Treppe hinuntergeschubst haben?

Als hätte er meine Gedanken gelesen, sah Steinmenger mich mit zusammengekniffenen Augen an. Scheiße, hat er etwas gemerkt?

»Ich geh dann mal wieder. Ähm, die Hausaufgaben …« Meine Stimme klang schrill in meinen Ohren. Ich versuchte, möglichst gelassen meine Schuhe zuzubinden, doch meine Hände zitterten. Bevor ich reagieren konnte, war er schon um mich herumgegangen und schloss die Haustür mit dem Schlüssel ab, der innen steckte. Panik erfasste mich. Was zum Teufel sollte das? Warum sperrte er die Eingangstür zu?

»Es tut mir leid, Theresa.«

Alarmglocken schrillten in meinem Kopf. Mein Puls ging plötzlich schneller. Ich versuchte zu lächeln, als wüsste ich nicht, wovon er sprach. »Was tut Ihnen leid?«

Er hob beide Hände. Eine beschwichtigende Geste. Aber ich fühlte mich nicht beschwichtigt. Ich hatte Angst. Vor ihm.

Er trat ein paar Schritte von der Tür weg und lehnte sich an die alte Truhe gegenüber von mir. Ich konnte sein Aftershave riechen. »Keine Ahnung, was in mich gefahren ist. Deine Fragen haben mich ziemlich aus der Bahn geworfen.«

»Welche Fragen? Aber warum haben Sie mich gestoßen?« Meine Stimme war nur mehr ein Flüstern.

»Ich wollte das nicht. Es ist ... ich habe nicht darüber nachgedacht.«

»Aber dann ... haben Sie auch Julia ...?« Ich wollte es nicht glauben. Vielleicht gab es irgendeine Erklärung für alles.

»Deine liebe Freundin hat ihre Nase in Dinge gesteckt, die sie nichts angingen.« Seine Stimme klang anders als sonst. Härter. »Ich habe sie beobachtet, um herauszufinden, wie viel sie wusste. Und dann kam sie daher und fragte mich, ob ich ein Verhältnis mit einer Schülerin anfangen würde. Da war mir klar, was sie wusste. Dass sie mich bedrohen wollte. Sie wollte mich erpressen.«

»Melissa«, hauchte ich. Meine Knie drohten nachzugeben und mir wurde schlagartig heiß. Ich musste Zeit gewinnen, Ruhe bewahren. Denk nach, Theresa! Bring ihn zum Reden. »Was genau ist mit Julia passiert? Es war doch ein Unfall, hat die Polizei gesagt.«

Steinmenger sah mich irritiert an. »Ja, ein Unfall. Ich wollte ihr nicht wehtun. Ich wollte nur mit ihr reden, ihr alles erklären, damit sie mit meiner Affäre nicht an die Öffentlichkeit geht. Und als sie endlich einmal alleine unterwegs war, bot ich ihr an, sie nach Hause zu bringen. Sie wurde erst misstrauisch, als sie merkte, dass ich woandershin fuhr. Ich hatte Angst, sie würde aus dem fahrenden Wagen springen und sich verletzen, also verriegelte ich die Türen und überlegte, wohin ich sie bringen konnte, wo sie nicht gleich die halbe Dorfbevölkerung zusammenschreien würde. Da fiel mir die Brücke ein. Kaum hatte ich angehalten, war sie schon aus dem Auto und rannte davon. Ich lief ihr hinterher. Es war glatt und sie rutschte ein paar Mal fast aus. So erreichte ich sie, knapp bevor sie auf der Brücke angekommen war, und hielt sie an der Jacke fest.«

Mich schauderte. So ähnlich hatte ich mir Julias letzte Minuten vorgestellt. Was musste sie empfunden haben, als ihr klar wurde, dass nicht ihr Vater Schuld an Melissas Tod hatte? Meine Kehle brannte. Am liebsten hätte ich mich mit erhobenen Fäusten auf Steinmenger gestürzt, mit all meiner Wut, Verzweiflung und Trauer auf ihn eingeprügelt. *Er* war es, *er* hatte Julia auf dem Gewissen, die ganze Zeit!

Ich musste hier raus!

Ich tastete mich in winzigen Schritten die Wand entlang in Richtung Haustür. Ruhe bewahren, keine hastigen Bewegungen machen. Irgendwie würde ich es schaffen, hier rauszukommen und die Polizei zu rufen. Frag ihn weiter, bring ihn dazu weiterzusprechen. Lenk ihn ab. Ich schluckte trocken. »Aber sie hat sich losgerissen, oder?«

Steinmengers Blick schweifte ab, als würde er aus weiter Entfernung die Szene beobachten, die er mir schilderte. »Ja und dabei taumelte sie zurück, konnte sich nicht mehr halten, dass sie über die Brüstung fiel. Sie hatte noch versucht, sich festzuhalten, doch das Holzgeländer war glitschig und ihre Hände rutschten ab. Ich stand nur einen Schritt entfernt. Aber bis ich bei ihr war, lag sie schon unten. Ich konnte nichts mehr tun.«

Unwillkürlich schluchzte ich auf. Er hätte einen Krankenwagen rufen können oder die Polizei. Egal wen, Hauptsache Hilfe. Julia hätte nicht sterben müssen, er hatte sie sterben lassen.

Steinmenger war wieder in der Gegenwart angekommen. Sein stechender Blick richtete sich auf mich. »Ich bin dann so schnell wie möglich abgehauen. Was glaubst du, hätten die Leute sonst gedacht: ich mitten in der Nacht, an einem einsamen Ort – gemeinsam mit einer Schülerin, einer vermutlich toten Schülerin. Ich weiß, was ich für einen Ruf habe – viele glauben, dass ich die Annäherungsversuche meiner Schülerinnen ausnutze. Das stimmt nicht. Aber wenn ich nicht auf ihre Annäherungsversuche reagiere, schlägt es in Wut um. Und Hass. Und dann setzen die Mädchen Gerüchte in die Welt. Sogar unter den Kollegen wird schon geredet... weißt du eigentlich, was das bedeutet, wenn die Leute sich das Maul über einen zerreißen?«

Ich hatte die Tür fast erreicht. Halt ihn noch hin, Theresa, feuerte ich mich stumm an. Ich befeuchtete mit der Zunge meine Lippen und schluckte hart.

»Das mit Melissa war aber kein Gerede«, krächzte ich.

»Aber sie war die Einzige, das musst du mir glauben, Theresa. Sie hat sich mir regelrecht an den Hals geworfen. Ich hätte mit ihr gleich Schluss machen sollen, keine Ahnung, warum ich es nicht getan hab. Ich dachte, wenn sie mit der Zeit jemand in ihrem Alter kennenlernt, würde sie von alleine gehen. Doch je länger ich wartete, desto klettenhafter wurde sie. Sie saß nur daheim, unternahm nichts und wartete bloß auf unsere Treffen. Ich erkannte, dass es nie zu Ende sein würde. Sie wollte unsere Beziehung öffentlich machen – und ich wäre meinen Job, meine Frau und mein Leben los gewesen. Wir hatten Streit. Sie drohte mit Selbstmord, aber ich nahm sie nicht ernst und hoffte, sie würde zur Vernunft kommen.«

Noch zwei Schritte bis zur Tür. Mein Puls raste. Adrenalin schärfte alle meine Sinne. Zwei Schritte, den Schlüssel greifen und dann den richtigen Augenblick abwarten. »Sie hat Sie geliebt«, sagte ich.

Er schüttelte den Kopf. »Nein, sie war besessen von mir. Sie war ein Biest, durch und durch. Alles, was sie sagte, war Berechnung. Das erkannte ich, als ich sie zum letzten Mal sah und sie mir ihr Ultimatum stellte. Und dann tat ich, was ich schon viel eher hätte tun müssen. Ich sagte, mir sei es egal, was sie wem erzähle. Denn sobald alle von dem Kind erfuhren und dass ich der Vater war, sei mein Leben sowieso gelaufen. Sie könne es abtreiben lassen oder bekommen, ich wolle weder von ihr noch von dem Kind etwas wissen.«

Ich stand jetzt vor der Tür. In meinem Rücken spürte ich den Griff der Eingangstür. Ich hätte nur die Hand ausstrecken müssen, um den Schlüssel umzudrehen, doch Steinmenger war nur wenige Meter von mir entfernt. Ich wagte nicht, hinter meinem Rücken nach dem Schlüssel zu tasten. Nicht nachdem er mir das alles erzählt hatte. Er hatte schon einmal versucht, mich zum Schweigen zu bringen. Zeit, ich musste Zeit gewinnen. Zeit, um nachzudenken. Also fragte ich: »Wie hat Melissa reagiert, nachdem Sie nicht nachgegeben haben?«

»Sie meinte, es würde mir noch leidtun.«

»Sich in den Schnee zu legen und zu erfrieren, sieht mir nicht gerade nach einem guten Racheplan aus.«

Er zuckte die Schultern. »Alles schien sich in Wohlgefallen aufzulösen, doch dann kam deine Freundin, Julia Mechat, das Fräulein Doktor, und stellte plötzlich Fragen.« Er richtete für einen Moment den Blick auf seine Hände.

Langsam griff ich mit der Hand nach hinten, um den Schlüssel zu erreichen.

»Nein!«, rief er und machte einen Satz auf mich zu. Er riss mich von der Tür weg. »Nein, du darfst nicht gehen. Nicht einfach so. Ich… ich will dir doch nichts tun. Das musst du mir glauben. Vielleicht setzen wir uns ins Wohnzimmer, trinken was und reden noch mal über alles. Du… du bist schon so erwachsen für dein Alter. Du verstehst mich doch? Du würdest mich nicht verraten.«

Ich schüttelte den Kopf, während ich meine Chancen abwog. An ihm vorbei konnte ich nicht. Ich hätte nicht einmal genug Zeit, um aufzuschließen. Ich musste mir einen Vorsprung verschaffen. Dann könnte ich es vielleicht bis zur Terrassentür schaffen. Mein Knie stieß gegen etwas. Der Schirmständer! Ich bückte mich blitzschnell, schnappte ihn, holte aus und rammte ihn mit aller Kraft auf Steinmengers Fuß. Er heulte auf, lockerte seinen Griff für einen kurzen Moment. Ich riss mich los und rannte. Durch das Wohnzimmer, hinaus auf die Terrasse, durch den Garten in Richtung Straße. Nur weg von ihm! Hoffentlich hatte ich ihn lange genug außer Gefecht gesetzt. Ich tastete nach meinem Handy. Ich musste die Polizei rufen. Doch es war nicht da. Verflucht, es musste mir bei Leon aus der Hosentasche gerutscht sein, als wir auf der Couch saßen. Ich drehte mich um und sah Steinmenger durch die Terrassentür kommen. Einen kurzen Moment trafen sich unsere Blicke. Lauf, Theresa, schrie es in mir. Ich lief. Doch Steinmenger war schon hinter mir. Ich hörte seine Schritte, seinen keuchenden Atem. »Du Miststück! Bleib stehen«, rief er.

Mich würde er nicht bekommen. Niemals!

Ich hatte die Einfahrt schon erreicht, als ich plötzlich über einen Blumenkübel stolperte und hinfiel. Noch bevor ich mich aufrappeln konnte, war Steinmenger über mir und riss mich an meinem Haar nach oben. »Miststück! Glaubst du, du kannst einfach so abhauen?«, schrie er. Sein Gesicht war vor Wut verzerrt.

»Bitte, ich ... Sie tun mir weh. Ich werde niemand was sagen, ich verspreche es. Lassen Sie mich gehen. Bitte!« Er gab mir keine Antwort. »Meine Freunde wissen Bescheid, dass ich zu Ihnen wollte. Wenn mir etwas passiert, suchen die als Erstes bei Ihnen.«

Steinmenger lachte auf. »Du hast wohl zu viele Filme gesehen, was? Ich muss bloß behaupten, du hättest die Bücher geholt und wärst schon lange gegangen. Das würde deine Fingerabdrücke im Haus erklären. Alle werden glauben, du wärst mit dem Tod deiner Freundin nicht klargekommen und hättest dich auch umgebracht. Wie schon Melissa.«

»Nein. Niemand würde Ihnen glauben. Alle wissen, dass ich mich niemals umbringen würde. Sie haben keine Chance!«

»Oh, aber es würde niemanden wundern, wenn du spurlos verschwindest. Abhaust, weil du die Situation zu Hause nicht mehr ausgehalten hast. Bei deiner saufenden Mutter.«

Seine Worte trafen mich wie ein Schlag in den Magen. Woher wusste er…?

»Ja, als Lehrer kriegt man so einiges mit. Und jetzt komm, Theresa, komm wieder rein.«

Steinmenger hatte mir gerade den Arm auf den Rücken gedreht und schob mich in Richtung Terrassentür, als plötzlich Motorengeräusche zu hören waren. Er hielt inne. Lauschte. Doch als er sah, dass das Motorrad in seine Einfahrt preschte, war es bereits zu spät, um mich hinters Haus zu schleppen. Der Typ auf dem Motorrad taxierte uns und gab Gas. Er hielt genau auf Steinmenger zu, der mich vor lauter Schreck zur Seite stieß. Ich schrie auf.

Als der Fahrer auf gleicher Höhe wie Steinmenger war, bremste er abrupt ab und ließ das Bike zur Seite schlittern, sodass Steinmenger vom Boden gefegt wurde und er mit einem heftigen Schlag auf dem Rücken landete. Ich hatte mich neben die Stufen der Eingangstür gekauert. Ich war unfähig, mich zu bewegen und zitterte am ganzen Körper.

Erst jetzt bemerkte ich die nahenden Sirenen eines Polizeifahrzeuges. Einige Momente später sah ich auch schon das Blaulicht durch die Bäume flackern. Mit einem Höllentempo bog das Fahrzeug in Steinmengers Einfahrt und kam neben dem Gefallenen zu stehen. Karin Zauner und ihr Kollege stürzten aus dem Wagen, und während der männliche Polizeibeamte Herrn Steinmenger aufrichtete und in Gewahrsam nahm, legte Karin Zauner dem Motorradfahrer die Hand auf die Schulter. »Danke, Herr Thalmayer. Jetzt übernehmen wir.«

»Leon!«, schluchzte ich, lief auf wackeligen Beinen auf ihn zu und warf mich in seine Arme. Er drückte mich fest an sich und streifte sich den Motorradhelm vom Kopf. Kaum war der

Helm unten, nahm ich sein Gesicht in beide Hände. Erst als ich in seine Augen sah, begriff ich, dass wirklich alles vorbei war. »Wie konntest du wissen, dass …? Und was ist mit dem Motorrad? Bist du etwa … nur wegen mir …?«

Statt etwas zu erwidern, nahm er mich wieder fest in den Arm. Ich sah, wie Karin Steinmenger Handschellen anlegte und ihn dann zu dem Polizeiauto brachte. »Als ich sagte, ich würde nie wieder auf ein Motorrad steigen, wusste ich nicht, dass ich dich retten muss. Und du weißt ja, bis man in unserer Gegend ein Taxi kriegt …« Er lächelte mich schief an.

»Aber wieso wusstest du, dass Steinmenger …? Bis eben hab ich … ich hab seine Schuhe erkannt … aber dann …« Ich schluckte. »Und mein Handy, das ist weg. Sonst hätte ich …«

Leon holte aus der Innentasche seiner Jacke mein Handy hervor und reichte es mir. »Lag unter einem Kissen auf der Couch. Komm, ich bring dich nach Hause. Das Motorrad lass ich später abholen. Noch einmal fahr ich nicht damit. Und unterwegs erzähle ich dir alles.«

Zu Hause hieß in diesem Fall wohl zu ihm. Aber das war mir nur recht. Nirgends hätte ich mich jetzt sicherer gefühlt als in Leons Armen – und ich hatte noch keine Lust, meiner Mutter zu erklären, was passiert war. Das würde noch schwer genug werden. Ich schmiegte mich an ihn.

»Nachdem du weg warst, ging ich die Abizeitungen durch«, begann er zu erzählen, während wir Arm in Arm die Straße entlanggingen. »Ich wollte dir eine Freude machen und außerdem fand ich es ziemlich spannend zu lesen, was in den Abschlussklassen vor uns so abging. In der Zeitung vom Jahrgang 2009 hatten sie Fotos von den Lehrern. Ich machte mich noch lustig, wie sich manche von ihnen verändert hatten. Besonders Steinmenger fiel mir auf, weil er damals sein Haar fast schulterlang trug. Midlife-Crisis, ich sag's dir! Als ich mir sein Foto näher betrachtete, bemerkte ich, dass sie seinen vollen Namen druntergeschrieben hatten: Markus Thomas Steinmenger. MTS. *Sein* Name hatte also auf Melissas Notizbuch gestanden – und plötzlich ergab alles einen Sinn. Du musst zugeben, das war eine ziemliche geistige Glanzleistung von mir!«

»Ja, dafür bekommst du sofort einen Extrakuss.«

Dann sprach Leon weiter. »Ich geriet in Panik und wusste, ich muss dich warnen. Doch als ich deine Handynummer wählte, klingelte es bei mir im Wohnzimmer. Auf jeden Fall wusste ich nur: Du bist bei ihm. Und er hat schon einmal versucht, dich zu verletzen. Also musste ich zu dir. Die schnellste Möglichkeit, die mir zur Verfügung stand, war Jakobs Motorrad.«

»Dabei hattest du doch so große Angst, wieder eins zu fahren«, sagte ich.

»Ich ... meine einzige Sorge war, ob das Ding auch anspringt. Immerhin stand es ziemlich lange einfach in der Garage rum. Aber nach dem zweiten Versuch hat's geklappt.«

»Und wie kommt Karin hierher?«

»Als ich dein Handy gefunden habe, ist mir eingefallen, dass du ihre Nummer gespeichert hast. Also hab ich sie angerufen.« Das klang plötzlich alles so einfach.

»Der Sturz vom Motorrad hat ziemlich spektakulär ausgesehen. Fast filmreif, du Held!« Ich drückte mich fester an ihn.

Eine Zeit lang gingen wir schweigend nebeneinanderher. Da bemerkte ich, dass Leon wieder stärker humpelte als sonst. »Was hast du? Tut dein Bein weh?«

Leon legte einen Arm um meine Schulter. »Für dich spiele ich immer wieder gerne den Helden. Du kannst dich ja mit ein paar Streicheleinheiten revanchieren.«

Kein Problem, für die Streicheleinheiten würde ich sorgen.

Das Böse hat seine guten Seiten – Die Arena Thriller

Bettina Brömme

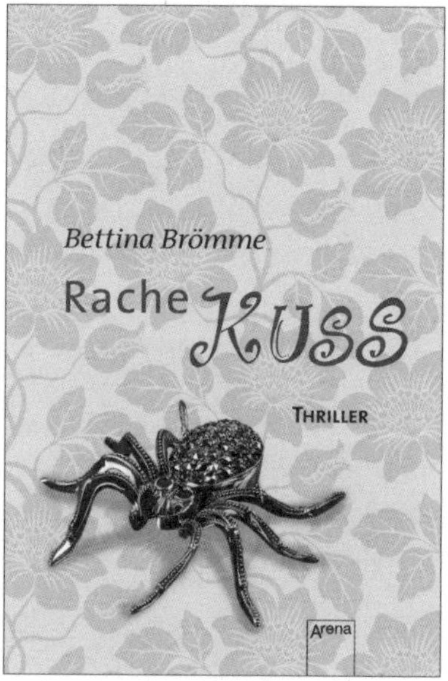

Rachekuss

Als Flora aus Brasilien nach Deutschland übersiedelt, fühlt sie sich fremd und ausgeschlossen. Nur die zarte, blonde Carina freundet sich mit ihr an. Die beiden sind bald unzertrennlich. Dann sieht sich Flora plötzlich einer schmutzigen Verleumdungskampagne ausgesetzt. Und als sie schließlich sogar des Mordes bezichtigt wird, will niemand an ihre Unschuld glauben.